新看護学

8

基礎看護［4］

臨床看護概論

● 執筆

新村　洋未　埼玉県立大学准教授

國澤　尚子　埼玉県立大学教授

木村　伸子　東都大学准教授

武田美津代　埼玉県立大学准教授

医学書院

発行履歴

1970 年 2 月 1 日	第 1 版第 1 刷	1989 年 2 月 1 日	第 8 版第 3 刷
1971 年 2 月 1 日	第 1 版第 2 刷	1990 年 1 月 6 日	第 9 版第 1 刷
1972 年 2 月 1 日	第 2 版第 1 刷	1992 年 2 月 1 日	第 9 版第 4 刷
1974 年 2 月 1 日	第 2 版第 4 刷	1993 年 1 月 6 日	第 10 版第 1 刷
1975 年 2 月 1 日	第 3 版第 1 刷	1997 年 2 月 1 日	第 10 版第 5 刷
1976 年 2 月 1 日	第 4 版第 1 刷	2000 年 1 月 6 日	第 11 版第 1 刷
1977 年 2 月 1 日	第 4 版第 3 刷	2001 年 1 月 6 日	第 12 版第 1 刷
1978 年 2 月 1 日	第 5 版第 1 刷	2005 年 2 月 1 日	第 12 版第 7 刷
1980 年 4 月 1 日	第 5 版第 5 刷	2006 年 2 月 15 日	第 13 版第 1 刷
1981 年 1 月 6 日	第 6 版第 1 刷	2012 年 4 月 1 日	第 13 版第 12 刷
1983 年 2 月 1 日	第 6 版第 4 刷	2013 年 1 月 6 日	第 14 版第 1 刷
1984 年 1 月 6 日	第 7 版第 1 刷	2016 年 2 月 1 日	第 14 版第 4 刷
1987 年 1 月 6 日	第 7 版第 6 刷	2017 年 1 月 6 日	第 15 版第 1 刷
1988 年 1 月 6 日	第 8 版第 1 刷	2021 年 2 月 1 日	第 15 版第 5 刷

新看護学 8　基礎看護 [4]

発　　　行	2022 年 1 月 6 日　第 16 版第 1 刷ⓒ
	2024 年 2 月 1 日　第 16 版第 3 刷
著者代表	新村洋未
発 行 者	株式会社　医学書院
	代表取締役　金原　俊
	〒113-8719　東京都文京区本郷 1-28-23
	電話　03-3817-5600(社内案内)
	03-3817-5657(販売部)
印刷・製本	三美印刷

本書の複製権・翻訳権・上映権・譲渡権・貸与権・公衆送信権(送信可能化権を含む)は株式会社医学書院が保有します.

ISBN978-4-260-04715-9

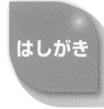

カリキュラム改正

　本書は，1970 年に初版が発行されて以来，看護を取り巻く社会の変化に伴って改訂を重ねてきた。

　2022 年度から開始されるカリキュラムでは，教育の基本的考え方について，保健・医療・福祉を取り巻く状況等をふまえた内容の明確化がはかられた。それに伴って，2002 年度から専門基礎科目に位置づけられていた「看護と倫理」と「患者の心理」が，「基礎看護」のなかで教育されることになった。

　今回の改訂においては，カリキュラムの改正の意図を吟味し，「基礎看護」はこれまでの 3 巻構成を抜本的に見直すこととなった。その結果，大幅に内容を拡充・刷新して 4 巻構成に再編成するにいたった。

学習にあたって

　皆さんはこれまで，「看護概論」と「基礎看護技術」の学習を通して，看護がどのようなもので，どのようにして行われなければならないか，つまり看護の概念(目的・対象・機能)と方法について，基本的なことを学んできた。そこで学習した内容は，健康・不健康を問わず，健康上の援助を必要とするあらゆる人々に対して，専門的に看護を行う者に等しく必要とされる知識・技術であり，看護者としての主体的なあり方である。

　本書「臨床看護概論」では，これらの学習をもとに，対象を健康障害のある人々(患者)にしぼり，患者とそれを支える家族が身体的・精神的・社会的にどのような状況におかれ，どのような援助を必要とするようになるかを，医療および看護の視点から多角的に学習する。すなわち，①看護の対象としての患者と家族，②疾病の経過，③受療の場，④患者の示す症状，⑤行われる治療・処置，という 5 つの側面から臨床看護に必要な基本的知識を得ることを目的としている。

　これら臨床看護の詳細については，「成人看護」「老年看護」「母子看護」「精神看護」で順次学習するので，ここでは，これらの学習に必要な基本的な事項を総合的に学習し，次の臨床看護の学習に応用できるようにすることが重要である。

本書の構成と改訂の趣旨

　准看護師にとって重要な臨床看護への理解を深めるために，本書では次のような構成をとるとともに，具体的なイメージがつかめるよう事例を交えて解説した。各章で学ぶ学習の要点は次のとおりである。

　第1章「患者と家族の理解」では，患者となって生活する人々に共通するいくつかの問題を取り上げ，援助の対象である患者と家族への理解を深める。近年の医療を取り巻く環境の変化は著しいものがある。その変化をとらえたうえで，患者となって味わう苦痛や不安とその背景にあるもの，またそれがどのような葛藤とともに行動としてあらわれてくるかを知る。

　そして患者にとって家族とはなにか，また家族関係の変化と多様化について学び，患者をかかえることによって家族はどのような状態になるか，患者の安楽や回復に家族がどのような役割を果たしているかを理解する。

　第2章「疾病の経過と患者の看護」では，疾病の経過を4つの経過概念，すなわち急性期・慢性期・回復期（リハビリテーション期）・終末期という観点で学ぶ。そして各期における患者の心理・特徴を理解したうえで，看護のポイントを学習する。

　第3章「さまざまな場における看護」では，病院における外来看護の役割と，入院および退院時の看護について基本的なことを学習する。そのうえで施設から在宅へ療養の場が拡大していることから，在宅看護の基礎についても学習する。

　第4章「症状を示す患者の看護」では，症状・機能障害という観点から病態をとらえ，それに対する看護のポイントを学習する。ここで学習する症状は，人間の生命維持と人間としての存在にかかわる主要症状である。

　第5章「治療・処置を受ける患者の看護」では，健康障害に対して最もよく用いられる各治療法・処置の意義・目的・特徴などを理解したうえで，それらを受ける患者の看護のポイントを学習する。

　なお，文中では表現の煩雑さを避けるため，特定の場合を除いて看護師・准看護師に共通する事項は「看護師」として表現し，准看護師のみをさす場合には「准看護師」として示した。あらかじめご了解をいただきたい。

　今後とも准看護師教育の向上・発展を願い，有用な使いやすいテキストとしていきたい。意は尽くしたつもりではあるが，まだまだ不十分な点やわかりにくい点もあるかと考える。読者および有識者の皆さんの率直なご意見をお寄せいただければ幸いである。

　2021年12月

著者ら

目次

第**3**章

さまざまな場における看護

國澤尚子

4 第 章
症状を示す患者の看護
新村洋未・國澤尚子・木村伸子　**72**

5 第 章
治療・処置を受ける患者の看護
新村洋未・木村伸子・武田美津代　**164**

患者と家族の理解

看護の役割● 　臨床の場における看護の役割は，患者だけでなくその家族も含めた対象に対して，健康の保持・増進，疾病の予防，健康の回復，苦痛の緩和を目ざした援助を行うことである。対象となる患者や家族は，社会のなかで生活を営む人であり，その生活は社会状況や環境によって影響を受ける。さらに健康障害をもたらす事態がおこることによって，生活は大きく変化する。

　看護師が対象に対する個別的な援助を行うためには，人々の生活に影響を与える**社会状況の変化**を理解したうえで，健康障害をかかえる患者とその家族がおかれた状況を個々にとらえる必要がある。

A 医療を取り巻く環境の変化

1 疾病構造の変化

　わが国においては，第二次世界大戦までは結核などの感染症が死因の上位を占めていたが，昭和 20 年代後半以降，結核による死亡が大きく減少した。現在は悪性新生物（がん）・心疾患・脳血管疾患といった疾患が死因の上位を占めている（➡表 1-1）。これらの疾患は，食事・運動・休養・喫煙・飲酒などの生活習慣がその発症や進行に関与する疾患であり，**生活習慣病**とよばれるものである。また，糖尿病や高血圧症による死亡率は高くはないが，これらは心疾患や脳血管疾患の危険因子となる。

　このように，わが国の疾病構造の中心は，感染症から生活習慣病に大きく変化してきた。これら生活習慣病は，一度治療すれば治るというものではなく，長年にわたって病気と付き合いながら生活することが必要となる慢性的な疾患である。高齢化の進行は，このような慢性的な疾患をかかえる人，認知症をかかえる人が増加し，医療・介護を必要とする人の増加することを意味する。

　このうち悪性新生物は，1980 年代以降，日本人の死因で最も多い疾患となっている。部位別にみると，男性は肺がん，胃がん，大腸がんの順で多く，女性は大腸がん，肺がん，膵臓がんの順で多い（➡表 1-2）。

⭕表1-1　死因順位（2019年）

順位	死因	死亡率（人口10万対）	割合(%)
1位	悪性新生物	304.2	27.3
2位	心疾患	167.9	15.0
3位	老衰	98.5	8.8
4位	脳血管疾患	86.1	7.7
5位	肺炎	77.2	6.9
6位	誤嚥性肺炎	32.6	2.9
7位	不慮の事故	31.7	2.8
8位	腎不全	21.5	1.9
9位	血管性等の認知症	17.3	1.5
10位	アルツハイマー病	16.8	1.5

（「人口動態調査」による）

⭕表1-2　悪性新生物死亡数の順位（2019年）

順位	男性	女性	合計
1位	肺	大腸	肺
2位	胃	肺	大腸
3位	大腸	膵臓	胃
4位	膵臓	胃	膵臓
5位	肝臓	乳房	肝臓

（「人口動態調査」による）

2 科学技術の進歩

1 情報通信技術の進歩

　さまざまな分野の科学技術が著しく発展している。なかでも情報通信技術の進歩は私たちの身近な暮らしを大きく変化させた。1990年代後半に一般に普及しはじめたインターネットは，2010年代のスマートフォンの普及によって高齢者にも広く利用されている。こうした情報通信技術は，情報収集がしやすくなるだけでなく，SNS[1]などコミュニケーションの手段を増やした。また，さまざまな物がインターネットによってつながることによって物を操作したり，状態を把握したりするIoT[2]，AI[3]，ロボットなども生活のなかに取り入れられつつあり，暮らしの利便性を高めることに役だっている。

2 医療福祉分野における技術の進歩

　医療福祉分野でも科学技術が大きく進歩している。近年，再生医療，生殖医療，がんゲノム医療，内視鏡手術などの低侵襲の治療の普及，医薬品の開発，介護ロボットの開発のほか，情報通信技術を活用したオンライン診療の導入や医療情報の一元化・連携化などが進んでおり，患者・利用者の生活の質の向上がはかられている。これらの技術は今後も飛躍的に発展すると考えられており，人々の期待も大きい。

1）SNS：social networking service の略。ソーシャル−ネットワーキング−サービス。
2）IoT：internet of things の略。モノのインターネット。
3）AI：artificial intelligence の略。人工知能。

③ 家族・地域とのつながりの変化

① 家族の形態

　家族の形態について，世帯[1]構造からみてみると，わが国では1980年代は「夫婦と子の世帯」が4割を占めていたが，2019年では最も多いのが「単独世帯」(28.8%)，ついで「夫婦と子の世帯」(28.4%)，「夫婦のみの世帯」(24.4%)となった[2]（◔21ページ，図1-11）。非婚・晩婚化に伴い，単独世帯（ひとり暮らし）の者の割合が増加するなどによって，家族の小規模化が進んでいることがわかる。また，65歳以上の高齢者がいる世帯は，全世帯の半数近くを占め，高齢者だけで構成される世帯も多い。今後，ひとり暮らしの高齢者が増加することが予測されている。

② 地域のありよう

　産業構造の変化によって，中山間地域を中心に過疎化が進むとともに，都市部へと人口が移動している。その都市部では集合住宅の増加や，居住する地域の外に職場をもつ職住の分離が進んでいることなどにより，地域コミュニティへの帰属意識（集団に属している意識）が低下し，地域のつながりが弱くなっているとされる。

③ つながりの変化

　かつて，わが国では，家族どうしや地域住民どうしのたすけ合いなど，家庭・地域・職場といったさまざまな場面において支え合いの機能が存在していた。家族や地域とのつながりの弱まりは，医療・介護が必要な状態になるなどの困りごとが生じた際の対応を困難にするだけでなく，孤立や生きがいの喪失をもたらすことにつながり，その結果，健康に及ぼす影響も大きい。

④ 健康をめぐる状況・意識

　私たちの日常のなかで目にするテレビ・新聞・雑誌・インターネットには，健康増進の方法や健康食品の情報などがあふれている。街中でウォーキングなどの運動をする人を見かけるようになり，フィットネスクラブの利用者数も増えつつある。また，特定保健用食品に代表される健康食品の市場規模は増加傾向にある一方，喫煙率は年々減少するなど，食生活や個人の嗜好の面においても健康志向が垣間見られるようになっている。人々の幸せな生活を送る基盤としての健康に対する意識やニーズは全般に高まっていると考えら

1）世帯：世帯は住居と生計をともにする者の集まり，あるいは生活単位のことである。一方，家族は夫婦とその子どもや両親など血縁関係者を中心に構成される親族の集団をさす。
2）厚生労働省：2019（令和元）年国民生活基礎調査．2020.

れるが，具体的な意識・行動には個人差がある。

　また，自分自身や家族に医療が必要になった際には，インターネットを活用して主体的に情報を入手し，疾患や治療，その管理などの知識や理解を深めることができるようになってきた。その反面，信憑性や科学的妥当性に問題があるインターネット上の情報にまどわされる人々も少なくなく，問題になっている。

⑤ 人々の健康状態と受療状況

　人々の健康状態と受療状況について，人々がどのような症状を自覚しており，どのくらいの人が通院しているのか，またどのくらいの人が医療機関で医療を受けており，入院した場合にその期間はどのくらいかを，これらを示す指標をもとにみてみよう。

　ここでは，国が保健・医療・福祉・年金・所得などの国民生活の基礎的な事項の把握のために行っている「国民生活基礎調査」[1]と，医療施設を利用する患者の傷病の状況の把握のために行っている「患者調査」[2]から，有訴者率，通院者率，推計患者数，受療率，退院患者の平均在院日数という指標を取り上げる。

① 健康状態

■1 自覚症状の状況(有訴者率)

　病気やけが等で自覚症状がある者(有訴者)の人口千人に対する割合を，**有訴者率**という。2019(令和元)年の有訴者率は302.5(男性270.8，女性332.1)で，女性のほうが高い。年齢階級別(➡ 図1-1)にみると，10歳代が最も低く，年齢が高くなるにしたがって上昇している。なかでも65歳以上では433.6と，およそ半数の人がなんらかの症状を訴えている。症状別(➡ 図1-2)にみると，男女ともに肩こり・腰痛が高い。

　自覚症状のなかには日常生活に支障をきたすものもある。自覚症状だけでなく，日常生活への影響についても聴取し，援助につなげていくことが必要である。さまざまな症状に対する看護の詳細は，第4章「症状を示す患者の看護」(➡ 72ページ)を参照してほしい。

■2 通院者の状況(通院者率)

　病気やけがで病院，診療所，あんま・はり・きゅう・柔道整復師に通っている者(通院者)の人口千人に対する割合を，**通院者率**という。

　2019(令和元)年の通院者率は404.0(男性388.1，女性418.8)で，有訴者率と同様に女性のほうが高い。年齢階級別(➡ 6ページ，図1-3)では，男性では

1)厚生労働省：2019(令和元)年国民生活基礎調査. 2020.
2)厚生労働省：2017(平成29)年患者調査. 2019.

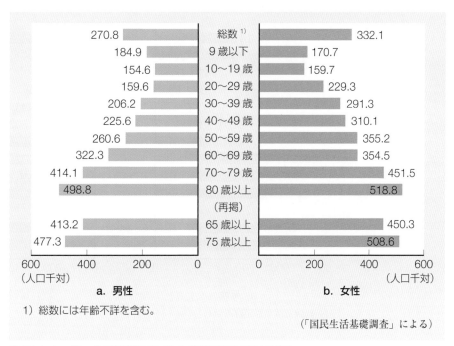

1) 総数には年齢不詳を含む。

(「国民生活基礎調査」による)

◐ 図 1-1　性・年齢階級別にみた有訴者率(2019 年)

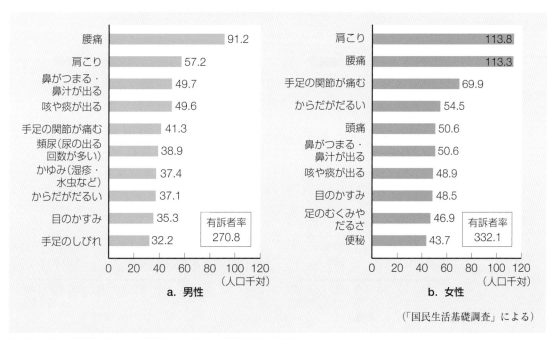

(「国民生活基礎調査」による)

◐ 図 1-2　性別にみた有訴者の上位 10 症状(2019 年)

20〜29 歳,女性では 10〜19 歳代が最も低く,その後,年齢階級が高くなるにしたがって上昇している。なかでも 70 歳以上は高く,7 割近くが通院している。傷病別(◐ 図 1-4)にみると,男女ともに高血圧症が最も高く,脂質異常症や糖尿病が上位に位置している。

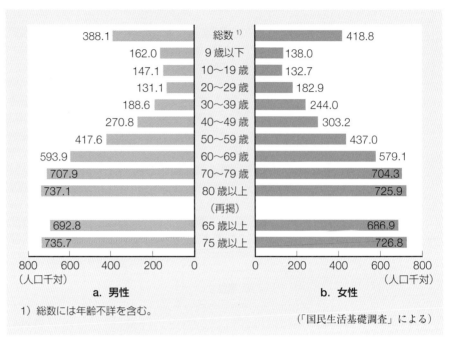

1) 総数には年齢不詳を含む。

(「国民生活基礎調査」による)

◯ 図1-3　性・年齢階級別にみた通院者率(2019年)

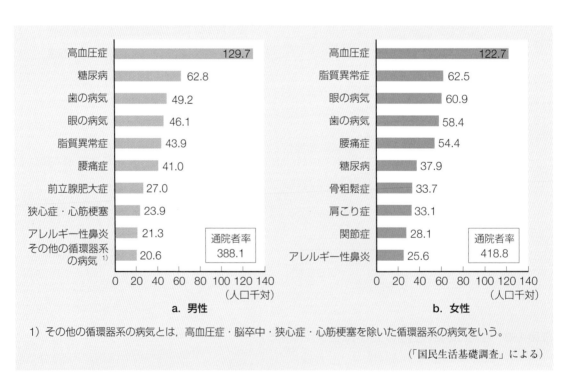

1) その他の循環器系の病気とは，高血圧症・脳卒中・狭心症・心筋梗塞を除いた循環器系の病気をいう。

(「国民生活基礎調査」による)

◯ 図1-4　性別にみた通院者の上位10傷病(2019年)

　50歳以上では，男女ともに通院者率が有訴者率を上まわっていることから，自覚症状がなくても通院している人がいることがわかる。ここから，自覚症状があらわれにくい高血圧症や脂質異常症といった生活習慣病に罹患していることが健康診断などで判明し，通院している人が多いことが推察される。このような生活習慣病によって通院している人に対しては，生活指導や情報提供といった望ましい生活習慣が身につくようなかかわりが求められる。

② 受療状況

■ 推計患者数
　ある特定の調査日に医療機関で医療を受けた患者数を推計した数を，**推計患者数**という。

　2017(平成29)年の調査日の推計患者数は，入院患者が約131万人，外来患者が約719万人である。このうち，入院患者を施設の種類別にみると，病院97%，一般診療所3%の割合であり，大多数が病院に入院している。外来患者は病院22.7%，一般診療所58.6%，歯科診療所18.7%の割合で受診している。

② 受療率
　ある特定の調査日に医療機関で入院・通院・往診を受けた患者の人口10万人に対する割合を，**受療率**という。

　2017(平成29)年の調査日の入院受療率は1,036(人口10万対)で，これは調査日に人口の約1%が入院していることを示している。性別・年齢階級別にみると，男女とも5〜9歳が最も低く，90歳以上が最も高い(🡆図1-5)。傷病分類別にみると，精神・行動の障害，循環器系の疾患，新生物(腫瘍)などが高い(🡆表1-3)。

　2017(平成29)年の調査日の外来受療率は5,675(人口10万対)で，約5.7%が外来を受診したことを示している。性別・年齢階級別では，男性は20〜24歳が最も低く，80〜84歳が最も高い。女性は15〜19歳が最も低く，80〜84歳が最も高い(🡆図1-5)。傷病分類別では，消化器系の疾患，循環器系の疾患，筋骨格系・結合組織の疾患などが高い(🡆表1-3)。

　このように，高齢者は入院受療率・外来受療率ともに高く，複数の疾患を同時にもつことも多い。情報をていねいに聞きとるとともに，高齢者の身体特性をふまえたかかわりが必要になる。入院時の看護の詳細は第3章「B.入院医療における看護」(🡆58ページ)，外来での看護の詳細は第3章「A. 外来医療における看護」(🡆54ページ)を参照してほしい。

③ 退院患者の平均在院日数
　患者が入院してから退院するまでの期間が在院日数で，これを平均したものが**平均在院日数**である。

　2017(平成29)年の平均在院日数を施設の種類別にみると，病院30.6日，

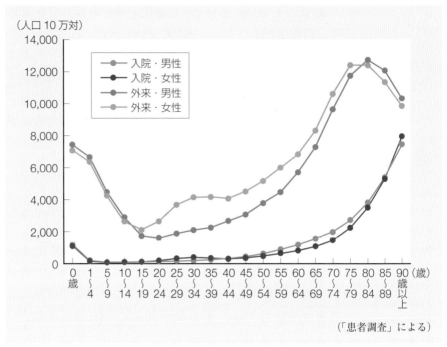

（「患者調査」による）

○ 図 1-5　性・年齢階級別にみた受療率（2017 年 10 月）

○ 表 1-3　傷病分類別にみた受療率（人口 10 万対）（2017 年 10 月）

傷病分類	入院	外来
総数	1,036	5,675
感染症・寄生虫症	16	134
新生物（腫瘍）	112	197
血液・造血器の疾患，免疫機構の障害	0	17
内分泌・栄養・代謝疾患	26	350
精神・行動の障害	199	206
神経系の疾患	100	130
眼・付属器の疾患	9	283
耳・乳様突起の疾患	2	78
循環器系の疾患	180	702
呼吸器系の疾患	76	497
消化器系の疾患	52	1,021
皮膚・皮下組織の疾患	9	240
筋骨格系・結合組織の疾患	56	692
腎尿路生殖器系の疾患	40	254
妊娠・分娩・産褥	14	12
周産期に発生した病態	6	2
先天奇形・変形・染色体異常	4	11
症状・徴候・異常臨床所見・異常検査所見でほかに分類されないもの	11	62
損傷・中毒・その他の外因の影響	109	236
健康状態に影響を及ぼす要因・保健サービスの利用	10	553

（「患者調査」による）

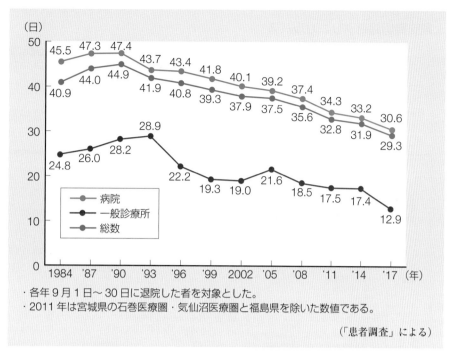

・各年9月1日〜30日に退院した者を対象とした。
・2011年は宮城県の石巻医療圏・気仙沼医療圏と福島県を除いた数値である。

（「患者調査」による）

🔁 図1-6　施設の種類別にみた退院患者の平均在院日数の年次推移

一般診療所12.9日である。年齢階級別にみると，年齢階級が上がるにしたがって退院患者の平均在院日数は長くなる。年次推移をみると，病院・診療所ともに短くなる傾向がある（🔁 図1-6）。

　国は，医療費の抑制や病床の確保を進めるため，患者の入院日数が短くなるような診療報酬の改定を行っている。そのため，在院日数は今後も短くなっていくことが予測される。早期の退院に対して不安に感じる患者・家族は少なくない。そのため，早期の退院を見すえて，入院直後から安心して退院できるような支援が必要になる。

6 医療・看護の標準化

　わが国の医療は，少子高齢化や医療技術の進歩により医療費の大幅な増加が見込まれており，この保険制度が財政的に破綻しかねない状況が生じている。また，これまでの医療は，担当医師の知識や経験に基づいて行われた結果，必要性の低い検査や与薬などが行われることも少なくなく，医療の質のばらつきが問題となっていた。

　これらの問題を解決するために導入されたのが，医療・看護の標準化という考え方である。科学的な根拠に基づいた最も効率のよい検査・処置・治療・看護ケア（ベストプラクティス）を共有し，標準化した医療・看護を提供することによって質を保証できる。この標準化を具体的にあらわしたものに，**クリニカルパス**がある（🔁 図1-7，8）。

開腹胃切除術クリニカルパス

医療者用

ID：　　　　　患者氏名：　　　　様　年齢：　歳　性別：　　担当医：　　　担当看護師：

	手術前日	手術当日 手術前	手術当日 手術後	手術後1日目	手術後8日目〜
達成目標	・患者・家族が手術の必要性を理解している。 ・手術前の準備が整う。		・呼吸状態・循環動態が安定している。 ・創部・吻合部に出血がない。 ・疼痛コントロールができる。	・呼吸状態・循環動態が安定している。 ・創部・吻合部に出血がない。 ・疼痛コントロールができる。 ・腸蠕動が回復する。	・創部の異常がなく全抜糸できる。 ・食事を半分以上摂取できる。 ・イレウス症状がない。 ・食事摂取方法について理解できる。
治療 処置 薬剤	除毛・臍処置	血管確保（　）Gサーフロー グリセリン浣腸 弾性ストッキング装着	酸素吸入 心電図モニタ ドレーン留置 硬膜外チューブ留置 尿道カテーテル留置 弾性ストッキング装着	酸素吸入OFF 心電図モニタOFF ドレーン留置 硬膜外チューブ留置 尿道カテーテル抜去 弾性ストッキング装着 包帯交換	 包帯交換（全抜糸）
	下剤：21時 安定剤：（希望時）	末梢輸液 抗菌薬 前投薬：必要時	末梢輸液 抗菌薬 ○術後指示	末梢輸液	
検査	◇外来実施確認 　血液検査，出血時間， 　血液型，感染症 　胸部X線撮影 　呼吸機能 　心電図，心エコー			血液検査 検尿 胸部X線撮影	
観察	バイタルサイン：3回 身体測定 栄養リスクアセスメント 褥瘡リスクアセスメント 転倒転落リスクアセスメント	バイタルサイン：朝，出棟前 浣腸後反応便 術前確認 ・義歯・指輪の除去 ・コンタクトレンズの除去 ・マニキュアの除去 ・持参物品	バイタルサイン：帰室時，15分後，30分後，以後1時間ごと 尿量 創出血 腹部所見 創部痛 ドレーン排液 副雑音	バイタルサイン：4回 尿量 創出血 腹部所見 創部痛 ドレーン排液 副雑音 尿道カテーテル抜去後自尿	バイタルサイン：3回 創部状態（発赤・腫脹） 腹部所見 排ガス・排便 ダンピング症候群（動悸，めまい，冷汗，腹痛など）
活動・安静度	制限なし		ベッド上	室内（ベッドサイド立位・歩行）	制限なし
食事	常食・治療食（　　　） 夕食後21時まで飲水可。 以後絶飲食	絶飲食	絶飲食	絶飲食	消化器術後食・5分がゆ
清潔	除毛後入浴			清拭	シャワー浴
排泄			尿道カテーテル留置	トイレ	トイレ
説明・指導	◇外来実施確認 　手術説明・同意書確認 入院時説明 入院診療計画書 術前オリエンテーション （手術室看護師） 必要物品確認 持参薬確認 内服薬の服用説明		手術後説明（医師）	早期離床の必要性説明（看護師）	栄養指導（栄養士） 退院指導（看護師）
サイン					

◉ 図1-7　クリニカルパス（医療従事者用）の例

　クリニカルパスは，それぞれの医療機関のなかで疾患ごとに標準的な治療・検査・ケア・処置・指導の内容や実施時期などについて，医師・看護師などが共同でまとめ，スケジュール表にして患者に提示するものである。患者にとっても，自分が入院してから退院にいたるまでの治療・検査などの過程が理解しやすくなるとともに，積極的に治療に参加できるようになることが期待される。標準化しにくい疾患や重症の症例では適用することがむずかしいが，導入する医療機関は増加している。

開腹胃切除術を受けられる方へ　　　　　　　　　　　　　　　　患者様用

お名前：　　　　　様　　　担当医：　　　　　　　　担当看護師：

	手術前日	手術当日 手術前　手術後		手術後1日目	手術後8日目～
	/	/		/	/
診察	担当医が診察に伺います。				
治療・処置	希望があれば安定剤をお渡しします。	（　）時ごろ手術室に向かいます。 血栓予防のため弾性ストッキングを着用します。	酸素吸入・心電図モニタを付けます。 持続した点滴が手術後6日まであります。 腹部に管が入っています。 背中に痛みどめの管が入っています。	→外します。 →	全抜糸します。
検査	外来で術前検査が終了しているか確認します。			血液検査・X線撮影があります。	
検温	1日3回はかります。	朝，手術前にはかります。	手術後，就寝まで1時間ごと，就寝後は2時間ごとにはかります。	1日4回はかります。→	1日3回はかります。
活動・安静度	制限はありません。		ベッド上で安静にします。	ベッドサイドに立ったり，トイレまで歩行できます。	
食事	普通食，または治療食が出ます。 21時以降食べたり飲んだりできません。	食べたり飲んだりできません。		→	5分がゆになります。
清潔	臍のごまとりと胸から腹部までの除毛をします。その後入浴します。	ヘアピン，義歯，指輪は外してください。		からだをふきます。	シャワー浴ができます。
排泄	寝る前に下剤を飲みます。	必要時，浣腸を行います。	手術室で尿の管を入れます。	→抜きます。	
説明・指導	医師より手術の説明があります。 看護師より入院生活についての説明があります。 手術に必要な物品がそろっているか確認します。		医師より手術後の説明があります。	看護師よりベッドから起きて歩くまでの方法の説明があります。	栄養士より栄養指導があります。 看護師より退院指導があります。

＊この表はおおよその予定です。かわる場合もあります。

◯ 図1-8　クリニカルパス（患者用）の例

7 急速な変化のなかで求められる看護

1 患者の個別性に目を向けた支援

　医療を取り巻く環境は，少子高齢化，疾病構造の変化，家族・地域とのつながりの変化，人々の医療に対するニーズの増大，医療技術の進歩・高度化に加え，これらの状況をふまえた医療提供体制の変化もあり，つねに動いている。こうした状況であるからこそ，看護の対象と向き合ったときに，その人にとって健康的でその人らしく生活するためになにが必要かを的確に観察し，看護判断を行い，適切な看護技術を提供していくことが求められる。また，クリニカルパスの導入など医療・看護の標準化が進む状況においては，より患者の個別性に目を向けてその人に合った支援をしていくことが重要である。

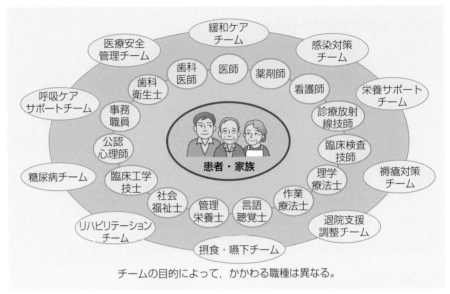

チームの目的によって，かかわる職種は異なる。

⏺ 図1-9　チーム医療（多職種連携）

② 多職種との連携・協働

　医療の現場では，患者に必要とされるケアに応じてさまざまな職種が医療チームをつくって業務にあたる。近年，これまでの医師中心のチーム体制にかわり，医療に従事する多種多様な職種がそれぞれの高い専門性を前提に，チームをつくって連携・協働しながら，患者中心の医療を実現しようとする**チーム医療**の考え方が浸透してきた。連携・協働とは，医療の受け手である患者を中心に異なる専門性をもった職種が集まり，情報と目標を共有し，その目標達成に向けて，それぞれの専門職が独自のかかわりをしながら，協力して業務を遂行することである（⏺ 図1-9）。

　このチームのなかで患者にかかわる時間が最も長く，一番近い存在であるのが看護師であり，チーム医療のキーパーソンといえる。患者がかかえる苦痛や不安をいち早くとらえ，チームへ伝えるという患者の代弁者，チーム内の調整役としての役割が期待される。

③ 在宅医療・ケアへの対応

　近年，人々の療養場所に対するニーズは多様化している。「人生の最期を迎えたい場所」として自宅をあげる人が増加するなど，医療が必要になった場合でも，日常の生活から切り離された入院ではなく，QOLを重視した自宅での療養生活を希望する人が増加している（⏺ 39ページ）。また，がん治療において，放射線治療や化学療法を行う際，入院せずに外来で行うことが多くなっており，以前はむずかしかった治療と仕事・家庭での生活を両立する

ことが可能になってきた。

　今後は高齢化の進行とともに，生活習慣病を中心とする慢性疾患をもつ人の増加が予測されることから，「病気とともに，病気と付き合いながら生活する」ことがふつうになる。国は，医療・介護のニーズが増大している状況を受け，高齢者が可能な限り住み慣れた地域で，自分らしい暮らしを送ることができるよう地域包括ケアシステムの構築を進めている。医療の場が施設中心から在宅中心へと転換し，ますます在宅医療・ケアのニーズが拡大する。

　在宅医療・ケアにかかわるうえでは，自宅での療養に必要な生活環境の改善や，患者を取り巻く家族間の人間関係・心理上の問題にも配慮が必要になる。また，施設内での看護と異なり，看護師 1 人で居宅を訪問してケアを提供することが多くなる。そのため，看護師独自の判断を求められる場面も多いことから，なお一層自立した専門職としての自覚も必要である。医療施設においても，早期から在宅での療養生活を念頭においた退院指導などのかかわりが重要である。在宅医療・在宅看護の詳細は，第 3 章「C. 在宅医療における看護」(◎62 ページ)を参照してほしい。

④ 変化に対応する実践能力の獲得

　人々の医療に対する意識は，安全・安心の重視とともに，量から質の向上をより重視する方向に大きく転換してきている。こういった社会のニーズの変化にこたえるために，看護師にはより高い臨床実践能力が求められるようになっている。一方で，医療安全や患者の権利をまもる観点から看護学生が臨地実習で経験できることや学習時間に制限があるなどの影響から，看護基礎教育で身につける看護実践能力との間に乖離（かいり）が生じていると指摘されている。

　そこで，この乖離を埋め，臨床実践能力を強化することを目的として新人看護職員研修が努力義務化され，各施設で行われている。看護師が専門職業人として成長するためには，高度化・専門化する医療に対応できる知識・技術を獲得できるよう，新人の時期から生涯にわたって継続的に，かつ主体的に自己研鑽（けんさん）を積んでいく姿勢が必要である。

B 患者の理解

① 患者とは

　われわれは，「患者」という言葉を頻繁（ひんぱん）に使うが，その意味を理解しているだろうか。わが国では，古くから疾患にかかった人を「病人」と呼んできた。一方，「患者」は，近代以降に用いられるようになった言葉で，疾患やけがの

ため，診断や治療を受ける人をさす。つまり医療者の側からとらえた言葉といえる。なお，この患者を意味する英語の patient には，「苦しむ者」「耐える者」という意味合いがある。

　また，病気は全身または一部分に生理状態の異常がおこり，正常の機能が営めず，さまざまな苦痛を訴える状態とされ，身体の不調をさすことが多い。しかし，身体の不調が心のもち方や社会とのつながりに影響を与えることも少なくない。たとえば，腹痛がおこると，痛みで苦しいだけでなく，憂うつな気分になったり，わるい病気ではないかと不安になったり，学校や職場に行けないこともあるだろう。社会活動が制限された結果，新たな不安にかられることもあるかもしれない。より深刻な症状であれば，なおのことである。

　このように，病気の影響は身体にとどまらず，精神状態や社会生活にも及ぶ。看護師は，病気をもち治療を受ける患者がどのような状況におかれるのか，その結果どのようなことに苦しみ耐えなければならないのかについて，深く理解したうえで援助の内容を検討し，実践につなげる必要がある。

2 患者のおかれた状況の理解

1 統合体としての存在

　健康のとらえ方はさまざまあるが，世界保健機関（WHO[1]）憲章では「健康とは，病気でないとか，弱っていないということではなく，肉体的にも，精神的にも，そして社会的にも，すべてが満たされた状態にあること」と定義している。健康は身体・精神・社会的な側面が統合された状態であることを意味し，このような考え方は人間を研究する学問分野で広く支持されている。

　①**身体的側面**　人間の身体の臓器・組織とその機能に関する側面。おもに生命を維持するための中心的な役割を果たす。

　②**精神的側面**　おもに情動・感情・精神的活動に関する側面。

　③**社会的側面**　他者との人間関係を基本としてなりたつ，家族・集団・社会生活にかかわる側面。

　以下に5つの事例を紹介する。各事例について，患者と家族のおかれた状況を，身体的側面・精神的側面・社会的側面に分けて想像してみよう。

2 緊急・予定入院，重症度による受けとめ方の違い

　受診・入院の仕方，入院後の経過が異なる**事例①**の A さんと**事例②**の B さんの状況をみてみよう。

1）WHO：World Health Organization の略。

■事例①

　Aさん(66歳，男性)は，妻(64歳)と2人暮らしで豆腐店を営んでいる。40代の長男・次男は独立して遠方に住み，年2回帰省する程度である。

　朝の仕込み作業中に，突然激しい頭痛と手足のしびれが生じ，ろれつがまわらなくなり，救急車で搬送された。脳梗塞と診断され，ただちに血栓溶解療法が行われた。医師から妻に対し，梗塞の範囲が広いため命に危険が及ぶ可能性があると説明された。2日後，医師から本人と妻に対し，一命を取りとめたが，手足の麻痺，言語障害，嚥下障害などの後遺症が残る可能性が高いと説明された。その後，集中治療室から一般病棟へ移動し，リハビリテーションが始まった。

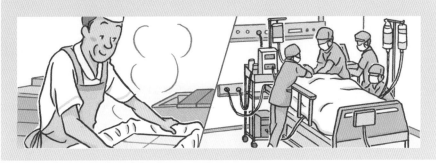

■事例②

　Bさん(70歳，女性)は，会社員の長女(45歳)と2人で暮らしている。長女は仕事が忙しいため，Bさんが家事のほとんどを担当している。

　5年前から足の付け根の不快感と歩行時の痛みがあり，変形性股関節症の診断を受けた。鎮痛薬の使用や杖の使用などの保存的治療を受けていたが，徐々に歩行や階段の昇降が困難になったため，人工股関節置換手術の目的で入院となった。入院翌日に手術が実施され，その翌日からリハビリテーションが始まった。手術後5日目がたち，歩行器を使用して病棟内を移動できるようになっている。

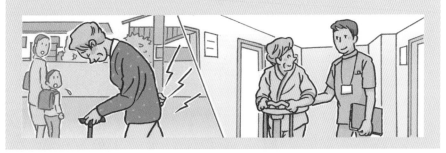

　事例①のAさんは，仕事中に突然激しい症状が出現して緊急入院となった。突然の発症に対するとまどいに加え，生命の危機や重い後遺症など予後に対する不安をもっていることが想像できる。一方，事例②のBさんは，徐々に悪化する症状に対して生活の質を向上させるため手術が計画され，入院となった。手術により一時的に身のまわりのことができなくなったが，順調に回復すれば入院前にあった問題は解消され，生活の質の向上が期待される。

　このように，受診・入院は，緊急の場合もあれば，一定期間の経過のなか

で予定される場合もある。また入院後の経過や転帰は，命の危険がある重篤なもの，比較的軽い症状や早期に治癒が見込まれるもの，慢性疾患で経過が長期にわたるものなど，さまざまである。どのような入院・経過なのかによって，患者と家族の受けとめ方が異なることが想像できるだろう。

③ 疾患による苦痛，疾患による日常生活への影響

　症状の出現に伴い，これまでの生活が変化した**事例③**のＣさんの状況をみてみよう。

> **■事例③**
> 　Ｃさん(75歳，男性)は，68歳まで機械工として勤務し，現在は無職で年金で生活している。妻は5年前に他界し，1人で暮らしている。子どもは長男(49歳)がいるが，この10年は連絡をとっていない。
> 　70歳ごろより，慢性的に咳や痰が出現していたが，しだいにからだを動かしたときに呼吸困難がおこるようになり，慢性閉塞性肺疾患と診断を受けた。薬物療法の開始とともに禁煙指導を受けたが，「20歳のときから吸っているのにいまさらやめたところでね」と，以後も1日10本程度吸っている。調子がいいときは，買い物や食事のしたく，入浴など身のまわりのことは自分でできていた。
> 　咳嗽と呼吸困難が増強し，動けなくなっていたところを，訪問した民生委員が発見した。受診した結果，慢性閉塞性肺疾患の増悪，肺炎の合併との診断で緊急入院となり，薬物療法と酸素吸入療法が開始された。症状の悪化に伴い食欲が低下し，体重の減少が著しい。
> 　現在はわずかな体動でも呼吸困難が生じるため，食事・排泄・清潔行動すべてにおいて介助が必要な状態であるが，「このくらいは自分でやらないと」と酸素チューブを外してトイレへ行こうとする姿があった。医師からは，今後は在宅酸素療法の導入が必要と説明されている。

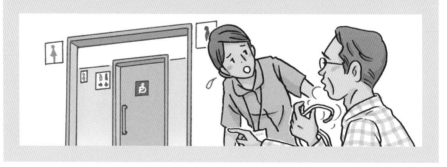

　Ｃさんは病状の悪化に伴い，呼吸困難が出現した。この呼吸困難の出現により，これまで自立してできていた食事・排泄・清潔行動ができなくなってしまっている。これまであたり前のように行ってきた日常生活行動ができないこと，これらの行為を看護師など他者に頼らざるをえないことに，いらだちやもどかしさを感じていることが推測される。

　また，呼吸困難は死を連想させるような不安を与える。ひとり暮らしで身

近に頼る者がいないなかでは，その不安の程度ははかりしれない。

❹ 治療に対する不安，治療による身体の変化

　疾患だけでなく，疾患に対する治療によってもさまざまな影響がある。**事例④**の D さんの状況をみてみよう。

> ■**事例④**
> 　D さん（52 歳，男性）は，化学メーカーで営業職をしている。専業主婦の妻（50歳）と来年大学受験を控えた高校 3 年生の長男と 3 人で暮らしている。
> 　食べ物を飲み込んだときの痛みと嗄声（かれ声）があったが，仕事が忙しいこともあり，受診せずに 2 か月間様子をみていた。症状が改善しないため受診した結果，喉頭がんの診断を受け，喉頭全摘出術の目的で入院した。
> 　入院時，「手術がこわい」「仕事のストレスでタバコや酒に頼ってしまった。こんなことになるなんて」「声帯をとってしまうと声が出なくなるんですよね」と看護師に話す。
> 　同室には，同じ喉頭全摘出術を受けた患者が，家族と筆談で話している。医師からは，手術によって声を失っても，食道を使う発声法や器械を使う発声法によって声を出すことができると説明を受けた。

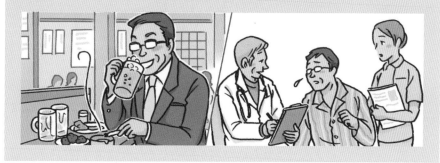

　D さんは，その発言内容からがんの誘因となる喫煙や飲酒に頼っていた過去の生活習慣をふり返り，悔やんでいる様子がうかがえる。また，手術に対する恐怖心やその手術が命をたすけるかわりに声を失うことにとまどいをいだいている。これまでなにげなく行っていた声を使っての日常の意思疎通ができなくなることや，営業という仕事を失う可能性に直面し，葛藤しながらも受け入れざるをえない様子が想像できる。一方，訓練によって発声できるという説明は，わずかな期待や闘病意欲の向上につながることが予想できる。

❺ 予後に対する不安，役割の遂行への影響

　疾患や治療によって影響を受ける社会的側面に着目して，**事例⑤**の E さんの状況をみてみよう。

■事例⑤

　Eさん(41歳，女性)は，5年前に離婚し，小学5年生の長女と2人で暮らしている。保険会社に契約社員として勤務している。

　職場の健診で右胸のしこりを指摘され受診し，乳がん(ステージ2a期)と診断された。乳房温存術(部分切除)を受け，3日が経過した。術後は夜間になると創部の痛みが増強し，眠れないと訴えがあるが，合併症の兆候はなく，4日目からシャワー浴が開始になる予定である。

　今後は，乳房内の再発を予防するための放射線療法と化学療法を行う予定である。医師から，ステージ2a期の5年生存率は約80%であること，全身に転移しやすいため，手術後も定期的に観察が必要であることの説明を受けている。

　入院前は，家事・育児と仕事を両立させてきた。入院中は実家の母親に来てもらい，長女の世話をしてもらっている。「私が母親であり，父親でもある。娘のためにも早く元気にならなきゃ」「いつから仕事復帰できるかが心配」と看護師に話す。ベッドの枕もとには，長女からもらったおまもりと乳がんに関する数冊の本が置いてある。

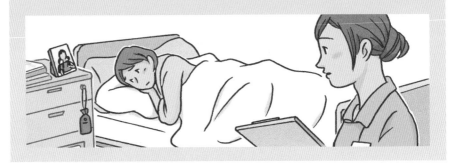

　母子家庭を支えるEさんは，母親の役割に加え，不在の父親としての役割，そして経済的基盤を支える者としての役割を担っていた。しかし，入院によってこれらの役割が担えなくなり役割遂行に問題がおこっている。退院後も治療を要することから，この問題は身体状況が安定するまでの間しばらくは残る。さらに，治療費がかさむこと，休職期間中に収入が減ることによって，経済的に不安定な状況が生じる可能性がある。転移という予後の不安があるなかで，養育が必要な小学生の子をもち，かつ契約社員という雇用形態にあるEさんにとって，これまでどおりの役割が担えないことに相当な不安とあせりがあることが想像できる。

　冒頭で述べたように，人は身体的・精神的・社会的側面が統合された存在である。病気をして治療を受けることによって，その人の3つの側面はさまざまな影響を受ける。さらにそれぞれの側面は互いに影響し，補い合っている(◯図1-10)。

　一般には，身体的に問題があると，精神的にも社会的にもわるい影響を与えることが多い。しかし，身体的に問題があっても，精神的・社会的に安定していることもある。どの側面が大きな影響を受けるかは，患者1人ひとりによって異なる。

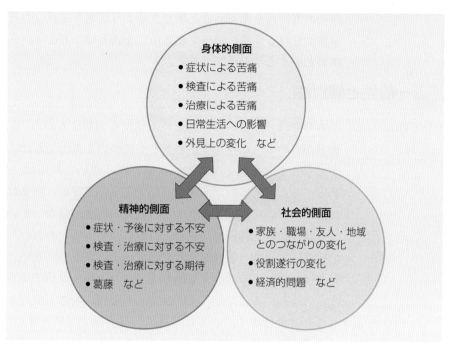

身体的側面
● 症状による苦痛
● 検査による苦痛
● 治療による苦痛
● 日常生活への影響
● 外見上の変化　など

精神的側面
● 症状・予後に対する不安
● 検査・治療に対する不安
● 検査・治療に対する期待
● 葛藤　など

社会的側面
● 家族・職場・友人・地域とのつながりの変化
● 役割遂行の変化
● 経済的問題　など

◐図1-10　疾患・治療によって影響を受ける3つの側面

　看護師は，看護の対象となる人が身体的・精神的・社会的に統合された健康状態を維持・改善することを目ざして，意図的にかかわる役割をもつ。そのためには，身体的側面にかたよることなく，精神的・社会的側面も幅広くアセスメントすることによって，患者のニーズを把握し必要な援助を検討する必要がある。

3　患者を理解したうえでの看護の役割

1　患者の価値観を中心においたかかわり

　患者は治療を受けるなかで，危険を伴う手術を受けるかどうかといった治療方針にかかわる決断を迫られることがある。これまでは，そういった決断は専門的知識をもっている医師に「おまかせ」する患者が少なくなかった。しかし，近年は**インフォームドコンセント**の普及とともに，患者の**自己決定権**が尊重されるようになってきた。同時に，みずからの疾患や治療について積極的に情報を集めて学習し，自分の価値観に基づいてどのような治療を希望するか，さらにはどのような死に方を希望するのかをはっきり述べる人が増えてきた。

　このような意識の変化があるにせよ，生死にかかわる問題に直面して自己決定することは，患者や患者を支える家族にとって大きな重圧となる。医療者は，患者の価値観を中心においたうえで，患者が自分の疾患を理解して，

今後の方向性を考えることができるよう情報を提供したり，医療者と患者・家族がじっくり話し合って意思決定を共有できるようコミュニケーションを深めていくことが重要である。

② 一般性と個別性

　　本章では，患者のおかれている状況を理解するため，5つの事例を紹介し，患者がどのような問題をかかえるかについて考えてみた。しかし，疾患にかかったとき，治療を受けたときにいだく思いや反応は，同じ疾患や治療であっても，同じ年齢であっても患者ごとに異なる。生まれ育った環境や教育，周囲の人との交流などそれまでの個人の歴史が異なっているからである。

　　人は**一般性**と**個別性**が統合された存在である。われわれは，対象となる患者の理解のため一般性を学んでおり，その意義は大きい。たとえば，看護の対象はあらゆる年代の人であることから，ライフサイクルについて学んでいる。しかし，そこで学んだそれぞれの発達段階の特徴はすべての人にあてはまるわけではなく，とくに精神面・社会面では個別性が大きい。「一般的にはこうなるはず」と型にはめることなく，一般性をふまえたうえで，その人の個別性に着目した対象の理解と援助が重要である。

C 家族の理解

① 家族とは

　　家族は，社会生活を営むうえで，最小で基礎的な集団である。人は多くの場合は家族に育てられ，食事や団らんなどの生活行動をともにすることで，さまざまな生活習慣や社会のルールを学び，価値観を身につけて成長する。

　　家族は，それぞれの構成員が自分の**役割**を果たしながら，さまざまな**相互作用**をもって生活を営んでいる。そのため，家族の誰かが患者となった場合，その家族の生活はさまざまな影響を受ける。一方，患者も家族からさまざまな影響を受ける。

　　したがって，看護援助の対象は，健康問題をもつ患者個人だけでなく家族も含めてとらえる必要がある。

① 家族の構成

　　広辞苑によると，家族とは「夫婦の配偶関係や親子・兄弟などの血縁関係によって結ばれた親族関係を基礎にして成立する小集団」とされる[1]。しか

1）新村出編：広辞苑，第7版．p.560, 2018．

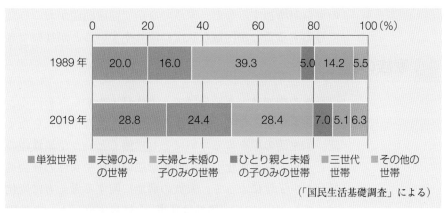

（「国民生活基礎調査」による）

◇ 図 1-11　世帯構造別の構成割合の推移

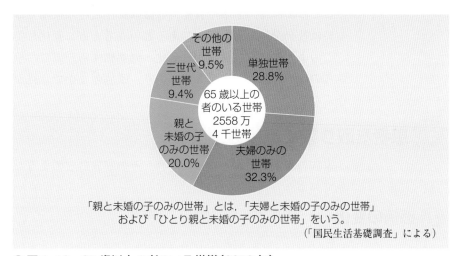

「親と未婚の子のみの世帯」とは，「夫婦と未婚の子のみの世帯」
および「ひとり親と未婚の子のみの世帯」をいう。

（「国民生活基礎調査」による）

◇ 図 1-12　65 歳以上の者のいる世帯（2019 年）

し，近年は社会の多様化により，家族の範囲についてさまざまな考え方がされるようになった。事実婚の家族，ひとり親家族，再婚者どうしの家族など，前述の定義にある婚姻や血縁を前提としない家族も増えている。国によっては同性婚が認められており，わが国でも同性カップルを結婚に相当する関係と認める自治体も出てきた。

　また，家族の形態も変化している。親子から孫まで同居している大家族もあれば，核家族とよばれる親子二代あるいは夫婦のみの家族もある。核家族も老年期の夫婦の家族や，シングルマザーと子どもの家族など多様である。わが国の世帯構造をみると，三世代世帯は減少し，単独世帯，夫婦のみの世帯が増加傾向にある（◇ 図 1-11）。65 歳以上の者のいる世帯は，全世帯の半数近くを占め，そのなかでも単独世帯や夫婦のみの世帯が年々増えている（◇ 図 1-12）。

　このように，わが国の家族形態は小規模化が進み，単独世帯や高齢者のみ

の世帯が増加するなど，家族のなかで健康問題がおこったときに，家族だけ
で対応することが困難な状況に陥りやすいことが推察できる。

② 家族の機能

　家族の機能は大きく分けて，①休息・やすらぎを得るという精神的機能，
②子どもを生み育て，教育する機能，③老親や病人をたすける介護・扶養機
能，④生活の糧を得るためにともに働くという生産機能の4つがある。

　しかし，核家族化などの家族形態の変化や女性の社会進出，それに伴う晩
婚化や少子化によって，家族の機能に関する考え方に変化が生じている。こ
れまでわが国では，「男性は仕事，女性は家庭」という性別役割分業の考え方
が根強く存在していた。しかし，女性の社会進出が進み，共働き家庭が増え
たことによって，家事や育児，介護は女性だけの役割ではなく，家族全体あ
るいは社会全体で行うべきであるという考え方に変化してきている。

　このように，家族機能が社会化・外部化する一方で，子どもが親の面倒を
みるのは当然といった考え方もあり，家族のなかで意見が対立することも少
なくない。

2 患者を取り巻く家族の理解

　家族の誰かが患者となった場合，その家族にどのような変化があるのかを
みてみよう。

① 感情の変化

　家族の1人が病気になり，通院・入院が必要となった際，家族はさまざま
な感情をいだく。症状で苦しんでいるとき，診断がつかないとき，診断がつ
いたとき，治療が行われているとき，治療による副作用があらわれたとき，
回復に向かっているとき，病状が悪化しているとき，治る見込みがないと
知ったときなど，そのときどきで，家族の心は患者と同じようにさまざまに
揺れ動く。患者の身体的状況の変化によって安堵したり不安になったりと，
患者以上に一喜一憂することもある。また，治療は医療者にゆだねるしかな
く，患者にかわって苦痛を引き受けることもできない家族は，「自分はなに
もしてあげられない」と無力感をいだくこともある。

　病状の経過が長期化したり，在宅療養を検討する段階になると，治療費は
どこから捻出するか，今後どのように身のまわりの世話を支えていけばい
いのかなど，現実的な問題に対する心配や不安が生じてくる。

事例①の家族の場合　前項で紹介した**事例①**（➡15ページ）を通して，家族の感情の変化を考えて
みよう。事例①のAさんの家族は妻と2人の息子であるが，息子は遠方に
住んでいることから，直接的にかかわるのは妻1人である。突然夫が倒れ，
生命の危機や重い後遺症の可能性についての説明を1人で受けたときの妻の

気持ちはどのようなものであっただろうか。生じたできごとに動揺し，後遺症や死の可能性について受け入れられず，どうにか病気を防げたのではないかといった葛藤があったかもしれない。その精神的な混乱のなかで息子たちに連絡するなどの行動をとっていたものと推察できる。

生命の危機を脱すると，回復に向けてのリハビリテーションが進められる。妻の気持ちは，患者の身体面の回復状況に応じて落ち着き，在宅療養に向けて介護の不安など現実的な問題へと移行していくと予想される。

② 生活スタイルの変化

家族の生活スタイルも変化する。たとえば，これまで家事のほとんどを担当していた人が，入院や通院のために家を空けることが多くなると，家族がかわって家事を行わなければならない。

このように，患者がこれまで家族のなかで担ってきた役割を果たせなくなったとき，家族はその役割を分担してのりこえていこうとする。その結果，家族の生活の安定をうまく取り戻すことができると，家族の結びつきが強くなることもある。しかし，この役割分担がうまくいかない場合，家族内に不満がたまり，緊張状態が生じることがある。

また，経過が長引いたり，患者が家族の中心的な役割を果たしていた場合，家族が困窮してしまうこともある。家計を担っていた家族が患者を支えるために離職や休職を余儀なくされ，大きな収入減につながることもある。

事例⑤の家族の場合　前項で紹介した**事例⑤**（➡18ページ）を通して，生活スタイルの変化を考えてみよう。事例⑤のEさんの家族は，小学生の長女に加え，入院中に長女の世話をしているEさんの母親といえるだろう。Eさんは入院中には母親としての役割を担えないため，実家の母親が代行していた。退院後もすぐには家事一切をもとどおりに行うことが困難なことから，母親の支援を受けつつ，長女も家事の一部を手伝うなどの役割分担をしながら，家庭生活の自立を目ざすことが予想できる。

経済面については，継続する治療費の支出に加え，休職や失職による収入減少が追い打ちをかけることもある。経済面での大黒柱としての役割も担うEさんの闘病により，家計状況の悪化が想像される。

③ 治療過程における意思決定

患者は，治療内容や治療の中断・中止を決めるとき，療養の場所を決めるとき，終末期の治療方針を決めるときなど，多くの場面で家族と相談しながら意思決定をすることになる。しかし，患者と家族，家族どうしの間で意見に相違があり，調整が必要なこともある。

また，患者自身がその判断をできなかったり，意思を伝えることができない場合もある。そういった場合，家族は患者の価値観や以前に患者が表明し

⬗図1-13　「病名・病状説明に関する考え」についての書類

ていた意思に照らして，現在の状態で患者がなにを希望するか，患者にとっての最善はなにかを医療者とともに検討していくことになる。病院によっては入院時に病名・病状説明に関する考えを患者・家族双方から書類を用いて確認するところもある（⬗図1-13）。

3　家族関係の変化・多様化

1　患者を取り巻く家族の役割

患者が病気をもって生活するうえで，家族の役割は大きい。家族の役割には，患者の情緒的な支援，経済的な支援，意思決定の支援のほか，在宅療養の場合は日常生活の支援（介護），糖尿病など生活習慣の改善に取り組む必要がある場合は自己管理の支援などがある。ひとり暮らしの患者でも，親やきょうだい，子どもが別世帯で暮らしていることも多く，病気をもった際に支援を受けることが少なくない。

2　家族関係の複雑さ

今日，児童 虐 待やドメスティックバイオレンス（配偶者からの暴力），高齢者虐待など，家族をめぐるさまざまな問題が顕在化し，家族関係が複雑化しているといわれている。

患者は家族のなかで最も身近な者からの支援を受けることが多いが，その

支援のありようは患者と家族の関係性によって大きくかわる。これまでの生活のなかでその関係性がどのように築かれ維持されているのかによって，思いやりをもった接し方や支援になったり，冷淡な接し方になったりする。療養生活の長期化に伴い介護のストレスが高まり，患者と家族の関係性が悪化し，態度にあらわれることもある。

　また，核家族化が進み，ひとり暮らし高齢者や高齢者夫婦のみの世帯が増加するなかでは，家族の支援ではなく他者による支援を選択することも多い（ケアの外部化）。

事例③の家族●
の場合
　前項で紹介した**事例③**（⊕ 16 ページ）を通して，家族関係とその家族からの支援を考えてみよう。事例③の C さんは，慢性疾患であるため治療は長期間に及ぶ。C さん自身が病気と向き合い，その病気とうまく付き合う能力を身につけ，生涯にわたって在宅酸素療法を行っていく必要がある。ひとり暮らしで高齢の C さんが自宅に戻って生活するには，支援者の存在が不可欠である。C さんには長男がいるものの，10 年間交流がない。親子という最も身近な存在であるからこそ，他人には見えないさまざまな事情や経緯があり複雑な状況をかかえている場合もある。C さんが長男と交流がない理由はわからないが，家族からの支援が得られるとは考えにくく，介護保険などのサービスを受けることになると思われる。

4 家族に対する看護のかかわり

　家族は本来，家族のなかでおこった問題に対して，自分たちで意思決定し，のりこえる力をもつ。家族の 1 人が患者となった場合も，役割を代行しながら，患者の療養行動を支援して健康問題が早期に解決するよう，そして家族の生活への影響ができる限り最小になるよう対処しながらのりこえていく。しかし，その健康問題が突然おこったり，問題の程度が大きい場合は，家族のもつ本来の力を発揮できずに，危機的状態に陥る。こういった家族の危機的状態は，患者の精神状態にも影響を及ぼし，順調な回復を妨げることにつながる。

　したがって，患者と家族への援助にあたっては，家族のおかれている状況をアセスメントし，家族が本来もっている力を発揮できるようにかかわることが重要となる。具体的には，家族が直面している状況を共感的に理解し，相談にのることができる状況を整える，療養生活に必要な知識や技術について教育する，意思決定に必要な情報を提供する，利用可能な社会資源について情報を提供するなどがあげられる。

まとめ

- 臨床の看護師の役割は，患者・家族に対して，健康の保持・増進，疾病の予防，苦痛の緩和等を目ざした援助を行うことである。援助にあたっては，医療を取り巻く環境の変化を理解し，患者・家族のおかれたそれぞれの状況を理解する必要がある。
- 国は，人々の健康状態と受療状況に関する調査を定期的に実施している。有訴者率・通院者率・推計患者数・受療率などの指標から具体的な患者像をイメージする。
- 医療・看護の標準化が進んでいくなかでは，患者の個別性に目を向けてその人に合った支援をしていくことが重要である。
- 看護師は医療職のなかでも患者にかかわる時間が最も長く，チーム医療のキーパーソンといえる。
- 医療の進歩や社会ニーズの変化に伴って，看護師に求められる臨床実践能力は増大している。看護師は，生涯にわたって継続的に主体性をもって自己研鑽を積んでいく姿勢が求められる。
- 家族はさまざまに定義され，婚姻や血縁を前提としない家族も増えている。事実婚やひとり親，同性カップルなど多様な家族が日常を送っている。

復習問題

① 〔　〕内の正しい語に丸をつけなさい。

▶ 有訴者率は〔① 男・女〕性のほうが高い。

▶ 通院者率は約〔② 400・600・800〕である。

▶ 入院患者の大多数は〔③ 診療所・病院〕に入院する。

▶ 病院の平均在院日数は〔④ 10・20・30〕日程度で，〔⑤ 増加・減少〕傾向にある。

▶ 1世帯の平均人数は〔⑥ 増加・減少〕傾向にある。

② 次の文章の空欄を埋めなさい。

▶ 死因で最も多いのは〔①　　　　　〕，2番目に多いのは〔②　　　　　〕である。

▶ 通院者の傷病で最も多いのは〔③　　　　　〕である。

▶ 医療機関が各疾患の標準的な治療・ケア内容や実施時期をスケジュール表にしてまとめたものを〔④　　　　　　　　〕という。

第2章 疾患の経過と患者の看護

疾患・外傷の●
原因
疾患の発症や外傷の発生から死までの過程は，**急性期・慢性期・回復期・リハビリテーション期・終末期**に分けてとらえることができる。各期および予防の関係を，● 図2-1 に示した。健康や正常ではないと意識するきっかけになる疾患の発症や外傷の発生にはなんらかの原因がある。無症状の**潜伏期**を経て発症する疾患もあり，潜伏期の長さは疾患により異なる。

　自覚症状はあるが不適切な対処により慢性化させ，悪化したために受診する人や，疾患を指摘されたが放置する人のように，発症から治療開始までの期間が長い人もいる。交通事故などによる外傷，誤嚥による気道閉塞などは突発的なものであり，原因の発生と発症はほぼ一致する。

発症後の経過●
発症後，悪化することなく健康を回復する場合もある。湿疹が出たので薬剤を塗ったらまもなく消失した，脂質異常症を指摘されたため運動しはじめ

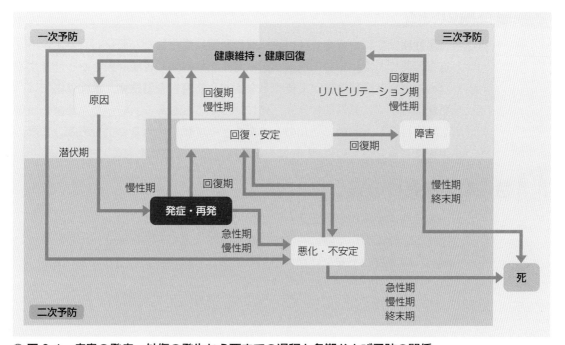

● 図 2-1　疾患の発症・外傷の発生から死までの過程と各期および予防の関係

たらまもなく脂質の基準値の範囲内に戻ったなどがその例である。しかし，健康を回復したかに思えても，処方された薬剤の服用を自己判断で中止し，治療を完了させなかったために再発することもある。もともと高血圧症や糖尿病があり狭心症を発症するように，複数の疾患がある場合はさらに複雑である。発症後，症状や全身状態が悪化しても，治療により回復することもある。一方，治療のかいなく障害が残るか死にいたる場合もある。

健康維持・●
健康回復
　健康の状態はつねに変動しているため，健康維持・健康回復の状態はある程度の範囲のなかでとらえられる。また，健康維持・健康回復の程度は個人により異なり，必ずしも完治を意味しない。慢性期であっても，あるいは障害が残ったとしても，その人にとっての健康維持・健康回復の状態がある。

予防の視点●
　この健康の過程を医療の立場から予防の視点でとらえると，まず疾患予防のため潜伏期にはたらきかけるのが**一次予防**である。一次予防では，生活習慣や環境を見直し，体力や免疫機能の維持・向上を目ざす。**二次予防**では，早期発見・早期治療により，合併症をおこしたり重症化したりしないように，発症・再発後の健康回復のために検査や治療を行う。**三次予防**では，障害からの機能回復をはかり，再発予防を目ざす。再発予防については，一次予防に共通する部分もある。

A 急性期の患者の看護

1 急性期の特徴

　急性期は症状や全身状態が短期間に急激に変化したり悪化したりする不安定な時期である。生命の危険があったり症状が強く苦痛が大きかったりするため，**救命**と**症状改善**が最優先となる。心筋梗塞や脳梗塞，重症外傷では，発症からすぐに急性期に入り，死にいたることがある。いったん健康を回復しても再発し，急激に悪化の一途をたどって死にいたることもある。また，手術による身体への侵襲直後も急性期であり，急変をおこしやすい。

2 急性期の患者の心理

　急性期は症状の急激な発症や悪化により，自分がどうなってしまうのか，いつまで続くのか冷静に判断できなくなる。激しい症状や過去に経験のない症状により**強い不安**をいだき，死を予感してパニックに陥ることもある。

③ 急性期の患者の看護の実際

① バイタルサインの観察

　急性期はバイタルサインが変化しやすい時期である。体温・脈拍・血圧・呼吸のほか，尿量や意識の変化の有無・程度を観察し，**重症度**や**緊急度**を判断する。

② 症状軽減と生命維持のためのケア

　急激な発症や全身状態の悪化に対して，患者が自分で対応することは困難である。症状を軽減し，生命を維持するための迅速な医療処置が必要である。輸液や薬剤投与のための血管確保，酸素吸入，吸引，ドレーン挿入，気管挿管，止血，緊急手術など，症状に応じたさまざまな処置が行われる。それと同時に，原因を特定して治療方針を決定するため，血液検査，尿検査，心電図モニタリング，X線撮影，コンピュータ断層撮影（CT[1]），磁気共鳴画像（MRI[2]）検査，超音波検査，血管造影，骨髄検査などの検査が必要に応じて行われる。

　急性期の処置は生命維持だけではなく，慢性期や回復期・リハビリテーション期にも影響するため，患者の状態に合わせて確実に医療を提供しなければならない。たとえば，熱傷は処置の正確さや迅速さが瘢痕や拘縮の程度に影響する。

③ プライバシーへの配慮

　事故の現場のような混乱した状況のなかであっても，意識がなくても声をかけながら処置するなど，**プライバシー**や**人権**に配慮しなければならない。肌の露出に伴う羞恥心や個人情報の漏洩，患者の荷物の保管などに配慮する。

④ 日常生活の援助

　急性期は医療処置が中心になるが，急性期を安全に最短の時間で経過できるようにするためには，**日常生活の援助**も重要である。

■ 清潔

　発汗，出血，嘔吐，失禁などにより皮膚が汚染されやすい。唾液分泌の低下や口呼吸により口腔も汚染される。そのため，全身や口腔を清潔に保ち，寝衣や寝具を清潔で乾燥した状態に保つ。

1）CT：computed tomography の略。
2）MRI：magnetic resonance imaging の略。

2 食事

　禁飲食となることが多いが，口渇を訴える場合には口唇を湿らせ，可能であれば含嗽を促す。

3 体位変換

　自分で体動することが困難であるため，バイタルサインの変動に注意しながら体位変換を行う。体位変換によるバイタルサインの変動が大きいと予測される場合は，エアマットのような体圧分散性の高いマットレスを使用する。

4 環境整備

　医療者が処置しやすいように，床頭台やオーバーテーブルに医療器具を置いておくことがあるため，患者個人の持ち物と区別する。吐物・排液・口臭・排泄物のにおいがこもらないように，換気を心がける。

5 他動運動

　関節の拘縮を予防するための他動運動（➡191ページ）は，バイタルサインの変動に注意しながら急性期から行われる。

5 家族へのケア

　急性期は症状が強く，患者の意識がもうろうとすることもある。家族は，とまどい・驚き・恐怖・緊張・混乱・不安・あせりなどの感情のなかで，患者の苦しそうな様子や意思疎通が困難な状況を受け入れなければならない。なにをすればよいのかわからず，感情や思考が停止したようになり，状況を冷静に判断できなくなることもある。突然の発症や事故では，とくに家族の動揺は大きい。そのため，家族にはできるだけ早く現在の状況を伝えるとともに，病状の変化の経過をこまめに説明し，家族が安心できるように努める。

　慢性疾患患者の急激な病状悪化が想定される場合は，事前に家族に対応方法を伝えておく。家族の初期対応が救命につながることもある。

B 慢性期の患者の看護

1 慢性期の特徴

　慢性期は，疾患が完治しないまま，ゆるやかに経過している時期である。病状に大きな変化がない時期を**寛解期**，症状が再発したり悪化したりする時期を**増悪期**という。

　高血圧症のように，発症・再発しても急激に症状が悪化するわけではなく，長く慢性期を経過し，その状態で健康を維持する疾患もある。高血圧症の慢性期は，運動や食事により生活習慣を改善するか，放置して不規則な生活を続けるかによって，その行く末が健康の回復，悪化・障害のいずれの結果に

つながるのか異なってくる。悪化や障害の状況から回復しない場合は，さらに慢性期が続いて死に近づいていく。

2 慢性期の患者の心理

　慢性期には病状は安定するが，患者の気持ちは必ずしも一定ではない。慢性期のなかで，前向きになったり後ろ向きになったりしながら経過する。慢性疾患による慢性期では，数十年の長期にわたる闘病生活となることが多く，闘病意欲が低下する時期もある。患者が直面する心理は自然なものであり，よい・わるいという価値判断を伴うものではない。

■不安

　急性期にみられた強い症状は軽減するが，ときおり症状が出現することがある。疾患はゆるやかであるが徐々に進行しているため，体調は万全といえず，いわゆる「持病がある」状態は社会生活に影響を及ぼす。疾患について説明し，付き合いを自粛することもある。全力を出せないことを申しわけなく思ったり，生活の制限による拘束感や閉塞感から将来に**不安**を感じたりすることもある。10代から40代での発症では，結婚や出産が可能かどうかも不安の一因となる。

❷怒り・不信

　生活が制限されることへのいらだちが**怒り**に転じることがある。周囲の理解を得にくい場合は，外では気をつかい，疾患による支障を最小限にするように無理をすることもある。そのようなストレスが家族への八つあたりとなり，家族関係がわるくなることもある。

　病状に大きな変化がなかったり病期が進行したりしている場合，診断や治療が間違っているのではないかと**医療不信**になり，通院を中断する人もいる。

❸自己否定・自信喪失

　症状が安定するため，自分自身をふり返り，これまでの暮らし方を後悔する患者もいる。疾患について人に話し，あわれむような目で見られたり，同情の言葉をかけられたりしたことに傷つくようなことも，慢性期に体験する可能性がある。健康な人と比較して自分との間に溝ができたように感じて，焦燥感や疎外感が生じる。

　喉頭の切除による失声，熱傷や外傷による身体の変形や皮膚色の変化，脱毛，構音障害や顔面麻痺などは，他者に気づかれることが苦痛になる。一方，しびれ・痛み・倦怠感・めまい・体力低下などの症状や，人工肛門・人工膀胱の造設，臓器切除などは，他者にわかってもらえないことが苦痛になる。どちらも**自己否定**や**自信喪失**につながる可能性がある。

❹悲しみ・孤独感・抑うつ

　「なぜ自分が」という思いや有病者になったことで自分の価値が失われたような思いにとらわれ，**悲しみ**を感じ，落ち込むことがある。家族や周囲の

励ましや過干渉がストレスになることがある一方で，単身者や他者との交流が少ない人は孤独を感じ，抑うつ状態をまねくことがある。

5 面倒・負担感

生活習慣や社会生活の変更，薬剤の内服や自己注射，通院などの闘病生活には慣れて，それ自体は苦痛ではなくなるが，面倒という気持ちや負担感が生じることがある。高齢者では，長年の生活習慣をかえるのは面倒に感じたり，残りの人生を制限されることを負担に感じる人もいる。

6 絶望感

完全に健康な状態ではなく，これまでと同じように生活できないことに対するあせりやいらだちから，絶望感が生じる。

7 再発の不安・死へのおそれ

がんを発症すると，治療により完治したとしても転移や再発の可能性を否定できない。脳血管障害，心筋梗塞，喘息なども同様に再発の可能性があり，再発により死にいたることもある。再発予防について医療者から説明を受けることにより，かえって不安に思う患者もいる。また，急性期の苦痛を思い出し，再発を不安に感じる患者もいる。

糖尿病などの慢性疾患は進行すると症状が顕著になるため，症状の悪化によって死を予感し，不安になる。

8 回復の自覚

急性期を経たあとの慢性期では，症状の軽減により患者は回復を自覚し，前向きに生活できるようになっていく。

9 あきらめ・納得・決意・新しい価値観

慢性疾患は完治がむずかしいこと，再発したり徐々に悪化していく可能性があること，生活習慣の変更が必要であることなどについて，患者は少しずつ受け入れていく。それはあきらめでもあり，納得でもある。また，疾患をもちながら生きていく決意でもあり，自分自身や人生への新しい価値観の獲得でもある。

3 慢性期の患者の看護の実際

慢性期が長期間に及ぶ場合は，退院後の生活のなかで経過する時期となるため，おもに外来看護師や訪問看護師がかかわる。病棟看護師は今後の経過を予測して退院指導を行う。

慢性疾患では生活習慣を見直さなければならないことが多い。慢性期のなかにも段階があり，病期が進むにつれて身体機能が低下し，生活の制限は厳しくなっていく。よい状態をできるだけ長く維持することが慢性期の目標であり，患者自身が主体的に生活改善し，セルフケアできるように援助する。

① セルフケアの支援

患者のセルフケアの実施を支援する。厳密に制限をまもることよりも、闘病意欲を維持し、セルフケアを継続できるように、患者や家族とともに生活の工夫を検討する。几帳面に禁止事項ややるべきことを厳守し、検査結果がわるいと自分をせめる患者もいる。その行動を肯定し尊重しつつ、ストレスになっていないか観察することも必要である。

とくに食生活の改善は、糖尿病・高血圧・腎臓病・肝臓病などのさまざまな疾患で求められるが、食事には社会的な側面もあるため、長期間にわたって継続して行うことができるように、家族も含めて相談する。

② 個別性への対応

患者のさまざまな心理は、若いから順応が早いとか定年後だから問題はないということではない。同じ年齢であっても、家族がいるかいないか、家族との関係がよいかわるいか、退院後の物的・人的環境が整っているか否か、人生の目標をもっているか否か、健康のとらえ方や人生に対する価値観などによっても異なる。患者の心理は変化していくことも含めて、患者がどのように現状に向き合おうとしているかを理解し、個別性をふまえて対応する。

③ 家族へのケア

家族は患者を支える存在であるが、慢性疾患では家族が患者の疾患に無関心になっていくことがある。患者が薬剤を正しく内服しているか注意をはらわなくなったり、「どうせ言うことを聞かない」「病気について相談してくれない」などの理由から、最初は厳密に行っていた食事療法に手を抜くようになっていったりする。

症状に大きな変化がみられないと、家族は医療者の指示内容をまもらないことが悪化の一因になることを実感しにくい。家族にも経過や治療について説明し、家族の協力を得る。しかし、家族が患者を過剰に干渉して必要以上に生活を制限したり、患者が少しでもセルフケアを怠ると「協力してあげているのに」と不満に思って関係性が悪化することもある。

家族の協力を称賛し、家族の関係性を把握しながら、患者のよき協力者でいてもらうように、情報や介助方法を伝える。

家族が高齢であったり障害をもっていて患者の食事や服薬の援助などをまかせるのがむずかしい場合は、訪問診療や訪問看護、訪問介護を利用するなど、慢性期の在宅療養を医療者が支援することを検討する。

C 回復期・リハビリテーション期の患者の看護

1 回復期・リハビリテーション期の特徴

　回復期は健康状態を取り戻しつつある時期であり，回復に時間を要することもあれば，短期間で急激に症状が改善されることもある。たとえば食中毒による下痢は，症状が強く出現し，悪化を経て回復期に入る。食べすぎによる下痢のように1回の排泄でおさまる場合は，発症，悪化と同時に回復期に入る。脳梗塞では脳の浮腫が徐々に改善されても四肢に麻痺が残ることがあるように，発症・再発後に回復期を経過しながらも，不可逆的な障害が残ることがある。障害の改善と社会復帰を目標としてリハビリテーションを行う時期は，回復期でもあり**リハビリテーション期**でもある。

　回復期になると，身体の状態は安定してくるため，急性期で制限されていた食事や体動が段階的に許可される。食事では，禁飲食が解除され，やわらかい少量の食事から徐々にもとの食事に戻していく。患者も少しずつ食欲がわいて，食べられるようになっていく。体動では，ベッド上安静からベッドアップやベッドサイドでの座位，トイレ歩行，廊下歩行，院内歩行へと拡大される。清潔ケアは清拭・介助での洗髪からシャワー浴，入浴へと自立度を上げていく。患者はテレビを見たり新聞を読んだり，退院後の生活も考えたりするようになる。このように回復期は，少しずつ日常生活を取り戻していく時期である。

　リハビリテーション期を経過する患者は，心身機能になんらかの障害をもっている。リハビリテーションは単に運動機能障害を改善し，職業復帰や経済的自立を目ざした専門職主導の訓練をさすのではない。障害をもつ人の人格の尊厳の尊重と全人間的復権を基本とし，主体性・自立性・自由という人間らしい生き方を目標として，技術・社会・政策的対応を総合したプロセスである。理学療法士・作業療法士・言語聴覚士・義肢装具士のほか，医師・看護師・医療ソーシャルワーカーなどのいろいろな専門職が連携しながら援助を計画・実施する。

1 日常生活動作

　リハビリテーションでは，**日常生活動作**（ADL[1]）の獲得が目標にされる。ADL は，体位変換・移乗・移動・食事・排泄・清潔・整容などをさす。これらは人が生きていくうえで必要な基本的な動作であり，リハビリテーショ

1）ADL：activities of daily living の略。

ンはこれらの動作を自立して行えるように，運動機能や感覚機能を改善していくことを目ざしている。

手段的日常生活動作（IADL[1]）は，買物・洗濯・掃除・金銭管理・服薬管理・乗り物の乗車・電話・趣味の活動など，ADL よりも複雑で高次な動作をさす。ADL だけではなく IADL も，リハビリテーションの目標に含まれるようになってきている。

❷ 国際生活機能分類（ICF）

障害の考え方について，2001（平成 13）年の世界保健機関（WHO）総会において，人間の生活機能と障害の分類法として**国際生活機能分類**（ICF[2]）が採択された。それまでに用いられていた，WHO が 1980（昭和 55）年に国際疾病分類（ICD[3]）の補助として発表した国際障害分類（ICIDH[4]）は，身体機能の障害による生活機能の障害（社会的不利）というマイナス面を分類するという考え方が中心であった。それに対し，ICF は環境因子などの観点を追加して，バリアフリーなどの環境を評価できるように構成し，**生活機能**というプラス面からみるように視点を転換したことが特徴である（◆図 2-2）。

■**ICF の構成要素と相互作用**

①**健康状態**　疾患や身体の変調，けが，妊娠，ストレスなどさまざまなものを含む幅広い概念をさす。疾患や障害がある人に関するものだけではなく，あらゆる健康状態に関連した健康領域と健康関連領域を含む。

②**心身機能**　身体の生理的機能（心理的機能を含む）をさす。

③**身体構造**　器官・肢体とその構成部分などの身体の解剖学的部分をさす。

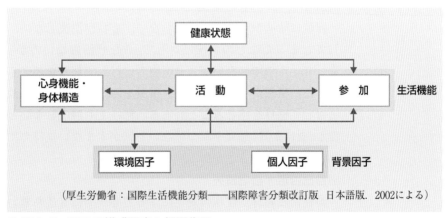

（厚生労働省：国際生活機能分類——国際障害分類改訂版 日本語版. 2002による）

◆ **図 2-2　ICF の構成要素と相互作用**

1）IADL：instrumental activities of daily living の略。
2）ICF：International Classification of Functioning, Disability and Health の略。
3）ICD：International Classification of Diseases の略。
4）ICIDH：International Classification of Impairments, Disabilities and Handicaps の略。

④**活動**　課題や行為の個人による遂行をさし，「している行動」と「できる行動」がある。

⑤**参加**　生活・人生場面へのかかわりをさす。

⑥**環境因子**　人々が生活し，人生を送っている物的な環境や社会的環境，人々の社会的な態度による環境を構成する因子をさす。

⑦**個人因子**　個人の人生や生活の特別な背景であり，健康状態や健康状況以外のその人の特徴からなる。性別，人種，年齢，その他の健康状態，体力，ライフスタイル，習慣，成育歴，困難への対処方法，社会的背景，教育歴，職業，過去と現在の経験(過去や現在の人生のできごと)，全体的な行動様式，性格，個人の心理的資質，その他の特質などが含まれる。

❷ 回復期・リハビリテーション期の患者の心理

回復が長引いたり，長期間のリハビリテーションを行わなければならない場合は，回復に向かっている時期にもかかわらず，不安になったり，いらだったりして，**不安定な心理状態**になりやすい。一方，短期間で順調に回復すれば，ほとんどみられない感情もある。

■1 身体機能の低下・自覚症状への不安

回復期の経過に時間を要し，症状が持続することがある。たとえば，かぜをひいて高熱や咽頭痛は消失したものの，1か月たっても咳が出ることがある。長引く症状に，もしかすると肺炎ではないか，喘息が誘発されるのではないかと不安になる。また，人工膝関節置換術を行った場合，術後のリハビリテーションは数年にも及ぶことがあり，いつまで続くのか，完治するのか**不安**に感じることがある。

■2 怒り

回復に時間がかかる，完治しない，症状が消失しない，麻痺や外見が変化してしまったなどの状況に対して，「なぜ治らないのか」「診断や治療が間違っているのではないか」と医療者に対して**怒り**を感じることがある。

また，事故が原因の場合は，事故をおこした相手や事故にあった自分自身に対して**怒り**を感じることもある。怒っても解決しないとわかっていても，誰か(なにか)に怒りをぶつけないと気がすまない気持ちになり，医療者や家族に暴言を吐くことがある。

■3 自己否定・自信喪失

慢性期と同様，症状の安定に伴って心理的にも落ち着いてくるが，自分のおかれた状況を見直し，焦燥感・疎外感や**自己否定・自信喪失**に陥りやすい。急性期には食事も歩行もできなかった患者が，食事が開始になり1人でトイレに行けるようになったとしても，「以前はもっといろいろなことができていた」と健康なころの自分と比較し，なにもできるようになっていないと自己否定することがある。

4 悲しみ・孤独感・抑うつ

慢性期と同様，「なぜ自分が」という思いや障害があることで自分の価値が失われたような思いにとらわれ，**悲しみ**を感じ，落ち込むことがある。

5 面倒・負担感

回復期・リハビリテーション期は生活習慣の見直しについて説明を受ける時期である。想像以上に与薬や通院，リハビリテーションが必要であったり，生活習慣を改善すべきことが多岐（たき）にわたる場合は，**面倒**だと思ったり**負担**に感じたりする。

6 絶望感

慢性期と同様，完全に健康な状態ではなく，これまでと同じように生活ができないことに対するあせりやいらだちから，**絶望感**が生じる。障害の程度も影響するが，これまでと同じ状態になることを強く望むほど，絶望感は大きくなる。たとえばピアニストが交通事故にあい，上肢に障害が残ったため，いままでのようにはピアノがひけなくなってしまったときの絶望感ははかりしれない。

7 再発の不安・死へのおそれ

慢性期と同様，**再発**への不安，**死**へのおそれを感じることがある。たとえば脳血管障害，心筋梗塞，喘息などは，発症・再発時の急性期のあと，回復期・リハビリテーション期を経て慢性期に入る慢性疾患であるため，慢性期以上に回復期・リハビリテーション期には再発の不安や死へのおそれが大きいこともある。医療者は1つの可能性として再発について説明するが，患者にとってはいつ訪れるかわからない再発の不安が重くのしかかってくる。

8 回復の自覚

症状（麻痺・言語障害・頭痛・吐きけなど）が軽減することにより，**回復**を自覚できる。疾患の発症や受傷によりできなくなったことができるようになり，日常生活を自立して行えるようになることは，健康だったときには感じられなかった喜びである。また，家族や周囲の人が回復を喜んでくれることが回復の自覚を促す。

9 あきらめ・納得・決意・新しい価値観

長期間を要する回復期やリハビリテーション期は，障害を受容し，生活の変更を受け入れていく時期でもある。その気持ちはあきらめでもあり，納得でもある。また，リハビリテーションを行いながら闘病生活を続ける**決意**でもあり，自分にできることを探しながら**新しい自分の価値**を獲得する時期でもある。このようなプロセスは安易にたどれるものではないが，たとえば事故で脊髄損傷になった人がスポーツを生きがいにすることがあるように，失ったからこそ得たものがあるという価値の転換が行われることもある。

③ 回復期・リハビリテーション期の患者の看護の実際

　　回復期・リハビリテーション期は，身体の回復よりも気持ちが先行しやすい時期である。そのため，無理をしたり葛藤が生じたりしやすい。看護師はこのような状況を理解して，患者にかかわる必要がある。効率的に健康状態を取り戻すことができるように援助することが回復期・リハビリテーション期の目標である。

① ADL の援助

　　患者が 1 人ではできない ADL や 1 人で行うと危険を伴う ADL を援助するが，回復に合わせて援助する量を減らしていく。そのため，患者の状態を適切に判断することが求められる。

② 心理面の援助

　　患者は回復を実感できず不安やいらだちを感じたり，障害を受容できず希望をもちつづけたり，目標を見失ってやる気を失ったりする。看護師は，目標や計画を再確認したり，同じ障害をもつ人の患者会や家族会などの社会資源を紹介したりする。

③ 個別性への対応

　　慢性期と同様，回復期・リハビリテーション期の心理状態は一様ではない。たとえば，建築現場で働く 50 代の非正規雇用の人が交通事故にあい，障害が残ったため，これまでの職場では働けなくなった。解雇されて社員寮（りょう）を出なければならないが，貯蓄（ちょちく）がなく身寄りもいない。退院後の生活が心配でリハビリテーションに真剣に取り組めないという場合もある。

　　リハビリテーションにより機能が回復しさえすれば，明るい未来が開ける人ばかりではない。先に退院後の住まいや経済的な問題を解決しておかないと，安心して治療に取り組めないこともある。このような患者に対して，リハビリテーションへの意欲がないと決めつけるのは間違いである。患者の**社会的な背景**を理解したうえで，回復期・リハビリテーション期を支援する必要がある。

④ 家族へのケア

　　家族が患者の回復やリハビリテーションの効果を認め，喜ぶことが患者の励みになり，家族のためにがんばろうという気持ちになる。医療者は患者を励ますとともに，家族を支えることで間接的に患者を支えることにもなる。

　　家族も患者の回復について不安に感じている。患者以上に家族が患者の障害を受け入れられない場合もある。脳梗塞後の歩行困難やコミュニケーショ

ン困難，流涎(よだれ)や失禁などにとまどい，周囲や近所の目を気にして，発症前の姿に戻らなければ家に連れて帰れないと主張する家族もいる。家族の状況やキーパーソンの心身の状態を確認しながら，家族の負担を軽減するため，必要であれば社会資源の利用を検討する。

　また，家族に患者の状態を説明したりリハビリテーションの様子を見てもらったりして，患者の目標を共有する。自宅を訪問して早めに退院の準備を進めることは，家族が患者を受け入れる準備にもなる。

D 終末期の患者の看護

1 終末期の特徴

　終末期は生命が終わりに近づきつつある時期であり，心身の機能が徐々に低下して死にいたる。治療途中で急変して亡くなることもあるため，死を迎える前に必ず終末期を経過するわけではない。

　死の直前には意識不明となるが，その期間には幅があり，死の数時間前まで意識が明瞭なこともあれば，数か月にわたって意識不明のこともある。

2 終末期を迎える場所

　死亡場所は1951(昭和26)年に自宅が82.5%を占め，病院は9.1%であったが，1977(昭和52)年に逆転し，2019(令和元)年には自宅が13.6%，病院が71.3%となった(図2-3)。一方，終末期医療に関する調査[1]では，末期がんの場合に自宅で医療・療養を受けたいと回答した者(5割程度)が最も多かった(図2-4)。さらに，自宅で医療・療養を受けたいと回答した者は，いずれの疾患(末期がん，重度の心臓病，認知症)であっても，自宅で最期を迎えたいと回答した者(6~7割程度)が最も多かった(図2-5)。このことから，患者の希望する死亡場所と実際の死亡場所には大きな隔たりがあることが推察される。

　また，どこで最期を迎えたいかを考える際に重要だと思うことについて，家族等の負担にならないことが73.3%と最も高く，からだや心の苦痛なく過ごせること(57.1%)，自分らしくいられること(46.6%)を大きく上まわった。在宅で終末期を迎えることを望む患者がそれを実現できるかどうかは，家族との関係や家族の意向，家族の介護力など家族の影響が大きいため，家族への支援が重要である。

1) 厚生労働省：平成29年度人生の最終段階における医療に関する意識調査. 2018.

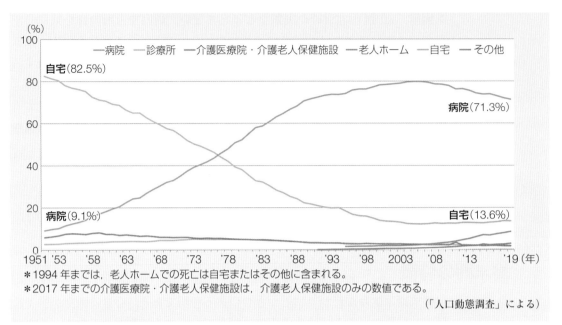

＊1994年までは，老人ホームでの死亡は自宅またはその他に含まれる。
＊2017年までの介護医療院・介護老人保健施設は，介護老人保健施設のみの数値である。

（「人口動態調査」による）

◐ 図2-3　死亡場所の推移

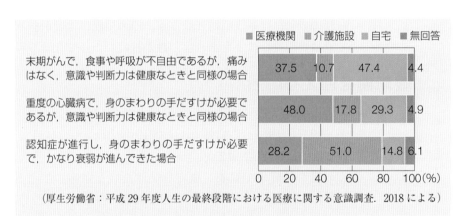

（厚生労働省：平成29年度人生の最終段階における医療に関する意識調査. 2018による）

◐ 図2-4　人生の最終段階に医療・療養を受けたい場所

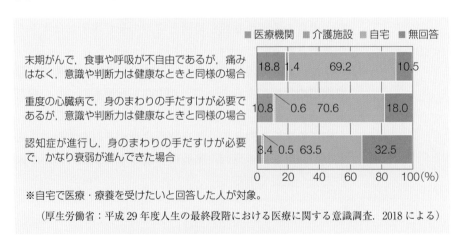

※自宅で医療・療養を受けたいと回答した人が対象。

（厚生労働省：平成29年度人生の最終段階における医療に関する意識調査. 2018による）

◐ 図2-5　人生の最終段階に最期を迎えたい場所

3 全人的ケア

シシリー=ソンダースは，終末期の患者が感じる苦痛について，①**身体的苦痛**，②**精神的苦痛**，③**社会的苦痛**，④**霊的苦痛（スピリチュアルペイン）**が混在する**全人的苦痛（トータルペイン）**という概念を提唱した。全人的苦痛に対応する**全人的ケア**には，①**身体的ケア**，②**精神的ケア**，③**社会的ケア**，④**霊的ケア**の4つがあり，それぞれのケアは影響し合っている。

1 身体的ケア

終末期になると全身の機能が低下して，さまざまな症状を呈する。

1 運動機能低下・倦怠感

徐々に運動機能が低下し，**倦怠感**が強くなる。少しの体動にも時間がかかり，自分の思うように身体を動かせなくなっていく。体位変換・移乗・移動・食事・排泄・清潔・整容動作などのあらゆるADLを自立して行うことができなくなる。快適な環境を自身で調整できなくなるため，温度・湿度，換気，明るさ，音，枕の位置やふとんの掛け外しなど，患者の要望を確認しながら細かいことにも配慮する必要がある。

2 痛み

臥床時間が長くなることによる身体の痛みのほか，たとえばがん患者ではがんによる痛みを伴うことがある。看護師は，医師の指示による鎮痛薬の持続的投与や頓用の管理を行う。鎮痛薬は痛みに耐えられなくなったら使用するのではなく，痛みが出現しないように使用される。

安楽な体位，好みの音楽，温罨法や足浴・手浴，清潔ケア，マッサージなどにより痛みが緩和されることもある。また，死への恐怖や不安などの気持ちを静かに聴いて精神的な緊張をほぐすことが身体をリラックスさせ，痛みを軽減する一助となることもある。

3 バイタルサインの変化

高熱と低体温を繰り返し発汗する，脈拍数が急激に増加したり減少したりする，浅く促迫した呼吸になったり下顎呼吸になったりする，血圧が低下する，手足に冷感がみられるなど，さまざまな変化がおこる。バイタルサインを観察し，変動の様子を確認する。発汗がみられるときは，下着・衣類やシーツなどを交換し，清潔を保つ。

4 呼吸困難

息苦しさはとくに死の恐怖に直結する症状であるため，呼吸しやすい姿勢をとったり，寝衣や掛け物の圧迫を除去したりして安心させる。痰が貯留しているときは吸引し，医師の指示により酸素吸入を行う。

5 食欲不振

終末期の食欲不振は避けられないため，食事を無理にすすめる必要はない。

家族の協力が得られる場合は好きなものを用意してもらい，少量でも食べたいときに食べられるように準備する。口渇には少量の水分摂取や含嗽，湿らせた綿棒，氷片，飴などで対応する。

飲食の減少や唾液腺の機能低下により唾液の分泌量が減少し，口腔内が乾燥し汚染される。口臭・舌苔・口内炎・味覚障害などにより食欲不振が増強するため，含嗽や歯みがきなど患者に可能な方法で口腔内を清潔に保つ。

6 便秘

食事や水分摂取量の減少，運動不足，薬剤の副作用などにより腸の蠕動運動が停滞し，便秘になりやすい。腹部・背部温罨法や腹部マッサージにより腸の蠕動運動を促すとともに，医師の指示に従い下剤や浣腸を使用する。便秘は不快な症状であり，下剤や浣腸を使った排便は苦痛を伴うだけではなく，排泄の処理に体力を消耗する。便秘を予防するため，日常のケアのなかに腹部・背部温罨法や腹部マッサージを取り入れる。

7 失禁

終末期になると，倦怠感や全身の脱力により体動が苦痛となるため，病棟や病室のトイレ使用から，ベッドサイドでのポータブルトイレ，ベッド上での排泄へ移行していく。尿意・便意があれば尿器・便器を用いてベッド上での排泄が可能であるが，徐々に肛門括約筋や膀胱括約筋を調整できなくなり失禁する。

排尿については，尿閉塞への対応や排泄動作に伴う苦痛を緩和するために尿道留置カテーテルを使用することもあるが，尿路感染症をおこす危険がある。おむつの着用や排泄の援助をいやがる患者もいるため，全身状態を確認しながら，本人の苦痛が最も少ない方法を選択する。また，最初はおむつを拒否していても，倦怠感や体動のつらさからおむつの着用を要望することもあるため，排泄の方法を日々検討する。

いずれの排泄方法であっても，陰部・肛門部，下着・寝衣やシーツ類の清潔・乾燥を保ち，気持ちよく過ごせるようにする。

8 浮腫

多臓器不全や低栄養，低タンパク，薬剤の副作用などにより浮腫がおこりやすい。進行がんの場合は，リンパ浮腫や腹水・胸水貯留による浮腫がおこる。浮腫は四肢だけではなく体幹部にもみられる。痛み・しびれ・冷感を伴うことがあるが，痛みの増強のため触られることをいやがる患者もいる。皮膚が薄くなり傷つきやすいため，乾燥や刺激に注意する。ただし，浮腫により白癬症や皮膚剥離をおこさないように，手指や足指，腋窩などの接触部は乾燥させる。

9 褥瘡

低栄養，るい瘦の著明な患者では，ベッド上での上下・左右への水平移動に伴う摩擦や座面での摩擦などによる皮膚剥離や，仰臥位・側臥位・座位に

よる骨突出部への圧迫，シーツや寝衣のしわ，失禁による皮膚汚染などによって 褥瘡 をおこしやすくなる。体圧分散マットレスを用いたり体位変換を行ったりすることにより同一部位への圧迫を避け，皮膚の清潔を保つ。

⑩その他

ほかに，疾患や治療により発熱・咳嗽・喀痰・吐きけ・嘔吐・下痢などの症状がおこることがある。治療の指示を確認しながら，症状の軽減に努める。

② 精神的ケア

終末期の患者は身体症状の影響を受けるため，不安定な心理状態にある。身体症状が強い場合は生きる意欲が低下するが，身体症状が軽減してよく眠れたあとは前向きな気持ちになる場合もある。

不安定な気持ちにとまどい，どうしたらよいのかわからなくても，気持ちを表出する患者ばかりではない。強い訴えもなく静かに過ごしているようにみえても，夜になると涙を流していたり，急に攻撃的になったりすることもある。

①不眠

身体症状により睡眠のリズムが障害され，**不眠**になりやすい。不眠が身体症状や倦怠感を増強させる原因にもなるため，悪循環に陥る。眠ると目ざめないのではないかという死の恐怖が不眠の原因になっていることもあり，夜に１人で眠ることをこわがる患者もいる。

睡眠環境を調整したり，そばにいて入眠を見まもったりする。医師から処方された睡眠薬の内服を拒否する場合は，無理にはすすめない。日中のほうが安心して眠れる場合には，検温や検査の時間を変更したり，眠ったあと静かにカーテンを閉めたりするなど，短時間でも睡眠がとれるように配慮する。

②死へのおそれ・絶望感

終末期になると，身体機能の低下や自覚症状に対してこれまで以上に不安を感じ，**死**を予感する。病状や予後を説明されている場合は，より不安やおそれが強い。子どもは４歳くらいになると死を理解できるようになり，「死にたくない」と言う。

不安や恐怖の内容や感じ方は，年齢や経験，人生観などによって異なる。「最期はもっと苦しむのだろうか」「人生が終わってしまう」「やり残したことがたくさんある」などさまざまであり，**絶望感**として表現される場合もある。

③怒り

ときには「なぜ自分が死ななければならないのか」「治療が失敗したのではないか」「違う医療機関で治療していれば死なずにすんだのではないか」などの気持ちが**怒り**となって表出されることがある。

④悲しみ・孤独感・抑うつ

自分には未来がなく，死を待つだけの価値のない存在のように感じて，**悲**

しみがわきおこる。落ち込み，**抑うつ**状態になることもある。ときには自暴自棄（じぼう）（じき）になって「早く死にたい」と言うこともある。自分だけがこの世から去ることに**孤独**を感じ，誰も自分を理解してくれないし，誰も自分の気持ちは理解できないという思いをいだく。こうしておけばよかった，こういうことをやっておけばよかったと後悔の気持ちにさいなまれることもある。

　死を意識することは生を意識することであり，終末期の患者がいだく後悔の気持ちには生への執着とあきらめが混在している。単身者は，自分の死を悲しむ人がいないことをより強く悲しみ，孤独感を感じやすい。

⑤ あきらめ・納得・決意・新しい価値観

　死にたくないという思いをいだく一方で，誰でも死から逃れることはできないことを悟り，死を迎えることをあきらめ，納得し，死ぬまでにやるべきことをしておく決意をする人もいる。人生をふり返り，これまでに感じられなかった人生の**充実感**や**価値**を実感する人もいる。生まれてきたこと，生きてきたことに感謝し，周囲の人々に感謝やおわびの気持ちを伝えたいというおだやかな気持ちにいたることもある。自分が生きていたあかしを残すかのように，自分の人生の軌跡（きせき）を看護師に語る患者もいる。

⑥ 看護師のかかわり

　終末期の患者の心理状態を正しく理解することは容易ではない。患者の心理は複雑であり，揺れ動いている。すべてをおいて去っていく悲しみ・絶望感・孤独感はその人にしかわからない。だからこそ，わかったようなふりをせず，患者の話に耳を傾け，患者の気持ちを推察し，受けとめつづけるように努める。たとえ長く人生を生きたからといって，高齢者が一概に人生に満足しておだやかに亡くなるわけではない。死の受けとめ方は個々に異なることを忘れてはならない。

　キューブラ=ロスは，終末期の患者の死の受容段階を①**否認**，②**怒り**，③**取り引き**，④**抑うつ**，⑤**受容**の5段階に分類した。すべての人がこのとおりに進むわけではないが，患者がどの段階にいるのかを理解しようとすることが患者に適したケアにつながっていく。

　看護師は終末期の患者とうまくコミュニケーションがとれないと悩むかもしれない。しかし，うまくコミュニケーションをとりたいというのは看護師の立場からの要望であり，その評価として患者からの感謝や癒（いや）されたという反応を期待することになる。

　ただ黙って患者のそばにいることしかできないとしても，患者が生をまっとうできるように見まもりつづけることが看護師の役割である。

③ 社会的ケア

　年齢や立場によって違いはあるが，人は生きている限り社会生活を営み，家族のなかでの役割，社会での役割を果たしている。

　壮年期の患者は，仕事を失って家計を支えられないことや入院のための諸費用の支払いを心配する。また，社会的な立場を失い，人々から必要とされないという孤独感を味わう。結婚して親や子どもを養う立場の患者は，家族のなかでの役割を果たせないことを申しわけなく思い，自分の死後の家族の生活を心配する。必要に応じて，社会保障制度について情報提供する。

　人は社会のなかで生き，**その人らしさ**がはぐくまれる。そのため，**社会的な存在**としての死は，自分が何者であるかを喪失することであり，最も明確に実感される喪失感である。このような心情を理解することが社会的ケアの基本である。

④ 霊的ケア

　身体・心理・社会的側面以外に，人には**霊的（スピリチュアル）な側面**がある。WHO憲章では「健康とは，病気でないとか，弱っていないということではなく，肉体的にも，精神的にも，そして社会的にも，すべてが満たされた状態にあること」とされているが，1998（平成10）年に，人間の尊厳の確保や生活の質を考えるために必要で本質的なものであるという観点から，スピリチュアルという言葉を付加することが提案された。

　霊的な側面の苦痛を**スピリチュアルペイン**といい，身体的・心理的・社会的苦痛とともに，全人的な苦痛を形成するものと位置づけられている。霊的な苦痛は，「自己の存在と意味の消滅」から生じる苦痛と定義されている[1]。時間性・関係性・自律性の観点から，①将来を失うことで現在を生きる気力を失う，②他者との関係性を失うことで自己存在の意味を喪失する，③役にたたず生きている価値がないという自立・自律性を失うことで依存的な自分を否定するという3つをとらえている。

　霊的な苦痛とは，身体・心理・社会的側面をすべて含み，死という危機的な状況における**自己の存在価値**への問いといえる。その苦痛は他人に癒せるものではない。患者が自分自身と向き合うことでしか癒されないものである。看護師にできることは，患者が自身の心の声に耳を傾け言語化できるように，傾聴することだけである。これまでの生き方，自分の価値，家族や友人との関係をふり返る患者の言葉に耳を傾け，伝えようとしていることを受けとめる。それにより，現在は生きるために他者に頼らざるをえなくても，自己決定によって自律性は保たれている，と価値観の転換をはかることが可能となる。

1）村田久行：臨床に活かすスピリチュアルケアの実際(2)スピリチュアルペインをキャッチする．ターミナルケア12(5)：420-424, 2002.

4 終末期の患者の看護の実際

1 日常生活のケア

患者が亡くなるまで，体位変換・食事・排泄・清潔・整容動作・環境整備などの日常生活のケアを継続して行う。

2 家族へのケア

家族が患者の死を前にして感じる悲嘆を**予期的悲嘆**といい，患者の家族もまた，悲しみ・怒り・孤独・自己否定・後悔・不安・おそれを感じている。家族は患者の前で悲しむ顔を見せないように無理をしていることがある。家族にとっても終末期は患者の死を覚悟し，受け入れるための準備期間であるため，看護師は家族の心理過程にも寄り添っていく。

また家族は，患者のつらそうな様子を見ることに苦痛を感じる。食事がとれない，意識がはっきりしない，苦しそうに呼吸している，喘鳴が聞こえる，眉間にしわを寄せている，うなり声をあげているなど，いままでに見たことがないような姿は，家族にとっては衝撃である。近年，核家族化や単身世帯の増加により，家族の死を看取る機会が少なくなった。死はタブー視され，日常生活の外にあるものとして位置づけられているため，看取りをするのがこわいという家族もいる。家族の気持ちを理解しつつ，患者の状態を受け入れられるように説明し，家族の疑問や心配にこたえるように努める。

家族が患者のやせ細った身体に触れることをこわがって，手を握ったり足をさすったりすることさえ躊躇することもある。家族がなにかしてあげたいと思っているのであれば，体位変換・清拭・洗髪・手浴・足浴・口腔ケアなどを一緒に行い，患者の身体に触れることで，こわいという気持ちを軽減させることができる。

残念ながら，患者の死を見まもり，心から悼む家族ばかりではない。財産や過去のいざこざから，患者が亡くなっても会いにこない家族もいる。しかし，仲のわるい家族であっても，亡くなって時間がたつと悲しみがわいてくることもある。さまざまな家族がいることを理解しておく必要がある。

3 社会資源の活用

終末期を支える社会資源には，病院では医療相談室・緩和ケア病棟，在宅では在宅療養支援診療所・調剤薬局・訪問看護ステーション・訪問介護事業所などがある。これらの場所では，医師・看護師・薬剤師・介護福祉士などが対応する。傾聴ボランティアや宗教家のように，医療福祉職以外の社会資源もある。

④ 緩和ケア

　　緩和ケアとは，苦痛をやわらげることを目的に行われるケアである。WHO では 2002(平成 14)年に「緩和ケアとは，生命をおびやかす疾患による問題に直面している患者とその家族に対して，痛みやその他の身体的問題，心理社会的問題，スピリチュアルな問題を早期に発見し，的確なアセスメントと対処(治療・処置)を行うことによって，苦しみを予防し，やわらげることで，QOL[1]を改善するアプローチである」と定義している。

　　終末期だけではなく，がんなどの疾患であると**診断されたとき**から，患者の状況に応じて身体症状の緩和や精神心理的な問題への援助が必要であり，治療と同時に行われることが求められている。緩和ケア病棟での専門的なケアに限定されているわけではなく，外来や病棟，在宅でも行われるべきケアである。

⑤ 死亡診断・死亡診断書

　　死亡時には，医師が，①**呼吸停止**，②**心拍停止**，③**瞳孔散大・対光反射の消失**の三徴候を確認し，**死亡宣告**をする。医師は死亡時間を確認し，死亡診断書を作成する。死亡診断書は遺体を搬送するために必要である。

　　また，遺体を火葬するためには市区町村に死亡診断書と死亡届を提出する。届出ができるのは，死亡地，死亡者の本籍地，届人の所在地の市区町村の役所である。届出は原則として「死亡を知った日から 7 日以内(国外で死亡したときは，その事実を知った日から 3 か月以内)」と定められているが，通常はそれまでに葬儀と火葬を行うため，火葬までに手続きを行う。死亡届が受理されると，火葬(または埋葬)許可証が発行される。この書類がないと火葬(または埋葬)できない。これらの手続きは葬儀社が代行することが多い。

⑤ 死後の処置(エンゼルケア)

　　患者が亡くなったあとは，装着していた酸素マスク，モニタ，点滴などを外し，排泄物や血液などをふきとり，しばらく患者と家族だけの時間を設ける。家族が放置されていると感じないように様子を見ながら，全身清拭を行うことを伝える。家族にとってはまだあたたかい患者の身体に触れる最後の機会になるため，宗教や慣習上の要望を聞きながら，家族も一緒に死後の処置(**エンゼルケア**)が行えるようにする。

　　エンゼルケアは，患者との別れの最初の儀式であり，患者を失ったことを受け入れるための行為でもある。患者の闘病の労をねぎらい，患者について家族と話をしながら行う。家族が患者の死を受け入れられず，取り乱してい

---

1) QOL：quality of life の略。

たり，こわがっていたりする場合には強制せず，見ていてもらうか，廊下で待っていてもらうこともある。

E 各疾患の経過例

前項目までは各経過について記述したが，本項目ではいくつかの疾患を例にとり，発症からどのような経過をたどるのかみていく。なお，各疾患の経過は一例にすぎず，さまざまな経過がありうる。

1 胃がん

◯図2-6 は，胃がんの「発症」から「健康維持・健康回復」までの過程の一例である。発症したときはさまざまな症状が出現しており，手術の侵襲により**急性期**が続く。手術後はダンピング症候群[1]，貧血，逆流性食道炎など胃を切除したことによる新たな症状が出現する。手術後は体重が減少することが多く，**回復期**を経て**慢性期**に入るまでに数か月から数年を要することもある。再発予防に努めながら，**慢性期**のなかで健康維持・健康回復の状態を維持していく。

2 脳梗塞

◯図2-7 は，脳梗塞の「発症」から「健康維持・健康回復」までの過程の一例である。発症から悪化・不安定までは**急性期**であり，症状が最も強く，再梗塞をおこす危険性のある時期である。**回復期・リハビリテーション期**に入ると症状は徐々に軽減し，回復・安定する。**慢性期**に入ると症状の目だった改善はないが安定し，その人にとっての健康回復の状態となる。脳梗塞は食生活や運動習慣などの日常生活が原因となることが指摘されているため，健康回復の目標の1つは生活習慣の改善による再発予防である。

障害は発症時から出現し，リハビリテーションにより改善する可能性があるが，完全に発症前の機能まで回復しないことが少なくない。前項の胃がんと同様に，再発予防に努めながら，**慢性期**のなかで健康維持・健康回復の状態をたどる。

3 糖尿病

◯図2-8 は，糖尿病の「発症」から「悪化・不安定」までの経過の一例である。糖尿病は生活習慣の影響を受けながら，自覚症状がないまま徐々に進行する疾患であり，健康診断で指摘されたり自覚症状が出現したりするま

1）ダンピング症候群：胃切除術後の食後におこる腹部症状と全身症状をいう。

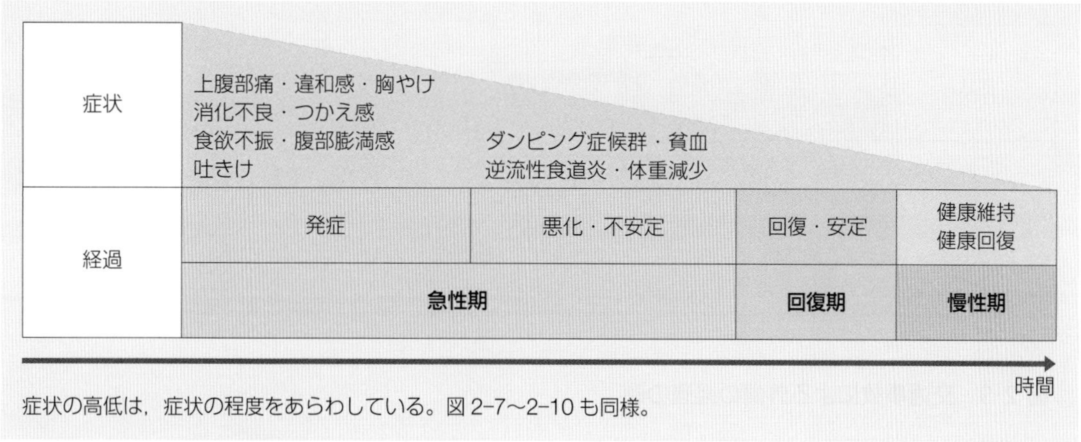

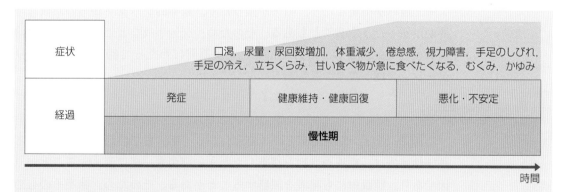

		症状		上腹部痛・違和感・胸やけ 消化不良・つかえ感 食欲不振・腹部膨満感 吐きけ	ダンピング症候群・貧血 逆流性食道炎・体重減少		

図 2-6 の表は上記と別に:

図 2-6（胃がんの経過の例）の表

症状	上腹部痛・違和感・胸やけ / 消化不良・つかえ感 / 食欲不振・腹部膨満感 / 吐きけ	ダンピング症候群・貧血 / 逆流性食道炎・体重減少		
経過	発症	悪化・不安定	回復・安定	健康維持 健康回復
	急性期		回復期	慢性期

症状の高低は，症状の程度をあらわしている。図 2-7〜2-10 も同様。

◯ 図 2-6　胃がんの経過の例

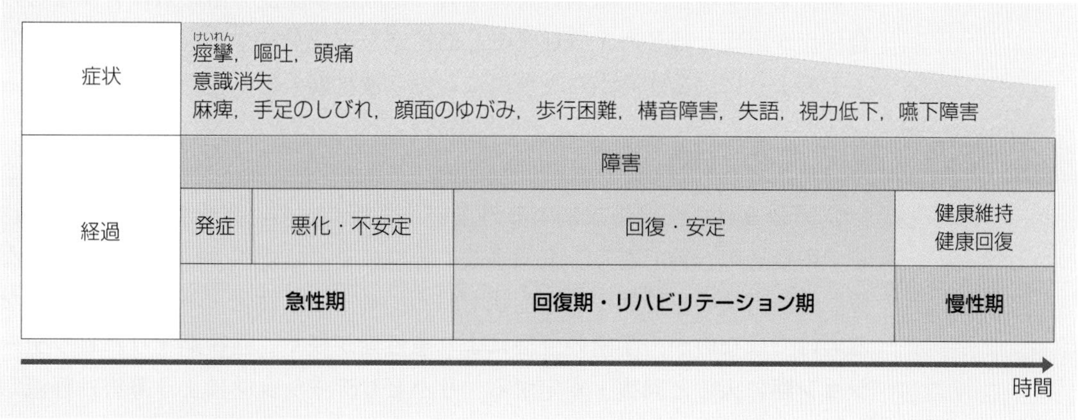

図 2-7（脳梗塞の経過の例）の表

症状	痙攣，嘔吐，頭痛 / 意識消失 / 麻痺，手足のしびれ，顔面のゆがみ，歩行困難，構音障害，失語，視力低下，嚥下障害			
	障害			
経過	発症	悪化・不安定	回復・安定	健康維持 健康回復
	急性期		回復期・リハビリテーション期	慢性期

◯ 図 2-7　脳梗塞の経過の例

図 2-8（糖尿病の経過の例）の表

症状	口渇，尿量・尿回数増加，体重減少，倦怠感，視力障害，手足のしびれ，手足の冷え，立ちくらみ，甘い食べ物が急に食べたくなる，むくみ，かゆみ		
経過	発症	健康維持・健康回復	悪化・不安定
	慢性期		

◯ 図 2-8　糖尿病の経過の例

での期間には個人差がある。発症から**慢性期**の状況であり，運動療法や食事療法，禁煙，ストレスコーピング（ストレスへの対処）などにより血糖値がコントロールされれば，**慢性期**のまま経過する。しかし，かぜや過労などによ

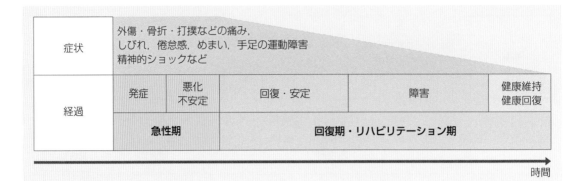

症状	外傷・骨折・打撲などの痛み，しびれ，倦怠感，めまい，手足の運動障害精神的ショックなど				
経過	発症	悪化不安定	回復・安定	障害	健康維持健康回復
	急性期		回復期・リハビリテーション期		

→時間

○図2-9　交通事故による外傷の経過の例

り急激に悪化することもある。また，血糖値のコントロールが行われない状態が長期化すると，糖尿病性神経障害・糖尿病網膜症・糖尿病性腎症などの合併症が出現しはじめ，脳梗塞や心筋梗塞などを発症する危険が高まる。

このように，発症時から長期間にわたり**慢性期**のまま経過する疾患もある。

4 交通事故による外傷

→図2-9は，交通事故による外傷の「発症」から「健康維持・健康回復」までの経過の一例である。交通事故の程度によって症状の種類や強さは異なる。受傷直後の**急性期**が最も症状が強く，必ずしも悪化・不安定な状態になるわけではないが，手術の侵襲により**急性期**が続く。**回復期・リハビリテーション期**に入ると回復・安定する。リハビリテーションにより障害は軽減し，徐々に健康維持・健康回復の状態となる。

しかし，身体的にはほぼ健康回復の状態でありながらも，気温や季節によって痛みが出現したり，障害が残ったり，精神的ショックからの回復に時間がかかったりすることもある。そのため，交通事故などでは，外傷が完治すれば健康回復というわけではなく，長期間にわたって**回復期・リハビリテーション期**が続くこともある。

5 誤嚥性肺炎

→図2-10は，誤嚥性肺炎の「発症」から「死」までの経過の一例である。誤嚥性肺炎は，唾液や食物を誤嚥したときに細菌も一緒に流入することが原因であり，睡眠中にも唾液を誤嚥することがある。そのため，肺炎そのものは改善しても再発しやすく，健康維持・健康回復の状態は**回復期**としてとらえられる。再発を繰り返すうちに耐性菌ができて抗菌薬がききにくくなるため治りにくくなり，悪化・不安定な状態のまま死を迎えることもある。

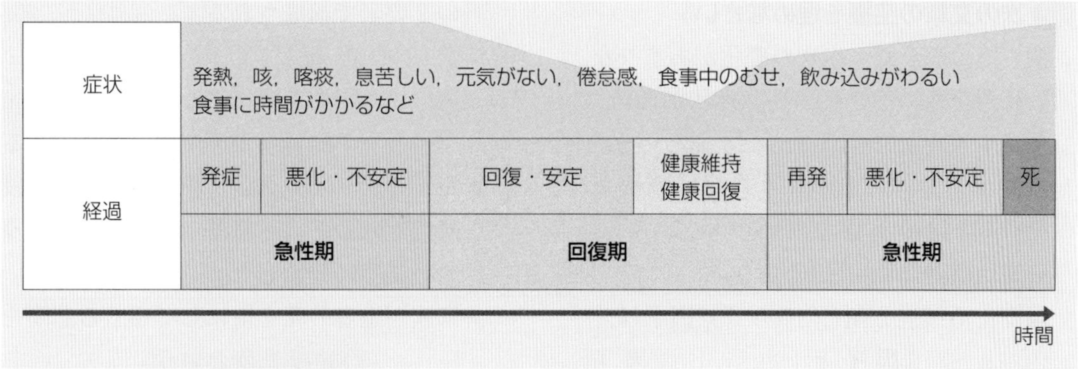

症状	発熱，咳，喀痰，息苦しい，元気がない，倦怠感，食事中のむせ，飲み込みがわるい 食事に時間がかかるなど						
経過	発症	悪化・不安定	回復・安定	健康維持 健康回復	再発	悪化・不安定	死
	急性期		**回復期**		**急性期**		

→ 時間

◆ **図 2-10　誤嚥性肺炎の経過の例**

まとめ

• 急性期は，救命と症状改善が最も優先される。患者は急激な発症や持病の悪化などにより死を意識してパニックに陥ることもある。バイタルサインを観察し，救命と症状改善のために必要なケアを迅速かつ的確に実施する。

• 慢性期は，疾患が完治せずにゆるやかに経過している時期であり，長期にわたる闘病生活となりうる。患者のセルフケアを促し，よりよい状態を維持できるように支援する。

• 回復・リハビリテーション期は，健康を取り戻しつつある時期であり，回復の程度に合わせて ADL を援助する。患者は症状が持続する，障害が残る，外見が変化するなどの状況に応じて不安やいらだちなどをいだくことがあるため，心理面でも援助する。

• 1980 年に発表された国際障害分類（ICIDH）は障害というマイナス面に視点がおかれていたが，2001 年に採択された国際生活機能分類（ICF）は生活機能というプラス面に視点が転換された。

• 終末期は，生命が終わりに近づきつつある時期であり，患者はさまざまな苦痛を感じる。全人的ケアの観点から患者の苦痛緩和に努め，家族にも寄り添っていく。

• 緩和ケアは，終末期だけではなく，診断時から治療と同時に行われることが望ましい。

• 死の三徴候は，①呼吸停止，②心拍停止，③瞳孔散大・対光反射の消失である。

復習問題

❶〔　〕内の正しい語に丸をつけなさい。

▶早期発見・早期治療により疾患が重症化しないように行われる検査・治療は，〔①一次・二次・三次〕予防である。

▶手術直後は〔②急性・慢性〕期の状況にあるといえる。

▶国際生活機能分類（ICF）の生活機能は，心身機能・身体構造，〔③活動・能力障害〕，〔④参加・社会的不利〕の 3 要素で構成される。

▶痛みはなく意識や判断力が健康なときと同様である末期がん患者が希望する療養場所で最も多いのは，〔⑤病院・介護施設・自宅〕である。

▶現代日本の死亡場所で最も多いのは，〔⑥病院・介護施設・自宅〕である。

❷ **次の文章の空欄を埋めなさい。**

▶慢性期のなかで，症状の変化があまりない時期を〔①　　　　〕期，症状が再発・悪化する時期を〔②　　　　〕期という。

▶日常生活動作（ADL）より複雑で高次な動作（買物や洗濯など）を〔③　　　　〕日常生活動作（IADL）という。

▶国際生活機能分類（ICF）の背景因子は，〔④　　　　〕因子と〔⑤　　　　〕因子

の2要素で構成される。

▶全人的苦痛は，〔⑥　　　　〕的苦痛・〔⑦　　　　〕的苦痛・〔⑧　　　　〕的苦痛・〔⑨　　　　〕的苦痛が混在する概念である。

▶キューブラ＝ロスは，患者の死の受容段階を〔⑩　　　　〕・怒り・取り引き・抑うつ・受容に分類した。

▶家族が患者の死を前にして感じる悲嘆を，〔⑪　　　　〕悲嘆という。

第3章 さまざまな場における看護

地域医療● 　住民や患者が安心して日常生活を過ごすことができるように，地域の実情に合わせた医療の提供を通して地域社会を形成する活動を**地域医療**という。地域医療には，病院・診療所で医療を受ける**入院医療**と**外来医療**，自宅や施設で医療を受ける**在宅医療**が包含される。これらは相互に関係しながら地域医療を担っている（→図 3-1）。

　　特定の疾患や臓器を対象として高度な医療を提供する専門医療に対して，地域医療は総合的な医療，身近な医療として位置づけられることもある。

地域包括ケア● 　少子高齢化を背景に，2025 年を目途に，重度な要介護状態となっても住
システム み慣れた地域で自分らしい暮らしを人生の最後まで続けることができるよう，住まい・医療・介護・予防・生活支援が一体的に提供される**地域包括ケアシステム**の構築を市町村・都道府県ごとに実施している。

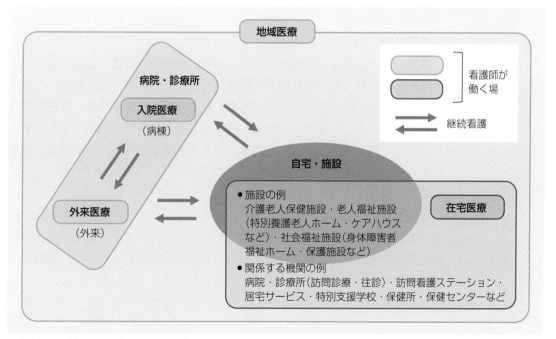

◆ 図 3-1　地域医療と看護師が働く場

看護師が働く場●　2018（平成 30）年現在，看護師・保健師・助産師・准看護師の就業者数は約 161 万人であり，おもな勤務場所は看護師が病院 70.9%・診療所 12.8%，保健師が市町村 56.0%・保健所 15.3%，助産師が病院 62.9%・診療所 22.1%，准看護師が病院 38.2%・診療所 32.2% である[1]。介護老人保健施設・社会福祉施設・訪問看護ステーション・居宅サービス事業所などに勤務する看護師・准看護師は増加傾向にあり，看護師が働く場は地域全体に広がっている。

看護師の役割●　看護師が働く場はさまざまであるが，どのような場においても看護は**日常生活の援助**と**診療の補助**を行うことを基本としている。

Ａ　外来医療における看護

1 外来医療の特徴

1 外来の種類

外来には，①**一般外来**，②**専門外来**，③**看護外来**，④**救急外来**がある。

■1 一般外来

一般外来は，さまざまな診療科で構成されている。循環器内科，呼吸器内科，消化器内科，内分泌内科，リウマチ・膠原病内科，神経内科，心臓血管外科，呼吸器外科，消化器外科，整形外科，形成外科，脳神経外科，リハビリテーション科，産婦人科，泌尿器科，眼科，耳鼻咽喉科，皮膚科，精神科，小児科などがある。

■2 専門外来

専門外来は，特定の症状や疾患について，専門医が診察・治療する外来である。禁煙外来，もの忘れ外来，補聴器外来，不妊外来，漢方外来，ペースメーカー外来，肥満外来，めまい外来，肩こり外来，便秘外来，睡眠障害外来，息切れ外来，アルコール外来，糖尿病外来，頭痛外来，働く女性外来，腰痛外来，薄毛外来など，病院によってさまざまな名称と内容で開設されている。

■3 看護外来

看護外来は，医師が短時間で十分に説明できないことや生活上の個々の問題などについて時間をかけて話を聴き，患者の自己決定を尊重し，疾患の状態や個々の生活状況に合った自己管理の方法が選択できるように，他職種と連携しながら継続して看護を提供することを目的としている。

認定看護師や専門看護師が中心となり，フットケア外来，ストーマ外来，

1）厚生労働省：平成 30 年衛生行政報告例の概況. 2019.

失禁外来，遺伝診療科遺伝外来，糖尿病看護ケア外来，術前看護外来，慢性腎臓病サポート外来，リンパ浮腫外来，母乳・育児相談外来，乳がん看護外来，心不全看護外来などを開設している病院がある。

■4 救急外来

救急外来のある病院は，24時間救急車搬入を受け入れる体制を整えた病院，時間外の救急診療のみを行う病院，特定の日時のみ開設している病院などがある。

② 外来診療の流れ

外来診療は，受付，診察，検査，治療，薬剤の処方，次回の診察予約，会計という流れで行われる。診察前に検査する，診察時の医師の指示により検査する，診察を受けず検査のみ実施することもある。外来での治療は，薬物療法，手術，透析療法，放射線療法，リハビリテーションなどがある。治療方法により所要時間は異なり，1日がかりで治療を受けることもある。

外来看護師は，ぐあいのわるそうな患者の診察の順序に配慮したり，診察前にバイタルサインを測定したりする。また，感染症が疑われる患者をほかの患者から隔離するなどの配慮を行う。

③ 外来を受診する患者の目的

はじめて外来を訪れる人は，なんらかの症状や異常を自覚している，周囲から異常を指摘された，ほかの医療機関を受診して専門病院での検査・診断・治療をすすめられた，健康診断で異常を指摘されたなど，それぞれ受診の理由や検査・診断・治療の目的をもっている。通院中の患者は，検査結果や今後の治療について詳しい説明を聞く，慢性疾患の定期受診，退院後の経過観察のための定期受診などを目的としている。

外来を受診することによって，症状の消失や軽減，知識の獲得などの目的を達成できることもあるが，生活のなかで徐々に症状が消失・軽減したり，健康回復・治療継続・行動獲得などの目的を達成していく場合もある（→図3-2）。

② 外来患者の看護の実際

① 患者と医師のコミュニケーションの仲介

外来では，医師は多数の患者を限られた時間で診察しなければならないため，あわただしい雰囲気のなかで患者は緊張して伝えたいことがうまく言えない場合がある。看護師は患者が外来を受診した目的を把握し，目的が達成されるように医師と患者のやりとりを支援して，患者が満足して帰れるようにする。症状の消失・軽減，健康回復などに時間を要する場合は目安を伝え

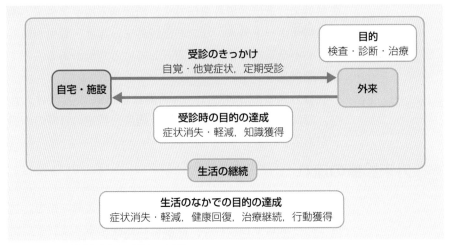

● 図3-2　外来医療を受ける目的

る。また，患者が医師の説明を理解して正しく治療を継続し，日常生活を継続しながら必要な行動を獲得できるように，行動の要点や注意することを説明する。

　外来で疾患名を告げられ，治療法を選択しなければならない患者もいる。外来看護師は，患者の理解や心理状態を把握し，患者自身が納得できるように，医師と患者のコミュニケーションを仲介する。

② 外来看護師の役割

　外来は病院にかかわる入口であり，外来の体制や雰囲気，外来スタッフの言葉づかいや態度などの接遇が病院全体を印象づける。外来では，看護師が患者を観察すると同時に，看護師もまた多くの患者から観察されている。

　外来看護は，患者が外来を訪れたときだけの「点」でのかかわりであるが，次の外来受診までの間，患者が地域で暮らしながら療養し，社会生活を継続できるように支援することが外来看護師の役割である。

■ 患者の呼名

　近年は，個人情報保護の観点から，番号で患者を診察室に呼び入れることがある。しかし，同姓同名や番号の聞き間違いによる患者の取り違えもおこりうることから，患者が診察室に入ったら自分で氏名を言ってもらい，本人であることを確認する。

② 検査・治療の説明

　外来看護師は，検査・治療前に伴う飲食の制限や内服薬について事前に説明する。検査・治療が長時間になる場合は，その間の食事・排泄・行動について説明したり介助したりする。検査・治療後は，生活上の注意点のほか，異常の観察や対処法について説明する。検査や治療ごとにパンフレットを用意したり，イメージ映像を作成したりして，患者の理解を促す。

3 診察・検査・治療の補助

　診察時に脱衣が必要な場合は，カーテンを閉めてプライバシーの保護に努め，必要に応じて着脱を介助する。

　医療機器の開発，外科技術や麻酔法の進歩により，以前は入院して行われていた検査や治療が外来で行われるようになってきた。カテーテル検査や内視鏡検査は外来で行われ，さまざまな疾患に対して日帰り手術が行われるようになった。抗がん薬の化学療法も外来で行われるようになり，家庭や仕事への影響を最小限にしたいという患者の希望に合わせられるように治療の環境を整える病院や診療所が増えている。

4 医療依存度の高い患者への対応

　在宅酸素療法，自己導尿，自己注射，持続点滴，人工肛門・人工膀胱造設，血糖値測定，血圧測定など，医療器械を使った医療処置を在宅で行っている患者に対して，正しく自己管理できているかを観察・確認し，必要に応じて指導する。

5 内服治療中の患者への援助

　多くの患者が薬剤の飲み忘れを経験しており，残薬は医療費の面からも問題となっている。薬剤の管理については，医薬分業の推進により医薬分業率は徐々に上昇し，2020（令和 2）年度は77.3% に達した[1]。

　薬剤師が服薬指導を行い，薬剤の重複や誤用の確認，飲みにくい薬剤の有無の確認，一包化，飲み忘れたときの対応，自己判断による服薬中断への注意などについて説明し，飲み忘れを減らして治療効果を高める取り組みがされている。患者に生活の話を聞く機会のある外来看護師もまた，患者が正しく内服治療を継続できるように確認したり説明したりする役割を担っている。

6 異常の早期発見

　外来看護師が患者の顔色や表情，服装，話し方などから本人も自覚していない異変をとらえたり，問診で把握した患者の生活習慣から生活習慣病の危険性を発見したりすることがある。ときには家族の状況の変化にまで気づくこともある。外来看護師は異常の早期発見の機会を逃してはならない。

7 他職種・他部門との連携

　専門的な説明や相談が必要であると判断された場合は，他職種・他部門を紹介する。管理栄養士による栄養指導，理学療法士・作業療法士や健康運動指導士・健康運動実践指導者による運動指導，公認心理師・臨床心理士による心理相談，社会福祉士や介護支援専門員（ケアマネジャー）による生活相談，社会資源の利用相談などにつなげることによって，患者の在宅療養の継続を可能にする。

1）日本薬剤師会：医薬分業進捗状況（保険調剤の動向）.

8 外来の看護記録

　外来は患者数が多く，1回だけの受診で終了する患者もいるため，看護計画を立案したり看護記録をつけないことも多い。しかし，自己管理や病態の確認などの継続的なかかわりが必要なときには，たとえメモであっても記録を残すことによって**継続看護**(◐67ページ)につながっていく。

B 入院医療における看護

1 入院医療の特徴

1 入院までの流れ

　外来で診察を受けて医師により必要と判断された場合には，**入院**となる。予定して入院する場合と緊急入院がある。ほかの医療機関からの紹介や救急外来受診により入院する場合もある。

2 入院の目的

　患者ごとに入院の目的や目標がある。なんのために入院し，入院中にどこまで達成する予定か(または希望か)を入院時に把握し，医療者と患者・家族の認識にズレがないことを確認する。入院することによって，症状の消失や軽減，知識や行動の獲得，健康回復などの目的を達成できることもあるが，退院後の生活のなかで徐々に達成していく場合もある(◐図3-3)。

　2007(平成19)年の第5次医療法改正では，患者や家族への情報提供を推進し，適切な医療を選択できるように支援するとともに，専門職や医療機関間での連携をはかることを目的に，入院時の診療計画書の義務づけおよび退院時の療養計画書の努力義務が明示された。これらは患者や家族の意向を反映させて作成され，共有される。

1 検査・診断

　外来での検査や診察だけでは診断できない場合に，精査して診断を確定し，治療の必要性や方向性を見きわめるために入院する。入院期間は検査の種類や侵襲(しんしゅう)の大きさなどにより異なり，1日から2週間程度を要する。検査後，退院せずに治療を開始することもある。

2 治療

　多くの場合，入院の目的は治療により症状の除去や軽減，疾患の原因の除去や縮小を行うことである。しかし，患者が期待していたほど症状が軽減されなかった，患者が予想したより日常生活への影響が大きかった，家族が期待したほど回復せず介護量が増えた場合などは生活のあり方を変更すること

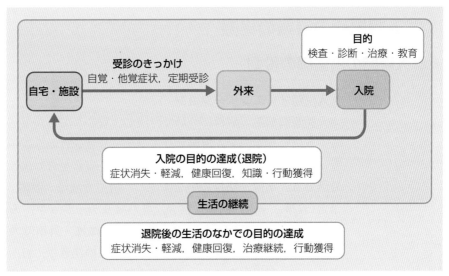

になるため，患者や家族の不満につながりやすい。

　たとえ医療者はていねいに説明したつもりであっても，患者や家族の理解や解釈によって医療者の認識とズレが生じることは少なくない。看護師は患者や家族の思いを把握しながら，医療への過度な期待を軌道修正し，先々を正しく予測できるようにかかわっていく。

3 教育入院

　糖尿病や高血圧症，慢性腎臓病などの場合，疾患や治療，症状，経過，予後などを理解し，患者自身が日常生活を整え，正しく治療を継続できるように，知識や行動を獲得することを目的として入院することがある。これを教育入院という。

4 社会的入院

　検査・診断・治療などの必要性はないが，ひとり暮らしで介護者がいない，同居家族はいるが居場所がない，家族が引きとりを拒否している，家族が患者を虐待する，介護の担い手がいないなど，患者や家族の事情により退院のめどがたたない入院を社会的入院という。農家が繁忙期に介護が必要な高齢者を一時的に入院させたり，豪雪地帯のひとり暮らしの障害者が冬の間だけ入院したりする場合もある。

5 看取り

　在宅療養していた患者が終末期になり食事が食べられなくなったり意識がなくなったりして，看取りのために入院することもある。

6「精神保健及び精神障害者福祉に関する法律」に基づく入院

　任意入院，医療保護入院，応急入院，措置入院，緊急措置入院など，精神障害者のもつ疾患の治療や保護を目的とした入院の形態もある。

2 入院患者の看護の実際

1 入院時の看護師の役割

■1 入院時オリエンテーション

　入院時に病院・病棟について説明し，安心して入院生活を送ることができるように行う案内を**入院時オリエンテーション**という。予約して入院した患者は，病室に案内され，寝衣に着がえる。寝衣を貸し出している病院もある。看護師は，病院・病棟の中を案内し，構造や施設・設備，1 日の流れや週間予定(食事，検温，回診，検査，リハビリテーション，入浴時間，面会時間，起床時間，消灯時間，シーツ交換など)，離棟・外出時の約束事，テレビ・ラジオ・パソコン・スマートフォン使用時の注意点，台所・食堂・談話室・電話などの利用方法について説明する。病院は検査・治療の場であるとともに共同生活の場でもあるため，患者個々の入院の目的を達成できるように，病院内でのルールを伝える。緊急入院の場合は，病状が落ち着いてからオリエンテーションを行う。

　患者は知らない人たちに囲まれ，プライバシーが侵害される危機を感じながら，慣れない生活空間やルールのなかでの生活をしいられるため，検査や治療への不安に加えて，ストレスが高まる可能性がある。看護師は患者のこのような状況を理解し，安心して入院の目的を達成できるように入院時から援助する。

■2 アナムネーゼ(問診・既往歴)の聴取と看護計画

　入院当日，アナムネーゼを聴取する。生年月日，性別，住所，家族，職業，入院までの経過と主訴(問題に感じていること)，主訴以外の健康上の問題，既往歴，血液型，アレルギーや感染症の有無，ADL の状況，生活習慣，認知レベル，内服中の薬剤などの基礎情報を得て，看護計画を立案する。

　入院患者の約 7 割は 65 歳以上であり，80 歳以上だけでも約 4 割を占める[1]ことから，退院時に ADL の低下がないように，高齢者については予防的な看護計画も立案する。

■3 計測

　入院時には，身長，体重，バイタルサインを測定する。入院後，体重は 1 週間から 1 か月に 1 回，バイタルサインは 1 日 2〜3 回(それ以外は適宜)測定し，記録して経過を観察する。血糖値，尿量，水分摂取量，腹囲などを計測する必要のある患者もいる。

---

1) 厚生労働省：2017(平成 29)年患者調査. 2019.

② 入院中の看護師の役割

■ 検査・治療の援助

　正しい検査結果や治療効果を得るためには患者の協力が必要である。検査や治療のスケジュール・所要時間・方法・場所，飲食制限の有無，事前の投薬などについて，患者が理解できるように図や絵，写真，パンフレット，DVDなどを用いて説明したり，患者から見える場所に検査名や処置の内容を書いた札や用紙を置いておいたりする。クリニカルパス(⊕9ページ)を用いる場合もある。クリニカルパスは入院診療計画書を兼ねていることもある。

② 日常生活の援助

　疾患によってADLのレベルが低下した状態で入院する患者もいれば，入院後の検査・治療のために一時的にADLが低下する患者もいる。患者の苦痛が最小になるように，また食事・排泄・更衣・清潔・移動などの日常生活に支障がないように援助の必要度を判断し，生活習慣に合わせてできるだけ患者が自分自身でできるように援助する。

③ 社会生活の援助

　患者は入院により家庭・施設・職場から一時的に切り離された状況になるため，このことが不安の一因となる場合がある。入院生活の長期化により，会社を退職せざるをえなくなったり，高齢者が家での役割や居場所を失ったり，子どもが学校に行きづらくなることがある。社会生活における退院後の問題を予測して，看護師が周囲の人と話し合いの場をもつこともある。

④ 家族への支援

　患者の入院により家族の生活も変化する。患者が果たしていた役割を代行することが負担になったり，患者の病状を心配して不眠や食欲不振になったりすることもある。患者が家事を担っていた場合は家族の生活が整わなくなったり，患者が家計を担っていた場合は収入の減少や入院費により家計が逼迫することもある。看護師は家族の状況も把握し，家族にも支援を行う必要がある。

③ 退院時の患者の看護の実際

① 退院支援・退院調整

　入院の目的の達成の程度や本人・家族の希望により，**退院**が決定する。平均在院日数の短縮(⊕7ページ)により，完治するまで入院していることは少なくなり，通院が可能と判断された時点で退院となることが増えている。そのため，入院すると同時に退院を視野に入れて，自立した自分らしい生活の継続を支援することを目的に，必要に応じて多職種が連携しながら本人・家族への退院指導などを行ったり，退院先を確保する地域連携室や退院支援室

のような**退院調整**を専門に行う部署をおく病院が増えており，看護師や医療ソーシャルワーカーなどが配置されている。

② 看護要約（看護サマリー）

　　看護要約は，患者が退院するときに作成される入院中の経過や看護実践とその評価について要約した記録である。退院後に転院する，施設へ入所する，訪問看護を利用するなどのときには，受け入れ先に情報提供するために用いられる。**退院時サマリー**ともいう。看護要約には，基礎情報のほか，現在の心身の状態や看護上の問題，ケアの方法（特殊な場合），患者や家族への説明と受けとめ方など，引き継ぐべき内容を精選して記載する。

③ 地域との連携

　　ひとり暮らし，家族の介護力の不足，在宅での継続的医療が必要，容態が不安定，入院時よりも行動や認知のレベルが低下したなど，退院後もケアが必要な場合は，訪問診療，訪問看護，訪問リハビリテーション，訪問介護，通所介護，通所リハビリテーションなどのサービスを受けられるような体制を退院前に整えておかなければならない。そのために，入院施設の外来部門，患者が退院する地域の診療所，訪問看護ステーション，社会福祉協議会，地域包括支援センター，居宅介護支援事業所，学校，警察などと話し合いの場を設けることもある。

　　単身世帯の増加，認知症高齢者の増加を背景に，2000年に成年後見制度が発足した。高齢者だけではなく，知的障害や精神障害などにより自己判断能力が不十分な人を支援する制度であり，現在約23万人が利用している[1]。医療においては，受診機会の確保，医療費の支払い，本人の意思の尊重，親族への連絡・調整，死後の遺体・遺品の引き取りなどの役割が期待されている。退院後のサービスについて，成年後見人に説明し，成年後見人が手続きを行うこともある。

C 在宅医療における看護

① 在宅医療の特徴

① 在宅での医療

　　在宅医療は，通院困難な患者に対して在宅で提供する医療である。在宅に

1）最高裁判所事務総局家庭局：成年後見関係事件の概況（令和2年1月〜12月）．2021.

は自宅および介護老人保健施設・老人福祉施設・社会福祉施設などが含まれる。在宅医療には地域における退院支援，日常の療養生活の支援，急変時の対応，看取りの機能が求められている[1]。

在宅医療には，訪問診療と往診の2つの在宅診療がある。**訪問診療**では，通院が困難な在宅療養中の患者に対して，医師が診療の計画をたて，定期的に自宅・施設を訪問して診察する。**往診**では，急変時やぐあいのわるいときに患者や家族の要望により在宅診療を行う。

在宅診療は医師以外に歯科診療所の歯科医師が行う場合もあり，歯科の訪問診療は自宅と施設がそれぞれ約15%を占めている。在宅診療には看護師が同行することが多く，他機関の管理栄養士・理学療法士・作業療法士・薬剤師・ケアマネジャーなどが同席することもある。

在宅診療の対象は，高齢者，寝たきり者，認知症患者，末期がん患者，難病や重度障害の若年・小児患者などが多い。在宅医療の利用者は年々増加しており，診療所の約2割，病院の約3割が訪問診療による在宅医療サービスを提供しているが，訪問診療全体でみると診療所が約9割を担っている。また，診療所・病院いずれも約2割が往診による在宅医療サービスを提供している[2]。

在宅での治療において医療器械の操作や無菌操作の技術を必要とする患者であっても，本人や家族に指導したり，訪問診療や訪問看護を利用したりすることによって，在宅医療が可能である。経管栄養法（胃瘻を含む），在宅中心静脈栄養法，点滴・静脈内注射，膀胱留置カテーテル，腎瘻・膀胱瘻，在宅酸素療法，人工呼吸療法，人工肛門，気管カニューレ，吸引，麻薬を用いた疼痛管理，褥瘡処置，リハビリテーションなどの治療のほか，血液検査，尿検査，細菌検査，心電図検査なども在宅で行われる。

在宅医療に携わる看護師は，これらの検査・治療について患者・家族に説明できるように，その原理や使用方法，注意点を理解し，技術を習得する必要がある。

② 在宅医療拡充への移行

わが国は2000（平成12）年に**介護保険制度**を開始し，社会全体で高齢者介護を支え，保健医療サービスと福祉サービスを提供するしくみをつくった。介護相談の窓口となる**地域包括支援センター**を市町村に1か所以上設置することを原則とし，社会福祉士・保健師・主任介護支援専門員（主任ケアマネジャー）を配置している。

「医療から介護へ」「病院・施設から地域・在宅へ」という方針[3]に基づき，

1）厚生労働省：地域医療構想策定ガイドライン．2015．
2）厚生労働省：平成29年(2017)医療施設(静態・動態)調査・病院報告．2017．
3）社会保障制度改革国民会議：社会保障制度改革国民会議報告書．2013．

病院での医療中心から地域での生活を中心にした社会体制へ移行するため，看取りを含めた在宅医療を担う診療所などの機能強化，訪問看護などの計画的整備など在宅医療の拡充が進められており，在宅看護は**地域包括ケアシステム**の一翼を担っている。

2 在宅療養患者の看護の実際

1 在宅での看護

　在宅看護を居宅（自宅や施設など住んでいる家）で行う看護ととらえると，おもに訪問診療や往診に同行する看護師，訪問看護ステーションの看護師がその担い手である。訪問看護は在宅看護における看護活動の1つの方法である。一方，在宅看護を居宅での療養生活が継続されるように支援する看護ととらえると，病院や診療所の外来，市町村保健センターでの看護師のかかわりもまた在宅看護といえる。

　2019（令和元）年の訪問看護の利用者数は，介護保険から給付される訪問看護利用者（要介護・要支援者）が約55万人，医療保険から給付される利用者が約29万人であり，年々増加している[1]。訪問看護は訪問看護ステーション，病院・診療所の訪問看護サービス，民間の企業による訪問看護サービスから利用することができる。

1 訪問看護ステーション

　訪問看護ステーションは，2020（令和2）年4月現在，全国に11,931施設ある[2]。介護保険における訪問看護の9割近くは訪問看護ステーションが実施している。訪問看護ステーションには，看護師・保健師・助産師のほか，理学療法士・作業療法士・言語聴覚士などが所属しており，訪問リハビリテーションを行っている。

2 病院・診療所の訪問看護サービス

　病院・診療所の訪問看護は，通院中や訪問診療を受けている人が利用することが多い。病院・診療所で訪問看護に従事する看護師を養成し，病院・診療所でみている患者の在宅での支援を切れ目なく行えるように，2015（平成27）年度の介護報酬改定では，病院・診療所からの訪問看護の報酬が引き上げられた。

　診療所の看護師は，在宅診療に関連するさまざまな情報を把握しやすい立場にいる。医師の指示や訪問診療の際に観察したことを訪問看護ステーションや訪問介護ステーション（訪問介護ケアステーション，ヘルパーステーション）に伝達する，他機関からの要望を医師に伝える，患者や家族につい

1）厚生労働省：社会保障審議会（介護給付費分科会）資料. 2020.
2）全国訪問看護事業協会：令和2年度訪問看護ステーション数調査結果. 2020.

て情報交換する，薬局から特殊な薬剤を調達する，在宅医療に必要な医療機器を業者に依頼するなど，さまざまな専門職を結びつけ，各専門職が役割を発揮できるようにマネジメントする役割を担っている。

■3 民間の企業による訪問看護ステーション

自費となるため料金は高いが，外出や宿泊の同行や長時間の滞在など細かい要望にもそったサービスを受けることができる。

② 在宅療養患者の生活の理解

病院では患者が安全・安楽・自立した入院生活を送ることができるように，つねに看護師は看護の立場でその責任を果たしている。しかし，在宅での生活のあり方を判断して責任を負うのは患者や家族自身である。看護師がみたら非効率的で危険だと思うようなことであっても，正論をふりかざして習慣をかえさせようとしたり，物品の置き方を勝手にかえたりすると信頼関係は形成されにくくなる。患者や家族と十分にコミュニケーションをとって良好な関係をつくり，どのような生活をどのような方法で実現しようとしているのかを理解する必要がある。

また，病院は安全や公平の観点から病院主導による管理体制が敷かれており，医療者中心の環境である。患者や家族ができないことをいつでも医療者が代行できる環境にある。それに対して，患者の自宅にはとくに必要なもの以外は医療機器もなければ医療者もいない。そのかわり，在宅看護では患者の生活の様子を直接観察し，自宅にある物品を使って，その場で患者や家族のやりやすい方法を一緒に考えることができる。たとえ正しい方法であっても，患者や家族ができない方法では役にたたないため，在宅では継続しやすい方法が最善の方法として選択される。在宅看護では，病院で用いている物品や考え方にとらわれず，家庭にある身近な道具や患者・家族の生活習慣をいかした工夫をする発想力が求められる。

家庭内での不慮の事故による死因には，転倒・転落，浴槽内での溺死，窒息などが多い。死亡にいたらなくても，スリッパをはいていて小さな段差につまずく，畳の上で靴下が滑る，浴室での転倒，浴室やトイレでのヒートショック[1]，乳幼児の誤嚥，清潔行動の不足による感染，ゴミの始末や掃除の不足による害虫の発生，薬の飲み忘れによる治療効果の減弱など，家族の目がゆきとどかないためにおこる事故は少なくない。このような事故を防止するためには，本人を含めた家族の生活の仕方を理解したうえで，事故をおこさないためにどのようにすればよいか，家族とともに確認する。

居宅を訪問する際には，プライベートな生活の場に足を踏み入れるという

1）ヒートショック：おもに高齢者があたたかい居室から温度の低い浴室やトイレなどへ移動するときに，室温の差により血圧が上昇することで心筋梗塞や脳溢血などを引きおこす現象をいう。

ことを考慮する必要がある。清潔感がある身だしなみ，動きやすくよごれてもよい服装を選択する。訪問時にはまずあいさつをして訪問の目的や滞在時間の予定などを伝える。物に触ったり，部屋のドアや棚の扉を開けたり，台所やトイレを使ったりするときは，1つひとつ許可を得る。

❸ 家族への支援

在宅療養を継続させるためには，在宅療養の責任と負担は家族だけが背負うのではなく，家族も含めて社会で支えなければ長期間の在宅療養を続けることはできない。家族が全員仕事をもっている，家族も疾患をもっている，高齢者のみの家族であるなど，介護力が低い家族は少なくない。

これを補うためには，1つの機関，単独の専門職だけではなく，地域の他機関・他職種との連携が必要であり，訪問・通所サービス，福祉用具レンタル，住宅改修など，在宅介護を可能にするためのさまざまなサービスがある。医療機器のトラブルや急変時に家族は気が動転するため，わかりやすい場所に連絡先を書いておくなどの工夫をするとよい。家族の理解と協力を得るためには，家族も看護の対象としてとらえる視点が重要である。

家族の形態や人の暮らし方はさまざまである。単身赴任，別居結婚，DINKs[1]（子どもをもたない夫婦共働き），母子家庭，父子家庭，事実婚，再婚家族，障害者と認知症高齢者のみの家庭など，それぞれの生活スタイルや人生観に合わせた支援が必要である。

❹ 在宅での看取り

患者が在宅で終末期を迎えることを望み，家族が在宅での看取りを決意しても，死期が近づいて患者が苦しそうにしていたり水さえ飲めなくなったりすると不安になり，病院での看取りに変更する家族も少なくない。しかし，在宅診療や在宅看護の充実により，本人の希望をかなえられるように，在宅での看取りは少しずつ増えていく可能性がある。

在宅の看取りでは，患者が日常の環境のなかで家族や友人と話をしたり，見慣れた景色をながめたりしながらおだやかに過ごすことができるように，投薬や体位の調整によって身体症状を緩和し，栄養や水分補給，排泄介助，清潔保持を家族が行うことができるように支援し，必要であればサービスを利用して家族の負担や不安への対応を行う必要がある。

1）DINKs：double income no kids の略。

D 継続看護

1 生涯を通じての継続看護

1 継続看護とは

　看護は人を対象とし，人の健康の回復・維持・向上に寄与する役割を担っている。安全で安楽で自立した生活を目ざして，その人を理解し，環境を整える。健康は1日のなかでも変動する。考え方や希望も，その人を取り巻く環境も変化する。人が生きるということは変化しつづけるということである。

　看護はこのような変化に対応し，よりよい方向に変化するようにはたらきかける。人が生活して療養や治療を受ける場は移動するため，継続した観察や判断，継続したケアの実践がなければ患者に適した看護は実現できない。つまり，人を対象とした看護は，その本質に継続という概念を含んでいる。また，継続看護は，継続すべきという観念や信念ではなく，継続することで看護になるという現実的な行動を包含している。

2 地域医療連携における継続看護

　地域医療連携とは，患者が地域で継続性のある医療を受けることができるように，地域の医療機関が機能分担と専門化を進め，医療機関どうしが連携をはかるものである。診療所はかかりつけ医の役割を担い，専門的な検査や治療が必要と判断した場合に病院に紹介する。患者は病院での治療が終了したら自宅に帰り，かかりつけ医にかかることで医療の継続をはかる。かかりつけ医の患者に入院治療が必要となった場合に，かかりつけ医が病院の医師とともに治療を行うことができる開放型病床を設置している病院もある。

　2006（平成18）年度の診療報酬改定から**地域連携クリティカルパス（地域連携パス）**が活用されるようになった。地域連携パスとは，地域内で各医療機関が共有する，治療開始から終了までの全体的な治療計画であり，大腿骨頸部骨折・脳卒中・がんなどについて活用されている。地域連携パスには，医師・看護師・理学療法士・作業療法士・管理栄養士・薬剤師・医療ソーシャルワーカーなど多職種のさまざまなかかわりが計画される。

　厚生労働省は，病院と診療所の連携，病院間で患者の基本情報，処方データ，検査データ，画像データなどの診療情報を共有するために，情報通信技術（ICT[1]）を活用した医療情報連携ネットワークを支援するなど，地域医療連携を支援している。

1）ICT：information and communication technology の略。

継続看護はこのような医療体制のなかで実践される。

③ 継続看護の構成要素

継続看護において大切なのは，①記録，②人・期間・場，③伝達・共有，④インフォームドコンセントである。

■1 記録

継続看護を実践するためには，看護過程を記録する必要がある。患者にかかわる看護師が自分だけだったとしても，記録を残さなければあいまいな記憶と慣れによってケアを実践することになる。

■2 人・期間・場

継続看護は，継続看護を担う人・継続看護の期間・継続看護の場という3つの視点でとらえることができる。

継続看護を担う人を中心に継続看護について考えてみると，患者・家族と看護師の間での継続，看護師自身のなかでの継続，ほかの看護師（個人・集団）との継続やほかの看護師どうしの継続もある。また，施設内・施設外での多職種連携において看護師がその役割を発揮することも広い意味での継続看護である。

継続看護の期間については，看護を必要としている期間での継続というとらえ方や，ライフサイクル全体での継続というとらえ方ができる。

継続看護の場は，病院・診療所での入院医療・外来医療，自宅や施設での在宅医療がある。継続看護は各施設内および施設間で行われる。たとえば，病棟では24時間の看護実践が継続看護そのものであり，入院から退院まで継続される。また，外来・検査室と病棟，病棟と病棟，病棟と手術室，ほかの施設（病院・診療所，介護老人保健施設，介護老人福祉施設，訪問看護ステーション，学校，行政機関など）との間にも継続看護が行われる。

■3 伝達・共有

継続看護を実践するために，看護師間で情報の伝達と共有が行われる。情報が正しく伝達されるためには，互いに伝える・聞く努力が必要である。情報を受けとる側が受け身にならず，必要な情報を自分から得ようとすることにより互いの認識が一致し，情報は共有されやすくなる。

療養の場の変化に合わせて患者の情報を渡せば継続看護になるわけではない。情報を受けとった側がその後の患者の様子を伝えることによって，情報量や内容の適切性，問題のとらえ方，問題の変化などを知ることができる。この逆方向の情報の共有が看護についてお互いに学ぶ機会となり，次の継続看護にいかされる。

❷ 図 3-4 は，外来，病棟，自宅・施設へと患者が移動していく場合の情報の流れと，その情報から看護師が学ぶ機会の流れを示している。このように，継続看護は情報を伝達する側から受けとる側への一方通行ではなく，相

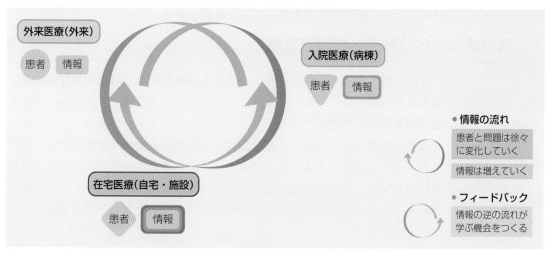

◯ 図 3-4　患者の移動に伴う情報の流れと学ぶ機会

互の情報の授受によって発展していく。

4 インフォームドコンセント

　看護がより効果的に提供され，効率的に継続するためには患者の理解と協力が欠かせない。患者が納得していなければ強要することになり，看護の継続はむずかしくなる。

2 医療機関や施設における継続看護

　看護を継続するためには，患者の現在の様子と看護問題，処置やケアのポイントがわかるようにほかの看護師に伝えることが大切であり，互いにとって共有しやすい伝達方法を用いる。

1 外来と病棟との継続看護（入院支援・通院支援）

　外来では毎日多数の患者に対応しているため，患者が入院することになっても，すべての患者に関する外来の看護要約の作成は困難であり，外来看護師から病棟看護師への情報伝達がなされないこともある。しかし，外来への通院期間が長く，外来看護師が患者に関してさまざまな情報を把握している場合は，情報を箇条書きにして列挙するだけでも，看護の継続に役だてることができる。

　予約入院の場合は，入院受付で手続きをすると外来診察を受けずに直接病棟に入ることもあるため，入院日よりも前に情報を伝達するとよい。外来看護師が患者を病棟に連れていくのか，病棟看護師が外来に迎えにいくのか，互いの状況に合わせてあらかじめ相談し，患者を待たせないようにする。

　退院後，かかりつけ医ではなく病院の外来を受診する場合，病棟の看護記録は外来で活用される。電子カルテの場合は，ADL や経済状況，キーパー

ソンなどを最新の情報に更新しておく必要がある。

② 医療機関から他施設への継続看護

　　専門病院・介護老人保健施設・介護老人福祉施設などの他施設に転院または入所する場合は，看護要約を使って病状や治療の経過と現在の様子を伝える，必要に応じて電話で話したりカンファレンスを開いて相談したりする。介護老人保健施設・介護老人福祉施設などには医療機関で使用するような医療器具がない場合もあるため，処置やケアのポイントがわかるように看護要約に記載する。各施設の看護師は，わからないことは躊躇なく病院に問い合わせることで患者のケアに役だつ情報が得られ，よりよい継続看護につながっていく。

③ 医療機関から在宅への継続看護（療養支援）

　　退院後，再び外来通院する場合は，外来看護師は病棟看護師が作成した看護要約を参考に，継続すべきことを判断する。外来通院だけではなく，訪問看護や訪問介護などを利用する場合は，他施設への継続看護と同様である。

まとめ

- 地域医療には，病院や診療所で医療を受ける入院医療と外来医療のほか，自宅や施設で医療を受ける在宅医療が包含され，相互に連携している。
- 外来の看護師は，患者の受診目的（自覚・他覚症状，経過観察など）を把握し，必要な診察・検査・治療を補助する。通院中の患者には，地域で暮らしながら療養していることに留意して，社会生活を継続できるように支援していく。
- 病棟の看護師は，入院の目的（検査・診断・治療など）を把握し，検査・治療を補助し，入院中の日常生活を支援する。
- 平均在院日数の短縮により，完治するまでではなく，通院が可能と判断された時点で退院となることが増えている。そのため，入院すると同時に退院を視野に入れて，必要に応じて患者・家族への退院指導を行う。
- 看護要約は，患者の入院中の経過や看護実践などを要約した記録である。退院後の転院，施設への入所，訪問看護の利用開始などの際に，情報提供を目的として活用される。
- 在宅看護にかかわる看護師は，在宅で実施される検査・治療の目的や使用方法を理解し，技術を習得する。自宅を訪問する際には患者の生活の様子を観察し，患者・家族が実施する手技がある場合は，実施しやすい方法を一緒に考え，継続しやすい方法を提案する。
- 在宅医療の拡充が進められ，在宅看護は地域包括ケアシステムの一翼を担っている。
- 継続看護の構成要素に，①記録，②人・期間・場，③伝達・共有，④インフォームドコンセントがある。

❶ 〔　〕内の正しい語に丸をつけなさい。

▶准看護師の勤務場所(2018年)で最も多いのは，〔①病院・診療所〕である。

▶外来で実施可能な検査・治療の種類は，以前に比べて〔②増加・減少〕している。

▶入院患者のうち，65歳以上は〔③5・7・9〕割，80歳以上は〔④4・6・8〕割程度を占める。

▶在宅医療・看護の利用者は，年々〔⑤増加・減少〕している。

▶介護保険における訪問看護の9割程度は〔⑥病院・診療所・訪問看護ステーション〕が実施している。

❷ 次の文章の空欄を埋めなさい。

▶専門的な知識・技術をもつ看護師が，患者個々の状況に合った療養生活が送れるように支援することを目的に開設される外来を，〔①　　　　　〕という。

▶入院時に病棟に関して説明し，安心して入院生活を送れるように行う案内を，入院時〔②　　　　　〕という。

▶在宅医療は，事前に計画して定期的に行う〔③　　　　　〕と，急変時に臨時で行う〔④　　　　　〕に分けられる。

▶地域内で各医療機関が共有する，治療開始から終了までの全体的な治療計画を，〔⑤　　　　　〕という。

第 4 章

症状を示す患者の看護

症状とは● なんらかの原因によって生じた病的な身体変化を**症状**という。症状は，患者自身が自覚できないもの，自覚してもごく軽微なもの，呼吸困難やショックなどに代表されるような生命の危機に直結するものまでさまざまある。症状の出現は，程度に差はあるものの身体的な苦痛をもたらすだけでなく，不安や緊張など心理面にも影響を及ぼす。これらの症状とそれに伴う苦痛や不安は，食事・排泄・清潔・活動・休息などの日常生活を妨げ，さらには仕事・学業や人との交流などの社会生活を阻害することにつながる。

看護師は，この症状を患者の身体におこった異常を知る手がかりとしてとらえるとともに，身体におこった危険に対して援助を求めるサインととらえて，援助に結びつけていくことが求められる。そのためには，患者の表現する主観的な症状（**自覚症状**）と他者によって観察される客観的な症状（**他覚症状**），それらの症状の原因・誘因に関する情報を収集し，どのようなメカニズムで症状が出現しているのか，その症状がその人にどのような影響を及ぼす，あるいは及ぼすおそれがあるのかを考えたうえで，症状を予防・軽減するための援助を行うことが重要である。

A 全身症状を示す患者の看護

1 痛み

痛みとは● **痛み**とは，「実際になんらかの組織損傷がおこったとき，または組織損傷をおこす可能性があるとき，あるいはそのような損傷の際に表現される，不快な感覚や不快な情動体験」（国際疼痛学会）をいう。

痛みは不快なものであるが，痛みを感じることによって，組織の損傷がおこっていることに気づくことができる。つまり，痛みは異常を知らせる警告機能をもつ。しかし，異常を知らせたあとも続くことによって，患者に強い苦痛を与え，生活の質（QOL）を大きく低下させる。

痛みをあらわす言葉は，「ズキズキ」「ジンジン」「ピリピリ」「チクチク」

など擬音で表現されるもの，「しめつけられるような」「刺すような」など動作に関連して表現されるもの，「焼けるような」「詰まるような」など現象に関連して表現されるものなどがある。

　痛みの性質は，鋭い痛み・鈍い痛み，断続的な痛み・持続的な痛み・脈打つような痛み・一定した痛みなどの種類がある。痛みの部位は，1か所に限定したものと広い範囲にあるものがある。痛みの強さは，軽度のものから耐えがたいものまで幅広い。

　痛みの感じ方は個人差があり，同じ刺激でも痛いと感じる人，たいしたことはないと感じる人がいる。個人の過去の痛みの経験によっても，また社会・文化的な背景によっても異なる主観的なものといえる。

■痛みのメカニズム

　痛みは，原因や期間(経過)などによって分類される(⊃表4-1，2)。

1 痛みの慢性化

　痛みには，突然おこり通常長く持続しない**急性の痛み**と，数週間から数か月続く**慢性の痛み**がある。急性の痛みは，その原因となる疾患や障害が改善

⊃表4-1　痛みの原因による分類

原因		おもな例
侵害受容性疼痛	炎症や組織の損傷がおこると発痛物質が産生される。この物質が皮膚・筋肉・内臓諸器官に分布している侵害受容器を刺激し，神経が興奮する。神経の興奮が脊髄を介して大脳に伝わり，痛みとして認識される。	● 筋骨格系疾患：外傷，熱傷，関節リウマチ，筋肉痛 ● 循環器疾患：虚血性心疾患，心臓弁疾患，大動脈瘤 ● 呼吸器疾患：肺炎，胸膜炎，自然気胸 ● 消化器疾患：消化性潰瘍，腹膜炎，腸閉塞，感染性腸炎，虫垂炎，胆石症，膵炎 ● 痛風，血管拡張による頭痛 ● 外科的手術，血管穿刺，骨髄穿刺
神経障害性疼痛	なんらかの原因により神経・脊髄・脳が損傷したり，機能障害がおこったことで発生する。	● 帯状疱疹後神経痛 ● 糖尿病性神経障害に伴う痛み ● しびれ・脊髄損傷，脳卒中後疼痛
心因性疼痛	身体の異常によるものでなく，心理的な要因に由来する。痛みの原因となる疾患がみつからない。	

⊃表4-2　痛みの期間による分類

分類	特徴
急性疼痛	● 原因がはっきりしている痛み。 ● 原因がなくなれば痛みもそれに伴って消えていく。
慢性疼痛	● 痛みをもたらす原因がなくなったと判断されてから，さらに3〜4週間過ぎても持続する痛み。 ● 神経の障害や痛みの悪循環が影響する。
がん性疼痛	● 悪性腫瘍(がん)が骨・内臓・神経組織に浸潤・転移することでおこる。 ● 基本的に急性疼痛に属するが，病状の進行に伴い長期間持続するため，急性疼痛・慢性疼痛の両方が存在する。

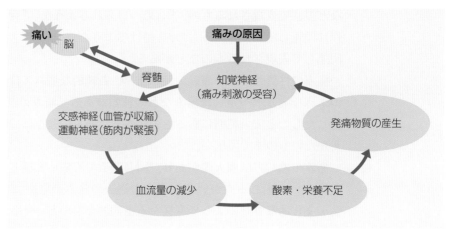

○図 4-1　痛みの悪循環

することで軽減していくが，痛みが生じたときに適切な治療をせずに放置しておくと，痛みが別の痛みを引きおこし，慢性の痛みに変化してしまう。

■2 痛みの悪循環

　痛みは交感神経を興奮させるため，血管の収縮や筋肉の緊張がおこる。この状態が続くと局所の血流量が減少し，組織は酸素不足の状態となった結果，ブラジキニンなどの痛みのもとになる発痛物質の産生が促され，痛みが増強する。その痛みはさらに血管の収縮，筋肉の緊張を生み，同じ流れを繰り返す。このサイクルを**痛みの悪循環**という（○図4-1）。

　痛みの悪循環に陥ると，症状は慢性化し，痛みの原因がなくなっても痛みを取り去ることができない状態となる。その結果，痛みに注意が向きがちになり，不眠・不安・恐怖からうつ状態につながり，ますます痛みにとらわれて症状が重くなることもある。

■3 痛みの閾値（感じやすさ）への影響

　臨床では，看護師がそばにいるときに比べて，夜中に痛みが強くなることがある。一方，十分な睡眠をとると痛みがやわらぐこともある。このように，痛みの感じやすさは，患者がおかれている心理・社会状態によって変化する。この痛みの感じやすさのことを**痛みの閾値**といい，この閾値を変化させる因子は数多くある（○表4-3）。

　痛みは患者に強い苦痛を与え，血圧上昇，心拍数増加，頻呼吸，呼吸運動の抑制，ストレス反応などを引きおこす。さらに食欲や行動意欲の低下，睡眠障害などをおこし，疾患の回復過程を遅らせ，QOL を低下させる。

■観察・看護のポイント

　痛みは危険を知らせる警報としての意味があるが，慢性的な痛みはその意味をもたず，痛みそのものがストレスとなって，ほかの症状を引きおこすな

⊙ 表 4-3　痛みの閾値に影響する因子

痛みの閾値を上げる（痛みを感じにくくなる）因子	痛みの閾値を下げる（痛みを感じやすくなる）因子
十分な睡眠，不安の解消，人とのふれ合い・会話，理解，気分の高揚，気晴らし，楽しいことへの集中，やすらぎ，過去の痛みからの回復体験，痛みの原因がはっきりしている	不眠，疲労，不安，恐怖，怒り，悲しみ，うつ状態，孤独感，過去の痛みの体験，社会的地位の喪失，痛みの原因が不明である

⊙ 表 4-4　痛みを伴う患者の観察ポイント

項目	内容・留意点
出現状況	● 部位：一部・全体的か，1か所・複数か ● あらわれ方：いつから，どのようなときか（呼吸，体動，姿勢，食事，排泄との関係），間欠的・持続的か ● 性質：どんな感じの痛みか（鈍痛・圧痛・拍動痛など，ズキズキ・キリキリ・ズーンなど患者の表現する言葉も使用） ● 強さ：どの程度の痛みか，痛みの評価尺度（⊙ 76 ページ，図 4-2）を用いて正確に把握する
原因・誘因	● 原因疾患とその経過 ● 痛みの閾値に影響する因子（⊙ 表 4-3）
随伴症状	● 血圧上昇，脈拍数増加，発熱，頻呼吸，呼吸運動抑制，冷汗，顔面蒼白
痛みによる影響	● 日常生活：移動（活動制限），食事（食欲低下，食事摂取量の減少），排泄（排尿・排便困難），睡眠（入眠困難，中途覚醒，熟眠感の減少） ● 心理面：痛みによる不安，恐怖，絶望感，うつ状態 ● 社会面：家族・周囲の人との関係性

ど悪影響を与える。したがって，痛みの種類を正しくとらえ，その原因に応じた適切な方法によって痛みを軽減することが重要である。

　また，痛みの感じ方は病状の進行のほか，社会・文化的な背景や個人の過去の痛みの経験によっても変化する。このことを理解し，痛みのつらさをかかえる患者の気持ちに寄り添う姿勢が必要である。

　痛みを伴う患者の観察ポイントを⊙ 表 4-4 に示す。

◼ 痛みの軽減の援助

　①体位の工夫　痛みに対して一番らくな体位がとれるように援助する。痛みのある部位を挙上する，腹痛時には膝の下に枕を入れて腹筋の緊張をやわらげるなど，痛みの状況に応じて工夫する。

　②冷罨法　急性の**炎症**を伴う局所の痛みの場合，患部を冷やすことで血管を収縮させ，炎症を鎮静化させて痛みを緩和する。氷枕・保冷剤・消炎剤配合湿布薬などを使用する。

　③温罨法　炎症がなく，筋肉の緊張や血管の収縮による**血行不良**からおこる痛みの場合，患部をあたためることで血液循環を改善し，筋肉の緊張をゆるめ，痛みを緩和できる。湯たんぽや温熱湿布薬などが用いられるが，低温熱傷をおこさないよう十分に注意する。炎症や出血がある場合は禁忌である。

　④筋緊張の緩和　マッサージや痛みが増大しない範囲の運動は，筋肉の緊

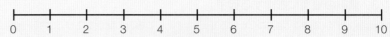

a. 数値評価スケール Numerical Rating Scale(NRS)
まったく痛みがない状態を「0」，最も強い痛みを「10」として，感じている痛みの点数を聞く。

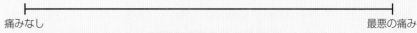

b. 視覚アナログスケール Visual Analogue Scale(VAS)
10cmの直線を引き，左端0cmの位置に「痛みなし」，右端10cmの位置に「最悪の痛み」と記す。感じている痛みの強さを直線上のあてはまる部分に×印をつけてもらう。これをmm単位で測定する。

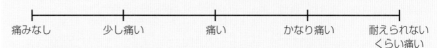

c. 言語評価スケール Verbal Rating Scale(VRS)
痛みの強さをあらわす言葉を並べ，感じている痛みをあらわす言葉を選んでもらう。

a〜cの線を用いたスケールのほか，顔のイラストを用いたフェイススケールがある。笑顔から泣き顔までの6段階を並べて，現在の痛みの程度に近いものを選んでもらう。

⟳ 図 4-2　痛みの評価尺度(評価スケール)

張を緩和し，痛みの悪循環を遮断するうえで効果的である。また，音楽療法，アロマセラピー，呼吸法などのリラクセーションも効果が期待できる。

2 鎮痛薬の投与と観察

痛みの原因や程度に応じて**鎮痛薬**が処方される。使用されるおもな鎮痛薬として，①非ステロイド性抗炎症薬，②アセトアミノフェン，③オピオイド，④鎮痛補助薬がある。これらの薬剤は，病態や症状に合わせて併用することもある。正しく与薬するとともに，その効果や副作用を観察することが大切である。

①**非ステロイド性抗炎症薬**　ステロイド性抗炎症薬以外で抗炎症・鎮痛・解熱作用をもつ。発痛物質であるプロスタグランジンの合成を抑えることで痛みをやわらげる。連続した使用で胃腸障害・腎機能障害・肝機能障害といった副作用を生じやすい。

②**アセトアミノフェン**　炎症を抑える作用はないが，鎮痛・解熱作用がある。非ステロイド性抗炎症薬に比べて副作用は少ないが，大量の投与によって肝機能障害がおこりうる。

③**オピオイド**　脊髄と脳に存在するオピオイド受容体に結合することで，脊髄から脳への痛みの伝達をブロックして強い鎮痛効果を発揮する。がんによる痛みのほか，強い痛みを伴う処置や手術などの場合に使用する。副作用として，眠け・吐きけ・便秘・呼吸抑制などがある。

④**鎮痛補助薬**　非ステロイド性抗炎症薬やオピオイドでは十分に取り除く

ことができない痛みに対して，また痛みに伴う不眠・不安・うつ状態などの治療の目的に使用する。抗うつ薬・抗痙攣薬・抗不整脈薬・ステロイド薬などがある。

■3 精神的援助

痛みの閾値は，患者の心理・社会状態によって変化する。不眠・不安・恐怖・悲しみなどがあると痛みを感じやすくなる一方，人とのふれ合い・熟眠・やすらぎなどがあると痛みがやわらぐ。そばに寄り添い，痛みに伴うつらい気持ちをよく聞き，訴えを十分に理解したことを言葉や態度であらわす。

2 倦怠感

倦怠感とは● **倦怠感**とは，「からだがだるい，しんどい，重い」などで表現される不快な自覚症状のことである。一方，過剰な身体活動や精神的な緊張状態によっておこる筋肉の痛みや，からだのだるさを**疲労感**という。疲労感は休息により回復するが，倦怠感は休息しても回復がむずかしいという点で違いがある。

倦怠感は自覚症状であるため，客観的に評価することがむずかしい。そのため，不定愁訴[1]として扱われるなど，周囲の理解が得られにくいこともある。しかし，日常生活や社会生活に支障をきたすことも多く，QOLを考えるうえで重要視すべき症状である。

■ 倦怠感のメカニズム

倦怠感がおこるメカニズムは，十分に明らかになっていない。多くの疾患の初期症状や随伴症状，化学療法・放射線療法などの治療の副作用としてあらわれるほか，環境への不適応，過重労働，人間関係のストレスなどの心理的な要因によってもあらわれる（● 表 4-5）。

倦怠感があると，からだを動かすことがつらくなり，活動量が低下する。その結果，食欲が低下したり，眠いのにぐっすり眠れないなど，日常生活全般のリズムの乱れにつながる。また，気持ちが沈みがちとなり，人との付き合いが少なくなるなど，社会的な活動にも支障が生じやすくなる。さらに臥床している時間が長くなると，筋力低下・体力低下がおこり，倦怠感が一層強くなるという悪循環が生じる。

● 表 4-5 倦怠感の要因

種類	おもな例
生理学的異常	貧血，発熱，低栄養，低酸素血症，感染，電解質異常・脱水など
疾患	悪性腫瘍，肝機能障害，腎機能障害，糖尿病，精神疾患など
治療	化学療法，放射線療法
精神・心理的要因	ストレス・不安の増強，睡眠不足

1）不定愁訴：患者の訴える自覚症状がそのときどきによってかわることをいう。

⊃表4-6　倦怠感を伴う患者の観察ポイント

項目	内容・留意点
出現状況	● 発症時期：いつから ● 発症状況：倦怠感の強さ，全身的か局所的か，急激か緩慢か ● 時間による強弱の有無 ● 表情，訴え
随伴症状	● 食欲不振 ● 睡眠障害：睡眠時間，熟眠感の有無，中途覚醒の有無 ● 活動量低下：活動量，内容，時間，活動後の疲労
原因・誘因	● 原因疾患に関する症状：貧血，発熱，浮腫，吐きけ・嘔吐，口渇，動悸など ● 治療状況：化学療法・放射線療法など治療の有無 ● 精神・心理的ストレスの状況

■観察・看護のポイント

　倦怠感は多くの疾患に伴って生じる。原因となる疾患が明らかな場合はその治療が確実に行われるようかかわり，倦怠感の軽減をはかる。倦怠感を伴う患者の観察ポイントを⊃表4-6に示す。

■1休息・睡眠と活動の援助

　倦怠感を軽減するために，騒音や照明，寝具の重さなど環境を調整して，十分な睡眠・休息がとれるようにする。また，倦怠感があると臥床がちになり，その結果，生活リズムが乱れて睡眠に影響が出ることも多い。散歩などの適度な運動，マッサージ，音楽療法などによって気分転換と日中の覚醒を促し，規則正しい生活リズムが整うようにする。

■2栄養補給の援助

　倦怠感があると，食欲が減退したり，食行動により疲労感があらわれたりするため，栄養・エネルギーが不足するおそれがある。必要な栄養・エネルギーを確保できるよう，経口で食事がとれる場合は，少しでも食べられるよう口あたりのよい食品や患者の嗜好に合った食品を選ぶなど，食事内容や食形態を調整する。輸液による栄養補給を行っているときは，正確に投与されるようにする。

■3清潔の援助

　倦怠感により清潔行動に支障をきたし，身体の清潔が保たれなくなる。シャワー浴，清拭，足浴，洗髪，口腔ケア，整髪などの必要なケア内容を検討して援助する。これらの清潔ケアは爽快感をもたらすことで気分転換がはかれ，倦怠感の軽減にもつながる。

③ かゆみ（瘙痒）

かゆみとは●　かゆみ（瘙痒）とは，皮膚をかいたり，こすったりしたくなるような不快な皮膚の感覚をいう。

■かゆみのメカニズム

かゆみは，その伝達経路によって，①末梢性かゆみと②中枢性かゆみに分けられる。

1 末梢性かゆみ

皮膚や粘膜に存在する肥満細胞がさまざまな刺激により活性化され，**ヒスタミン**などのかゆみをおこす化学伝達物質を放出する。この物質が表皮と真皮の結合部にある受容体に作用し，神経線維が興奮すると，その信号が脳に伝わってかゆみを感じさせる。同時にその信号は，神経末端に伝えられ，**神経ペプチド**とよばれる神経伝達物質を放出させる。この神経ペプチドは肥満細胞を刺激し，さらにヒスタミンなどを分泌させる。かゆみをおこす刺激には，①物理的刺激（機械的刺激・温熱刺激・寒冷刺激など），②化学的刺激（食物・ダニ・花粉・薬物など），③精神的刺激（ストレスなど）がある。

末梢性かゆみに関連する因子には，湿疹・皮膚炎・蕁麻疹・虫刺されなどの皮膚疾患のほか，皮膚の乾燥がある。加齢や空気の乾燥によって皮膚が乾燥すると，皮膚の知覚神経が刺激を受けやすくなるためである。

2 中枢性かゆみ

透析患者や黄疸のある患者の場合，かゆみを増強させる**オピオイドペプチド**というモルヒネ様物質が血液中に増える。この物質が脳にあるモルヒネ受容体に作用してかゆみを感じさせる。

中枢性かゆみに関連する疾患には，腎疾患，肝疾患（黄疸），糖尿病や甲状腺機能低下症・亢進症などの内分泌疾患，血液疾患などがある。

かゆみがあると，集中力の低下，いらいら感，不眠などが生じやすい。かゆみのある皮膚をかくと，かゆみをおこすヒスタミンがさらに放出されるため，かゆみが一層強くなるという悪循環に陥る（● 図4-3）。また，かくことで皮膚の病変部を悪化させたり，二次感染をおこしやすくなる。

■観察・看護のポイント

かゆみの原因や誘因を明らかにするよう観察を行う（● 表4-7）。末梢性かゆみには刺激の原因を取り除く，中枢性かゆみには原因となっている疾患をコントロールすることが必要となる。皮膚をかくことによってかゆみを増大させないよう，かゆみをおこす刺激を取り除き，かゆみを軽減するための援助を行う。

1 かゆみの原因・誘因となる刺激の除去

皮膚温が上昇して末梢血管が拡張すると，かゆみが増強する。患者の生活を観察し，皮膚温を上昇させたり，かゆみの直接の原因となる刺激を取り除く。

①**環境** 暖房の過度の使用，低湿度。
②**生活行動** 高温の入浴，激しい運動。

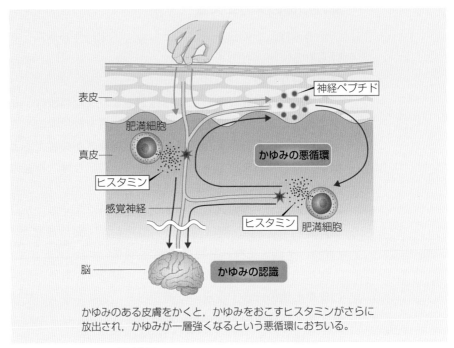

かゆみのある皮膚をかくと，かゆみをおこすヒスタミンがさらに
放出され，かゆみが一層強くなるという悪循環におちいる。

◯ 図4-3　かゆみの悪循環

◯ 表4-7　かゆみを伴う患者の観察ポイント

項目	内容・留意点
出現状況	● 部位：局所的，広範囲，全身的 ● 性質：虫に刺されたような，ちくちくする，むずむずするなど ● 程度：耐えられない，かゆみが強くていらいらする，いつも気になる，日中は忘れる，ときに思い出すなど ● 皮膚の状態：皮疹，発赤，黄疸，乾燥，損傷
随伴症状	● いらいら感，集中力の低下，不眠，食欲不振
原因・誘因	● 物理的刺激：機械的刺激，電気刺激，温熱・寒冷刺激など ● 化学的刺激：食物，ダニ，カビ，花粉，薬物など ● 精神的刺激：ストレスなど ● 原因疾患（皮膚疾患，肝疾患，腎疾患，糖尿病など）の病状

　③食事　アルコールや香辛料などからだを熱くする食品。アレルギーがある場合はその食品。

　④衣類　毛や化学繊維製品の皮膚への接触。

②スキンケア（清潔・保湿）

　入浴・清拭時のタオルは刺激の強い化学繊維（ナイロンなど）のものを避け，低刺激性の石けんをよく泡だて，皮膚をこすらずに洗う。石けんが残らないよう十分に洗い流す。皮膚が乾燥することによってかゆみが生じるため，洗ったあとは保湿クリームやローションを使用し，皮膚の乾燥を防ぐ。

③薬物の使用

　かゆみの原因に応じて処方された薬物を投与する。末梢性かゆみは，抗ヒ

スタミン薬や抗アレルギー薬などが処方されることが多い。中枢性かゆみは，抗ヒスタミン薬などの一般的なかゆみを抑える薬物で改善しない場合，オピオイド拮抗薬が処方されることがある。薬物を使用する場合は，効果の有無・程度を観察するとともに，副作用が出ていないか観察を行う。

◢ かゆみの緩和

身体があたたまると症状が強くなる。かゆみのある部分に冷罨法を行う，室温を低めに設定するなど，皮膚を冷やす工夫をする。

◢ 二次感染の防止

かゆみのある部分をかくとそれが刺激になってかゆみが増すと同時に，二次感染をおこしてさらにかゆみが増強する。そのため，かゆみに対してかかないよう説明する。また無意識にかいて皮膚を傷つけないよう，爪を短く切って清潔にする。場合によっては，患部を包帯で保護する，手袋をするなどして，直接かくことがないよう工夫する。

◢ 気分転換

かゆみによるつらさを理解することで精神的な安定をはかり，かゆみを緩和する。またかゆいことに意識が集中しないよう，散歩や趣味などによる気分転換をはかる。

4 発熱

発熱とは● 　発熱とは，体温が正常な日内変動の幅をこえて上昇した状態をいう。体温は年齢や性周期の変動などにより個人差があるため，平常体温より1℃以上の上昇を発熱とすることが多い。一般的に，上昇した体温の状態により微熱・中等熱・高熱に分けられる（◑表4-8）。

■発熱のメカニズム

体温の調節は，皮膚，脳の温度が視床下部にある体温調節中枢に伝えられ，その情報をもとに一定に保たれている。

感染，悪性腫瘍，脳の障害などの原因（◑表4-9）によって体温調節中枢の体温調節レベルが高い温度に設定されると，皮膚血流量を減らして体熱の放散を抑えたり，筋肉の収縮によって熱を産生して，体温が上昇する。このと

◑表4-8　発熱の程度による分類

分類	体温
微熱	37.0〜37.9℃
中等熱	38.0〜38.9℃
高熱	39.0℃以上

◑表4-9　発熱の原因

種類	おもな例
発熱物質の産生	感染，自己免疫疾患，悪性腫瘍，アレルギー疾患
視床下部体温調節中枢の障害	脳出血，脳腫瘍
精神的刺激（交感神経の緊張）	興奮状態
その他	高温環境（熱中症），脱水

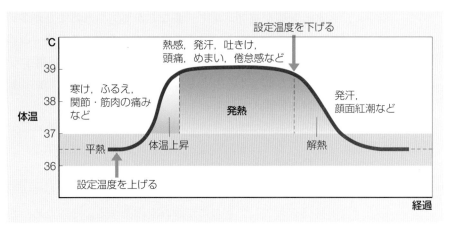

◆図4-4　体温調節レベルの変化と症状

き，身体に寒け，ふるえ，関節や筋肉の痛みが生じる（**悪寒戦慄**）。

　体温が設定された温度まで上昇すると，悪寒戦慄の症状はおさまり，正常より高い温度で，体熱の放散と産生のバランスがとれた状態になる。この発熱状態では，熱感，発汗，脈拍・呼吸数の増加，食欲低下や吐きけ，頭痛，めまい，倦怠感など，さまざまな随伴症状がおこる。

　発熱の原因がなくなると，体温調節中枢の調節レベルは低下する。その結果，体熱の放散が進むように大量の発汗，末梢血管の拡張による顔面紅潮，熱感がおこり，体温が正常に戻る（**解熱**）（◆図4-4）。

　体温が上昇すると代謝が亢進するため，エネルギーを消耗し，倦怠感が強くなる。この倦怠感に加え，悪寒戦慄や熱感などの随伴症状は苦痛が大きく，食事・移動・清潔などの生活行動が困難になる。さらに，食欲や消化機能の低下によって食事や水分の摂取不足がおこり，その結果，脱水や抵抗力の低下による肺炎などの二次感染がおこるおそれがある。

■観察・看護のポイント

　発熱の程度やその変化，随伴症状の変化をとらえ，すみやかに援助できるように，定期的に観察する（◆表4-10）。とくに体温は，測定部位や環境などの条件を一定にして正しく測定する。

◼1安静の保持

　発熱時はエネルギーの消耗が激しい。心身の安静を保ち，エネルギーの消耗を防ぐ。適切な室温に調節する，騒音や照明などの刺激を取り除く，患者の手もとに必要なものを配置するなど，落ち着いて過ごせる環境を整える。

◼2保温と冷却

　悪寒戦慄があるときは，体表面から体温の放散を防ぐために，掛け物を増やしたり，電気毛布を使用したりして，積極的に保温する。

　体温が上昇して熱感があるときは，体熱の放散を促すよう，通気性・吸湿

○表4-10　発熱を伴う患者の観察ポイント

項目	内容・留意点
出現状況	●体温：熱型，発熱の時刻・持続時間
随伴症状	●体温上昇時：悪寒戦慄，立毛筋の収縮（鳥肌） ●発熱時 　・皮膚：熱感，発汗，顔面紅潮 　・呼吸器・循環器系：頻脈，呼吸数増加，呼吸困難 　・消化器系：吐きけ・嘔吐，下痢，食欲不振 　・脱水に伴う症状：口渇，尿量減少，皮膚の乾燥 　・脳神経系：頭痛，めまい 　・その他：関節痛
原因・誘因	●発熱の原因の有無（○81ページ，表4-9） ●感染症患者との接触 ●カテーテルの挿入など感染のおそれのある治療・処置の実施状況

性のよい衣類や寝具を使用する。また，熱感による不快感や倦怠感を軽減するため，本人の希望に応じて氷枕や氷囊を用いた冷罨法を行う。

3 水分・電解質・栄養の補給

①水分・電解質の補給　発熱時は脱水をおこしやすいので，水分・電解質の補給を促す。経口摂取が可能な場合は電解質を含む飲料水や果汁，スープをすすめる。消化管への負担を少なくするため，少量ずつ頻回に飲むようにする。

②栄養価の高い食事摂取　発熱時はエネルギー消耗が激しいため，高タンパク質・高ビタミン・高エネルギーの食品を摂取できるようにする。しかし，食欲不振や消化機能の低下によって食事摂取が進まないことが多いので，水分を多く含み消化のよいおかゆやめん類，冷たいゼリーなどの食品を選択し，少しでも摂取できるように援助する。

4 身体の清潔の保持

発汗による不快感を取り除くため，清拭を行い，乾いた寝衣に着がえる。発汗が多いときには，発汗が多い部位にタオルをあて，タオルのみを交換するなど疲労を防ぐための工夫を行う。

発熱による口腔内の乾燥や栄養状態の低下に伴い，口内炎や呼吸器感染症など二次感染をおこしやすい。食事摂取の有無にかかわらず，歯みがきや含嗽をこまめに行い，感染予防に努める。

5 脱水

脱水とは●　脱水とは，体内において，水と電解質からなる体液が不足した状態をいう。体液量は年齢によって異なるが，成人では体重の約60%を占める（○表4-11）。体液量は，摂取する水分量に応じて腎臓が尿量を調節するため，通常は一定に保たれている（○表4-12）。しかし，調節の範囲をこえて摂取する水分量が不足したり，排泄される水分量が増えたりすると，必要な体液量が

○ 表 4-11　年齢による体液量の変化

発達段階	体重に占める割合
新生児	約80%
小児	約65%
成人	約60%
高齢者	約50%

○ 表 4-12　成人の1日の水分出納バランス

摂取量(mL)		排出量(mL)	
飲水	1,400	尿	1,500
食物中の水分	800	不感蒸泄	800
代謝水	300	便中の水分	200
(合計)	2,500	(合計)	2,500

○ 表 4-13　脱水の種類・原因・症状

種類	原因	症状
水欠乏性脱水 （高張性脱水）	● 水分摂取障害・摂取不足：意識障害, 嚥下障害 ● 水分の過剰喪失：多尿	口渇, 皮膚・粘膜の乾燥, 尿量減少, 体温上昇, 意識障害など
ナトリウム欠乏性脱水 （低張性脱水）	● 消化液の喪失：下痢・嘔吐 ● 皮膚からの喪失：多量の発汗, 熱傷による滲出液 ● 利尿薬の使用 ● アジソン病, 腎不全などの疾患	倦怠感・脱力感, 吐きけ・嘔吐, 頭痛, 血圧低下, 頻脈, 立ちくらみ, 痙攣, 意識障害など
混合性脱水 （等張性脱水）	● 上記のいずれの原因でもおこる 　（水分とナトリウムが同じ割合で失われる）	上記のいずれの症状もおこりうる

不足して脱水がおこる。

■脱水のメカニズム

脱水は3種類に分けられ, そのメカニズムによってあらわれる症状は異なる（○ 表 4-13）。

1 水欠乏性脱水（高張性脱水）

体液中の**水分**が欠乏しておこる。必要量の水分が不足すると, 血液中のナトリウム濃度が上昇する。その結果, 血液の浸透圧が上昇し, 口渇や皮膚の乾燥, 尿量の減少などがおこる。

2 ナトリウム欠乏性脱水（低張性脱水）

体液中の**ナトリウム**が欠乏しておこる。ナトリウムが不足すると, 血液中のナトリウム濃度が低下する。その結果, 血液の浸透圧低下と循環血液量の減少がおこり, 血圧低下や頻脈などをまねく。

3 混合性脱水（等張性脱水）

体液中の**水分**と**ナトリウム**がともに欠乏しておこる。水欠乏性脱水とナトリウム欠乏性脱水の両方の症状が出現する。臨床で最も多くみられるのはこの混合性脱水である。

とくに高齢者は, 体液量が少なく口渇を感じにくいため, 水分やナトリウムの補給が不十分になりやすい。また失禁や排泄介助への遠慮から水分摂取を控えることもあるため, 脱水をおこしやすく, 重症化しやすい。

小児は, 体液量が多く腎機能が未熟で尿の濃縮力が低いため, 発熱や嘔吐・下痢があると脱水をおこしやすい。

■観察・看護のポイント

倦怠感・立ちくらみ・頭痛などにより，活動が制限される。脱水状態が進行すると内臓諸器官の機能が障害され，ショックや腎不全に陥ることがある。症状をよく観察し，異常の早期発見に努める（○表4-14）。

1 水分・ナトリウムの補給

軽度から中等度の脱水（熱中症を含む）の場合は，ナトリウム（電解質）と糖分をバランスよく配合した経口補水液を飲ませ，失われた水分や電解質をすみやかに補給する。一度に大量に与えるのではなく少量ずつ頻回に摂取させる。重度の脱水の場合は，輸液が行われる。急速な輸液は心臓や腎臓への負担が大きいため，注入速度の管理が重要である。

2 皮膚・粘膜の清潔・保護

乾燥した皮膚・粘膜は傷つきやすく，感染をおこしやすい。清拭や口腔ケア・陰部ケアにより清潔を保持したのち，保湿クリームなどで保護する。

3 脱水の予防

特別な水分制限がない場合は，脱水がおこらないよう，こまめに水を飲む

○表4-14　脱水を伴う患者の観察ポイント

項目	内容・留意点
出現状況	●脱水の分類（水欠乏性脱水・ナトリウム欠乏性脱水・混合性脱水）に応じた症状（○84ページ，表4-13） ●皮膚ツルゴール反応（○図4-5）
バイタルサイン	●発熱，脈拍数増加，血圧低下
水分出納	●摂取量：飲水量，食事摂取量，輸液量 ●排泄量：尿量，下痢・嘔吐・発汗状態
原因・誘因	●原因となる病態の有無：意識障害，嚥下障害，多尿，下痢・嘔吐，多量の発汗・滲出液 ●環境：気温，室温，湿度 ●活動状況：時間，内容（酷暑のなかでの運動など）

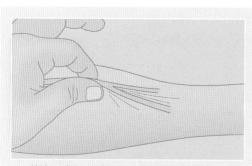
1. 前腕・手甲・鎖骨部の皮膚をつまみ上げて離す（イラストは前腕）。

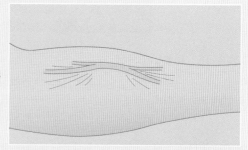
2. 皮膚がもとの状態に戻るまでに2秒以上かかる場合は，ツルゴール（皮膚のはり・緊張があること）の低下と判断し，脱水の可能性を疑う。

○図4-5　ツルゴール反応の観察

習慣を身につけるよう指導する。具体的には，起床時，活動の前後，入浴の前後，寝る前など時間を決めて，のどが渇く前に水分を摂取する習慣を生活のなかに取り入れる。

6 めまい

めまいとは● 　めまいとは，安静時や運動中に，周囲の物体や自分自身がぐるぐるまわっていると感じたり，ふらふらする，立ちくらみなどの不快な感覚をいう。

　めまいは自覚症状として訴えられるため表現はさまざまであるが，自分自身や周囲が回転するように感じる回転性めまいと，それ以外の動揺感を感じる浮動性めまいに大別される（○表4-15）。

■めまいのメカニズム

　人は目・内耳・筋肉という感覚受容器から得た情報を脳に伝達し，脳から出た指令によって姿勢の保持や運動を調節している。この経路に障害が生じると，自分の位置や運動を正しく認識できなくなり，めまいがおこる。

　めまいは，障害の部位により末梢性めまい・中枢性めまい・その他に分類され，めまいの性質が異なる（○表4-16）。このうち，中枢性めまいは脳神経系の障害によりおこり，命の危険を伴う場合があるため，とくにすみやかな対応が必要になる。

　めまいの原因によって，症状が持続するもの，一過性・反復性のものがある。めまいがおきているときは，吐きけ・嘔吐を伴うことが多く，とくに症状が強いときは起立や姿勢の保持がむずかしい。また，めまいを避けるため，外出や運動を控えるなど生活全般が消極的になりやすい。

○表4-15　めまいの性質

種類		訴えの例
回転性めまい		目がまわる，天井や周囲がまわる
浮動性めまい	平衡障害	からだがふらふらする，足もとがふらつく，雲の上を歩いているような感じがする
	失神	立ちくらみがする，気が遠くなる，目の前が真っ黒になる

○表4-16　めまいの分類

種類	障害部位	おもな疾患・病態	特徴
末梢性めまい	内耳，前庭神経	メニエール病，前庭神経炎，良性発作性頭位めまい症，薬物による内耳障害	● 回転性めまいが多い ● 短時間であることが多い ● 耳鳴・難聴を伴うことがある
中枢性めまい	大脳，小脳，脳幹	脳血管障害，脳腫瘍，一過性脳虚血発作，多発性硬化症	● 浮動性めまいが多い ● 長時間であることが多い ● 耳鳴・難聴は通常ない
その他		頸椎症など頸部疾患，高血圧・低血圧など循環障害，自律神経失調症など自律神経障害，眼科疾患	

⤵表4-17　めまいを伴う患者の観察ポイント

項目	内容・留意点
出現状況	● 性質と程度：回転性，浮動性，立ちくらみ ● 発生のしかた：発生時期，持続時間
随伴症状	● 中枢性(脳)の病変に伴う症状：頭痛，脱力感，しびれ，舌のもつれ，嚥下障害 ● 末梢性(内耳)の病変に伴う症状：耳鳴，難聴，耳閉感 ● 自律神経症状：吐きけ・嘔吐，冷汗，顔面蒼白，血圧低下，脈拍異常 ● 眼振(規則的な眼のゆれ) ● 平衡障害(ふらつきながら歩く，片方に傾く)
原因・誘因	● 原因疾患の有無と病状 ● 心身の疲労，睡眠不足の有無，めまいを誘発する薬剤の使用

■観察・看護のポイント

　めまいがあると，転倒・転落などの事故につながったり，からだを動かすことがつらいために日常生活に支障をきたすことも多い。精神的にも不安定になりやすい。安静を保ち，十分な休息がとれるよう援助することで，めまいや随伴症状の軽減に努める。めまいを伴う患者の観察ポイントを⤵表4-17に示す。

1 安全確保

　音・光・振動はめまいを増強させる。静かな薄暗い環境を整え，心身の安静を保持する。めまいにより日常生活に支障がある場合は，必要に応じて介助する。頭位・体位をかえる場合は，目を閉じてもらい患者のペースに合わせてゆっくり行う。また，転倒の危険性があるため，ベッド周囲から危険なものを取り除く。

2 不安の軽減

　突然の発症や症状による苦痛から，精神的不安や恐怖をいだきやすい。不安や恐怖によって生じる睡眠不足は，めまいを誘発し，増強させる。めまいがおきているときはそばに付き添い，精神的支援をはかるとともに，十分に睡眠がとれるよう援助する。

3 規則正しい日常生活指導

　心身のストレス，疲労，睡眠不足はめまいの誘因になる。規則正しい生活を送り，ストレスをためず，十分な休息をとるよう指導する。

7 高血糖・低血糖

血糖とは●　血中のグルコース(ブドウ糖)濃度を血糖値という。血糖値は，血中に供給されるグルコースと消費されるグルコースのバランスによって変動し，健康な人の血糖値は通常80〜140 mg/dLの範囲に維持されている。

　血糖値を一定に保つために，内分泌器官から分泌されるインスリンやインスリン拮抗ホルモンのはたらき，自律神経のはたらきが関与する。

⬭表4-18　高血糖の原因

種類	おもな例
疾患	糖尿病，膵疾患（膵炎，膵がん，膵切除など），肝疾患（肝硬変，肝炎など），内分泌疾患（成長ホルモン過剰症，クッシング症候群など），肥満など
薬剤	ステロイド薬，降圧利尿薬，β遮断薬，抗精神病薬など
生理的反応	ストレス，妊娠，寒冷刺激，手術侵襲など

⬭表4-19　高血糖を伴う患者の観察ポイント

項目	内容・留意点
出現状況	●高血糖症状：口渇，多飲，多尿，倦怠感，食欲不振，吐きけ・嘔吐，意識障害など ●血糖値
血糖降下薬の使用状況	●インスリン・経口血糖降下薬の種類・量・回数・時間
食事摂取状況	●食事・間食の内容・量・回数・時間

■高血糖のメカニズム

高血糖とは●　高血糖とは，血糖値が正常範囲をこえて高い状態をいう。高血糖の症状は，口渇，多飲，多尿，倦怠感，体重減少，意識障害などがある。症状が出現するのは250 mg/dL以上といわれる。

血糖値を降下させるはたらきをもつインスリンは，膵臓で合成・分泌される。高血糖は，インスリン分泌が不足したり，インスリン作用が十分に発揮されない状態がおこったときに生じる。高血糖の原因を⬭表4-18にあげた。

一時的な高血糖の場合は，症状があらわれないことがある。しかし，長期にわたって高血糖が続くと，全身の血管や神経に障害が生じ，糖尿病網膜症，糖尿病性腎症，糖尿病性神経障害，虚血性心疾患，脳血管障害，閉塞性動脈硬化症などの合併症を引きおこす。また感染をおこしやすくなり，創傷の治癒が遅れる。血糖値が著しく高い場合は，意識障害や昏睡に陥ることがある。

■観察・看護のポイント

血糖値測定を含めた観察を行い（⬭表4-19），高血糖がある場合は，すみやかに医師の指示に基づいて治療・処置を援助する。慢性的な高血糖による合併症の発症を防ぐために，血糖値を正常値に近づけるよう教育的支援を行う。

❶意識障害がおこっている場合の援助

意識レベルの観察と治療・処置の援助を行う。さらに，意識障害に伴う危険性や日常生活への影響を予測し，環境調整や体位調整などの援助を行う。

❷自己管理への教育的支援

高血糖が長期にわたって続くことでさまざまな合併症を引きおこし，生活全般に大きな影響を与える。合併症をおこさないよう，血糖コントロールの必要性を理解し，行動できるよう支援する。高血糖をきたす要因と症状を説明し，必要に応じて血糖測定方法とインスリン投与方法を指導する。

■低血糖のメカニズム

低血糖とは●　低血糖とは，血糖値が一般的に60 mg/dL以下に低下した状態をいう。低血糖の症状は，自律神経症状と中枢神経症状の2つに大別される。血糖値が

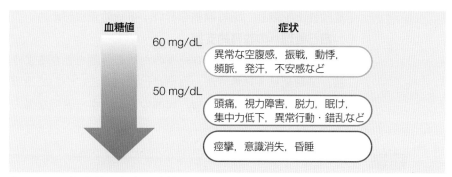

◯ 図 4-6　低血糖の程度と症状

◯ 表 4-20　低血糖の原因

種類	おもな例
疾患	内分泌疾患(インスリノーマ, アジソン病など), 肝・腎疾患, 先天性代謝異常など
薬剤・治療	インスリン・経口血糖降下薬の不適切な使用, 胃切除後ダンピング症候群など
その他	食事量の不足, アルコール摂取, 過度の運動, 迷走神経緊張など

◯ 表 4-21　低血糖を伴う患者の観察ポイント

項目	内容・留意点
出現状況	● 低血糖症状:異常な空腹感, 振戦, 動悸, 頭痛, 視力障害, 脱力, 眠け, 痙攣, 意識消失など(◯ 図 4-6) ● 血糖値
血糖降下薬の使用状況	● インスリン・経口血糖降下薬の種類・量・回数・時間
食事・活動状況	● 食事の内容・量 ● 運動の内容・量

60 mg/dL を下まわると, 自律神経症状として異常な空腹感, 振戦(しんせん), 動悸(どうき), 頻脈, 発汗, 不安感などが出現する。さらに低下して 50 mg/dL を下まわると, 中枢神経症状として頭痛, 視力障害, 脱力, 眠け, 集中力低下, 異常行動・錯乱(さくらん)がおこり, さらには痙攣(けいれん), 意識消失, 昏睡にいたる(◯ 図 4-6)。急激に血糖値が下がった場合は, 血糖値が正常範囲内でも低血糖症状が出現することがあり, 血糖値のみでは判断できない。

　低血糖は, 血中の**グルコース**の供給と消費のバランスがくずれ, 相対的にグルコースの消費が多くなったときに発生する。低血糖の原因を◯ **表 4-20**にあげた。

■観察・看護のポイント

　低血糖がすみやかに改善されないと脳障害をおこすおそれがある。指示に基づき迅速にグルコースを補給するとともに, みずから血糖コントロールができるよう教育的にかかわる。低血糖を伴う患者の観察ポイントを◯ **表 4-21** に示す。

■低血糖発作がおこっている場合の援助

　低血糖を改善するため, すみやかにグルコースを補給(経口投与・静脈内注射)するなど, 指示に基づいて適切に対処する。また, 外傷や転倒などの

危険性を予測し，環境調整を行い，事故防止に努める。

2自己管理への教育的支援

　患者自身が血糖コントロールのための行動をとれるよう，低血糖の予防方法，早期発見・対処方法，血糖自己測定方法について指導する。また低血糖発作に備えて，家族や職場，周囲の人たちから適切な協力が得られるように支援する。

8 痙攣

痙攣とは●　痙攣とは，全身または一部の骨格筋が，発作的に自分の意思とは関係なく収縮をおこすことをいう。出現部位や筋収縮の性質によって分類される（◐表 4-22）。

■痙攣のメカニズム

　通常，骨格筋の随意運動は，大脳皮質で生じた電気刺激が運動指令となって神経線維を伝わり，骨格筋に到達して筋収縮が生じることでおこる。痙攣は，この大脳皮質から骨格筋までの経路のどこかで，異常な電気刺激がおこり，過剰に神経細胞が興奮したり，筋が収縮することによって出現する。

　痙攣を引きおこす疾患には，◐表 4-23 にあげたものがある。痙攣の誘因には，騒音・音楽・閃光といった外界からの刺激，疲労・睡眠不足・恐怖・

◐表 4-22　痙攣の分類

分類		状態
出現部位	全身性痙攣	● 痙攣が全身的におこる。
	局所性痙攣	● 痙攣が身体の一部に限局しておこる。
筋収縮の性質	強直性痙攣 （◐図 4-7-a）	● 筋肉の収縮が長く続き，こわばった状態になる。 ● 体幹・四肢は強く屈曲，または伸展したまま動かない。
	間代性痙攣 （◐図 4-7-b）	● 筋肉が収縮と弛緩を規則的に交互に反復する。 ● 四肢は伸展と屈曲を交互に繰り返す。
	強直性間代性痙攣	● 強直性痙攣と間代性痙攣を合併した痙攣。

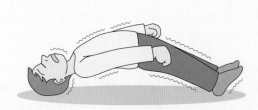

a. 強直性痙攣
四肢は強く伸展したまま，
または屈曲したまま動かない。

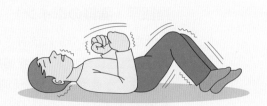

b. 間代性痙攣
四肢は伸展と屈曲を繰り返す。

◐図 4-7　強直性痙攣と間代性痙攣

● 表 4-23　痙攣を引きおこす疾患

分類		疾患など
本態性てんかん		てんかん
症候性てんかん	脳性	脳血管障害，脳腫瘍，頭部外傷，感染症（脳炎，髄膜炎など）
	脳外性	熱性痙攣，代謝異常（低血糖，電解質異常），中毒（アルコール，薬剤など），低酸素血症など
心因性		心因性非てんかん性発作，過換気症候群など

月経・妊娠などの生理的ストレス，精神的ストレスがある。

　痙攣に伴って一時的あるいは一定時間の意識消失，頭痛，全身・局所の筋肉痛，発汗，倦怠感などの症状が出現する。意識消失があると，失禁したり，転倒・転落，打撲，舌の咬傷などの二次障害をおこすこともある。

　痙攣発作が長時間続く状態，または意識が回復しないまま痙攣発作を繰り返す状態を**痙攣重積状態**という。重積状態がおこると，低酸素血症による脳障害を引きおこし，知的障害や運動麻痺などの後遺症を残したり，死にいたることもある。

　痙攣を繰り返す患者のなかには，発作前に気分変調，頭重感，めまい，四肢のしびれ，吐きけなどの前駆症状を自覚する者もいる。

■観察・看護のポイント

　痙攣重積状態は，重篤な後遺症や生命の危険につながる。痙攣発作時には的確な観察と迅速な救命処置が必要となる。痙攣を伴う患者の観察ポイントを● 表 4-24 に示す。

1 救命処置時の援助

　①**気道確保・血管確保**　呼吸筋の痙攣による呼吸障害や誤嚥による気道閉塞を防ぐため，顔を横に向けるなど体位を調整したり，必要に応じて**吸引**を行う。酸素療法が開始となる場合は，指示量を確実に投与する。また，痙攣発作をとめるための薬物が投与できるよう血管を確保する。

　②**二次的外傷の防止**　痙攣発作時に転倒・転落による外傷や打撲がおこりやすいため，ベッド周囲の危険物を除去する。

2 心身の安静，環境調整

　光や音など外界の刺激，精神的ストレスは痙攣を誘発する。できる限り部屋を暗くし，心身ともにリラックスできる静かな環境をつくる。

3 痙攣発作を防ぐための自己管理，サポート体制への支援

　慢性疾患として長期にわたって抗痙攣薬の服用が必要な患者も多い。薬物療法の必要性を理解し，指示された量を正しく服用できるように指導する。また発作発生時の対応について，家族や周囲の人が正しく理解し，行動できるようはたらきかける。

表4-24　痙攣を伴う患者の観察ポイント

項目	内容・留意点
出現状況	● 発生部位：全身性/局所性 ● 種類：強直性/間代性，持続時間，重積状態の有無 ● 発生時期：安静時/運動時 ● 前駆症状の有無：気分変調，頭重感，めまい，四肢のしびれ，吐きけ
原因・誘因	● 原因疾患の有無 ● 外的刺激：音，光など ● 生理的ストレス：疲労，睡眠不足，月経，妊娠 ● 精神的ストレス：恐怖
バイタルサイン	● 呼吸困難，呼吸数増加，動脈血酸素飽和度(SpO_2)[1]低下 ● 血圧上昇，頻脈
随伴症状	● 意識消失，失禁，瞳孔散大，発汗，チアノーゼ，筋肉痛，運動麻痺，感覚障害，言語障害 ● 二次的な障害：舌の咬傷，転倒・転落による外傷など

1)パルスオキシメータで測定した酸素飽和度を SpO_2 と表現する。

❾ 易感染状態

易感染状態とは●　細菌やウイルスなどの微生物が体内に侵入し，皮膚・粘膜・組織などに定着して増殖することを**感染**という。また，感染による疾患を**感染症**といい，その原因となった微生物を**病原体**という。人間はつねにあらゆる場所に存在する微生物からの感染の危険にさらされているが，通常は体内に備わっている免疫機能が作用し，感染をおこさない。

　易感染状態とは，免疫機能の低下などによって抵抗力が弱まり，微生物による感染症を発症しやすくなっている状態をいう。

　易感染状態にある患者は，①日和見感染[1]をおこしやすい，②感染を繰り返しやすい，③感染をおこした場合に重症化しやすく回復が遅いといった特徴がある。

■易感染状態のメカニズム

　免疫機能は，①**自然免疫**と②**獲得免疫**に大別される。

　①**自然免疫**　マクロファージや好中球などが，体内に侵入した異物を非自己と認識して排除するしくみである。

　②**獲得免疫**　T細胞・B細胞などが，一度侵入した異物を記憶し，再度侵入してきた際にすばやくその異物に対応する抗体をつくって排除するしくみである。

　免疫機能は多くの組織や器官のはたらきによって作用するため，それらの組織や器官のいずれかに障害があるとうまく機能しない。

1）日和見感染：通常病原性を示さないか，病原性が非常に弱い微生物が，とくに易感染状態にある患者に感染することをいう。

⮕ 表4-25　免疫機能が低下する原因

種類	おもな例
疾患	原発性免疫不全症候群，後天性免疫不全症候群（AIDS），血液疾患（白血病，再生不良性貧血，悪性リンパ腫など），自己免疫疾患（全身性エリテマトーデスなど），代謝性疾患（糖尿病など），悪性腫瘍など
薬剤・治療	抗がん薬・免疫抑制薬・ステロイド薬の使用，放射線治療
その他	年齢（新生児・乳幼児，高齢者），低栄養状態，精神的ストレス，喫煙習慣など

⮕ 表4-26　易感染状態を伴う患者の観察ポイント

項目	内容・留意点
感染徴候	●バイタルサイン：発熱，脈拍数増加，呼吸数増加，血圧上昇 ●感染の局所症状：発赤，腫脹，疼痛，熱感 ●感染の全身症状：悪寒，倦怠感，発汗，吐きけ・嘔吐，関節痛など
原因・誘因	●免疫機能を低下させる疾患・薬剤・治療の有無（⮕ 表4-25） ●低栄養，喫煙，皮膚状態と清潔保持状況 ●検査データ：感染徴候（白血球数，C反応性タンパク質〔CRP〕），栄養状態（総タンパク，アルブミン）

　免疫機能が低下する原因には，⮕ 表4-25 にあげたものがある。

■観察・看護のポイント

　感染をおこさないよう，**感染予防**のための援助を実施すると同時に，免疫機能を維持・向上するようはたらきかける。また，観察により感染を早期に発見し，重症化を防ぐ（⮕ 表4-26）。

１手洗いの徹底，感染源からの隔離

　人・動植物・食物・排泄物などあらゆるものが感染源になる危険性がある。看護師の手指を介した感染を防止するため，**一処置一手洗い**を原則にして，患者との接触前後に手洗い・手指消毒の実施を徹底する。

　また，感染源になりやすい人との接触を避けるよう，患者にマスクを着用したり，面会や外出などを制限する。さらに，患者の状態に応じて個室やクリーンルームの使用，動植物の接触制限，生野菜などの制限や加熱食の選択を行う。

２環境の調整

　床頭台やオーバーテーブルなどのほこりやよごれは，微生物の繁殖（はんしょく）の原因になる。室内，ベッド，ベッド周囲を清掃し，清潔を保つ。室内の温度・湿度を適切に調整し，皮膚・粘膜がもつ防御機能が発揮できるようにする。

３身体の清潔の保持

　入浴，部分浴，清拭，陰部ケア，口腔ケアなどによって全身の皮膚や粘膜を清潔にすることで，微生物の繁殖を防ぎ，免疫機能の向上をはかる。とくに口腔・鼻腔は，微生物の侵入経路であるだけでなく，食物残渣などによる細菌培地（ばいち）になる部位である。そのため，患者の状況に応じた口腔ケアの方法

を選択し，実施する。

　易感染状態の場合，小さな創傷でも感染をおこすおそれがある。爪を手入れしてひっかき傷をつくらないようにしたり，褥瘡を発生させないよう援助する。ドレーンやカテーテルを挿入している場合は，挿入部や接続部からの微生物の侵入を防ぐよう，これらの部位の清潔を保持するとともに，観察によって感染の早期発見に努める。

◢4 免疫機能の維持・改善に向けたケア

　低栄養状態は免疫機能を低下させる。衛生的に調理された栄養価の高い食事を摂取できるよう，食事の援助や指導を行い，栄養状態の改善をはかる。

　易感染状態の患者は，疾患・治療に対する不安があるだけでなく，感染防止のため外出制限や面会制限が行われるなどさらなるストレスが加わることが多い。過度な精神的ストレスは免疫機能を低下させるため，患者の気持ちを傾聴し，気分転換をはかるなどの精神的援助を行ったり，十分な休息がとれるよう環境を整える。

⑩　肥満・やせ

肥満・やせとは●　肥満とは，体脂肪過多の状態をいう。一方，やせとは，体脂肪過少を含む身長に対して体重が著しく少ない状態をいう。

　肥満・やせの判定には体脂肪量の評価が必要であるが，臨床では身長と体重の計測値から算出される指標で判定することが多い。

◢1 身長と体重の計測値から算出される指標

　①**体格指数（BMI**[1]**）**　BMI は以下の式で算出できる。体脂肪率と相関する（◗ 表 4-27）。

$$BMI = 体重(kg) \div 身長(m)^2$$

　②**肥満度**　肥満度は以下の式で算出できる。最も有病率が少ない BMI22 を標準値として，標準体重を求める。

$$標準体重(kg) = 身長(m)^2 \times 22$$
$$肥満度(\%) = 〔実測体重(kg) - 標準体重(kg)〕\div 標準体重(kg) \times 100$$

◗ 表 4-27　BMI による肥満判定分類（日本肥満学会 2016）

BMI	18.5 未満	18.5 以上 25 未満	25 以上 30 未満	30 以上 35 未満	35 以上 40 未満	40 以上
判定	低体重（やせ）	ふつう	肥満 1	肥満 2	肥満 3	肥満 4

＊スポーツ選手などで筋肉質の場合，BMI が高くても肥満とはいえない。

1）BMI：body mass index の略。

❷体脂肪量・体脂肪率の測定

体脂肪率測定器を用いて，体脂肪量・体脂肪率を測定する（◯表 4-28）。

■肥満・やせのメカニズム

肥満・やせは，体内での**摂取エネルギー**と**消費エネルギー**のバランスがくずれたことによりおこる。摂取エネルギーが消費エネルギーよりも大きい場合は肥満がおこり，逆に消費エネルギーが摂取エネルギーを上まわる場合はやせがおこる。

肥満は，**単純性肥満**と**症候性肥満**に大別される（◯表 4-29）。単純性肥満は，肥満の 90% を占め，原因が明確でない。一方，症候性肥満は，肥満の原因となる疾患がある。

やせは，**単純性やせ**と**症候性やせ**に大別される（◯表 4-30）。単純性やせは，体質や摂取エネルギー量の不足が原因である。一方，症候性やせは，やせの原因となる疾患がある。

肥満が進行すると，活動時に呼吸困難，動悸，下肢の関節痛がおこりやすいほか，高血圧，糖尿病，心疾患，睡眠時の低換気を合併しやすい。

やせが進行すると，易疲労感，倦怠感，冷え，筋力低下，思考力低下，成長・発達障害がおこる。さらに貧血，低アルブミン血症，免疫機能の低下などが出現しやすい。

◯表 4-28　体脂肪率による肥満度の判定

判定	男性	女性	
	全年齢	6〜14 歳	15 歳以上
軽度肥満	20% 以上	25% 以上	30% 以上
中等度肥満	25% 以上	30% 以上	35% 以上
重度肥満	30% 以上	35% 以上	40% 以上

◯表 4-29　肥満の分類と原因

分類	原因
単純性肥満	●食習慣・嗜好 ●遺伝的要因 ●相対的な運動不足
症候性肥満	●視床下部性肥満（満腹中枢がある視床下部の障害）：前頭葉腫瘍など ●内分泌性肥満（副腎皮質ホルモンの過剰分泌）：クッシング症候群，甲状腺機能低下症など ●遺伝性肥満（先天性異常）：ターナー症候群など ●薬物性肥満：ステロイド薬の使用

◯表 4-30　やせの分類と原因

分類	原因
単純性やせ	●食習慣・嗜好 ●遺伝的要因 ●相対的な運動過剰
症候性やせ	●食欲の低下・食事摂取量の減少：悪性疾患，神経性食欲不振症，咀嚼・嚥下障害，妊娠悪阻 ●栄養素の吸収・利用の障害：消化管切除後，膵臓疾患，1 型糖尿病 ●代謝の亢進：甲状腺機能亢進症，褐色細胞腫，発熱

⭕ 表4-31　肥満・やせを伴う患者の観察ポイント

項目		内容・留意点
体重の変化		• 肥満・やせの程度：BMI，肥満度，体脂肪率 • 体重の変化：体重が増加・減少しはじめた時期，経過
原因・誘因		• 食事摂取状況：摂取内容と量(脂質・糖質の多い食物)，摂取パターン(回数，過食，間食，就寝前の摂取，欠食)，嗜好 • 運動状況：運動・活動内容と量 • 精神的ストレス(食欲に転化することがある) • 家族歴：家族の肥満・やせの有無 • 疾患・使用薬剤
検査データ		• 栄養状態：アルブミン，ヘモグロビン，電解質
随伴症状・合併症	肥満	• 随伴症状：体動時の呼吸促迫・動悸，多汗，股関節痛・膝関節痛，腰痛，易疲労，便秘，月経異常，日常生活動作の低下，自尊感情の低下，抑うつ • 合併症：高血圧，心筋梗塞，動脈硬化，低酸素血症，糖尿病，痛風
	やせ	• 随伴症状：食欲低下，食べることへの嫌悪感，消化器症状，筋力低下，骨の突出，皮膚の乾燥，易疲労・倦怠感，体温低下，月経異常，思考力低下，日常生活動作の低下，自尊感情の低下，抑うつ • 合併症：貧血，脱水，低アルブミン血症による浮腫，感染症，褥瘡，ビタミン欠乏症，転倒・転落

■観察のポイント

　肥満・やせの原因について，現病歴や家族歴，食生活を中心とした生活全般，合併症を観察し，改善に向かうよう援助につなげる(⭕表4-31)。

■肥満の看護のポイント

1 食事指導

　栄養士と連携しながら，生活活動強度に見合った適切な摂取エネルギーと栄養素を摂取できるよう食事内容と量について指導する。

　過食を防ぐため，1日3食を規則正しく食べ，間食や「ながら食い」をせず，よく咀嚼しゆっくり食事をとるよう指導する。また，食事内容を記録し，不適切な食行動をみずから改善できるようにし，減量を長期にわたって継続できるようにする。

2 規則正しい生活と運動の支援

　運動はエネルギー消費による体脂肪の減少，筋肉量の増大による基礎代謝の亢進，ストレス解消による過食防止により，減量に効果がある。肥満がある場合，動作が緩慢で疲れやすいため，運動量が低下する傾向にある。運動を取り入れた1日の生活スケジュールを設定し，規則正しい生活習慣が身につくようにかかわる。

■やせの看護のポイント

1 栄養状態改善への援助

　摂取エネルギーを増やすよう援助する。栄養価が高く，消化・吸収のよい

食品を選択するとともに，食欲がわくよう食事環境を調整する。栄養状態が著しくわるい場合や経口的に食事が摂取できない場合，高カロリー輸液や経管栄養が行われることがある。その場合は異常の早期発見に努める。

② 安静の保持と保温

身体・精神活動によるエネルギー消耗を防ぐため，活動を制限し，精神面の安静を保つ。また，体表からの体温喪失によってエネルギーを消費しないように保温する。

③ 合併症の予防

骨が突出し，褥瘡ができやすいため，体位変換などによって予防する。貧血や筋力低下により歩行が不安定になり，転倒・転落をおこしやすい。ベッド周囲の環境調整や移動時の介助を行う。

④ 精神面への支援

神経性食欲不振症の場合は，体重の増加を恐れるために食事が摂取できないことがある。専門家によるカウンセリングが必要になることもある。

まとめ

- 痛みの感じ方には個人差があり，主観的である。
- 発熱とは，一般に平熱より1℃以上上昇している状態をいう。
- 脱水は，水欠乏性脱水（高張性脱水）・ナトリウム欠乏性脱水（低張性脱水）・混合性脱水（等張性脱水）に分類される。
- めまいは，回転性めまいと浮動性めまいに大別される。
- 易感染状態では，感染症にかかりやすく，重症化しやすく，再感染しやすくなる。

復習問題

❶ 〔　〕内の正しい語に丸をつけなさい。

▶痛みの程度を 0〜10 の点数で答える尺度は，〔①NRS・VAS・VRS〕である。

▶急性の炎症を伴う局所の痛みがある場合は〔②温・冷〕罨法を，炎症がなく血行不良から生じる痛みがある場合は〔③温・冷〕罨法を行う。

▶悪寒戦慄がある場合は，積極的に〔④保温・冷却〕する。

▶成人の体液量は，体重の〔⑤60・75・90〕％程度を占める。

▶成人の1日の水分摂取量は，〔⑥1,000・2,500・5,000〕mL 程度である。

▶ツルゴールが低下した場合，〔⑦貧血・脱水・浮腫〕の可能性を疑う。

❷ 次の文章の空欄を埋めなさい。

▶身長 165 cm，体重 60 kg の BMI は〔①　　〕である（小数点第2位を四捨五入）。

▶日本肥満学会の判定基準によると，肥満は BMI が〔②　　〕以上をいう。

B 呼吸器症状を示す患者の看護

1 呼吸困難

呼吸困難とは● **呼吸困難**とは，呼吸をするときに「息苦しい」「息が切れる」「息が詰まる」「空気を吸い込めない」などの不快感や苦痛を自覚し，呼吸をするときに大きな努力を必要とする状態をいう。

■呼吸困難のメカニズム

呼吸は脳幹(のうかん)にある**呼吸中枢**でコントロールされており，身体が必要とする酸素量に応じた呼吸が行われる。呼吸困難は，この呼吸中枢からの呼吸運動の指令が出されても呼吸運動が促進されない，あるいは呼吸運動が行われているにもかかわらず「呼吸が不十分」と異なる情報が呼吸中枢に伝わる場合に生じるとされる。呼吸困難の原因は，呼吸器疾患のほか，心疾患・貧血・神経症性障害などさまざまである（●表4-32）。

呼吸困難は，安静時にみられるものと，動作時にみられるものがある。呼吸困難は自覚症状であり，呼吸困難を意味する訴えが患者によって異なるため，程度の評価がむずかしい。そこで，呼吸困難の程度の評価には，**ヒュー-ジョーンズ分類**（●表4-33）などの指標を用いる。

血液中の酸素不足がおこると，努力呼吸(びよく)（鼻翼呼吸・肩呼吸・起座呼吸・

●表4-32 呼吸困難の分類

分類	特徴	原因疾患
肺性呼吸困難	肺における換気の減少	気管支喘息，肺炎，肺気腫，気胸など
心臓性呼吸困難	肺うっ血による呼吸面積の減少 PaO_2の低下による呼吸中枢の興奮	うっ血性心不全，弁膜症，心筋梗塞など
貧血性呼吸困難	酸素運搬能力の低下	重症貧血など
アシドーシス性呼吸困難	$PaCO_2$の上昇による呼吸中枢の興奮	糖尿病性アシドーシス，腎不全，尿毒症など
心因性呼吸困難	大脳からの刺激による呼吸中枢の興奮	過換気症候群，神経症性障害など
脳性呼吸困難	頭蓋内圧亢進による呼吸中枢の興奮	脳血管障害，脳腫瘍など

●表4-33 ヒュー-ジョーンズ分類

程度	具体例
I度	同年齢の健康者と同様の労作ができ，歩行，階段昇降も健康者なみにできる。
II度	同年齢の健康者と同様に歩行できるが，坂道・階段は健康者なみにはできない。
III度	平地でも健康者なみに歩けないが，自分のペースなら1.6km以上歩ける。
IV度	休みながらでなければ50m以上歩けない。
V度	会話・着がえにも息切れがする。息切れのため外出できない。

○表 4-34　呼吸困難を伴う患者の観察ポイント

項目	内容・留意点
出現状況	● 程度：患者の訴えの内容，ヒュー-ジョーンズ分類（○ 98 ページ，**表 4-33**）などによる評価 ● 発生時期：安静時，活動時，夜間など ● 呼吸状態：呼吸数，深さ，喘鳴 　・努力呼吸：鼻翼呼吸，肩呼吸，起座呼吸，下顎呼吸 　・呼吸パターン：正常呼吸，チェーン-ストークス呼吸，ビオー呼吸，クスマウル呼吸 ● 呼吸音聴取による副雑音[1]の有無（○ 100 ページ，**図 4-8**） ● 呼吸時の体位 ● 動脈血酸素飽和度（SpO_2）
随伴症状	● 胸部圧迫感，頻脈，不整脈，チアノーゼ，冷汗，四肢冷感，無気力，不安，傾眠状態，ばち状指
原因・要因	● 原因疾患と病状 ● 不安・恐怖

1）副雑音：胸部を聴診するとき，正常な呼吸音以外に聴かれる異常な肺音をいう。

下顎呼吸）・胸部圧迫感・頻脈・不整脈・チアノーゼ・冷汗・四肢冷感などの呼吸器系・循環器系の症状が出現するほか，無気力・不安・傾眠状態などの中枢神経系の症状も出現する。

　呼吸困難があると身体を動かすことがつらくなり，その結果，移動・食事・排泄・清潔行動・睡眠などの日常生活動作全般を自立して行うことがむずかしくなる。また，呼吸困難は窒息などの死への恐怖をいだかせ，その恐怖はさらなる呼吸困難の悪化をもたらす。

■観察・看護のポイント

　呼吸困難は，呼吸できないことで窒息などの死への恐怖を伴う症状である。すみやかに自覚症状を軽減するよう援助を行うと同時に，精神的な支援が必要となる。また，呼吸困難の程度に応じて，日常生活動作の範囲を設定し，過剰な負担をかけないようにする。呼吸困難を伴う患者の観察ポイントを○**表 4-34** に示す。

1 気道の確保
　痰や異物が気道内にある場合は，排痰や異物除去により気道を確保する。

2 酸素療法の管理
　病状に応じて，酸素療法が指示される。指示された量を確実に投与する。投与中は酸素療法の効果とともに，酸素投与による CO_2 ナルコーシスなどの合併症の発生がないか観察する。

3 体位の工夫
　患者がらくに呼吸できる体位を確認しながら，体位を調整する。横隔膜が下がると呼吸面積が広がり呼吸しやすくなるため，ギャッチベッドを利用したファウラー位（○ **図 4-9-a**），オーバーテーブルを利用した起座位（○ **図 4-9-**

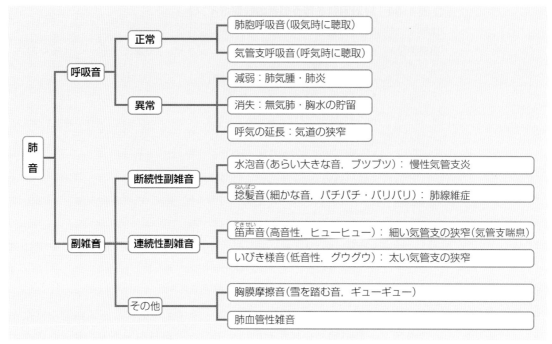

○図4-8　呼吸音・副雑音の分類

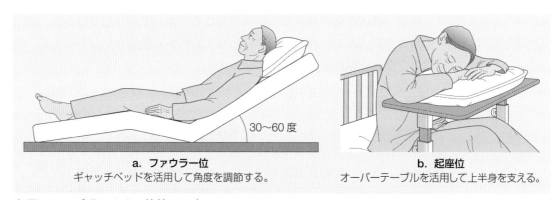

a. ファウラー位	b. 起座位
ギャッチベッドを活用して角度を調節する。	オーバーテーブルを活用して上半身を支える。

○図4-9　呼吸しやすい体位の工夫

b）を選ぶことが多い。

4 環境調整

適切な湿度・温度，清浄な空気を保つよう調整する。会話や体動による呼吸困難を誘発しないよう，面会の頻度や方法を調整する。

5 不安の軽減

不安や恐怖があると，脈拍の増加や換気量の増大につながり，呼吸困難が悪化する。頻回に訪室したり，呼吸が落ち着くまで付き添うことで不安の軽減をはかる。コミュニケーションをとるときは，安心感を与えるよう，低めの声でゆっくり話しかける，背中をタッチしながら話すなど，コミュニケー

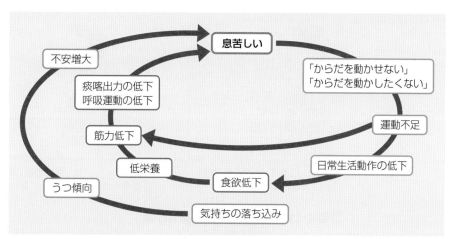

○ 図 4-10 　過度の安静による呼吸困難の悪循環

ションの方法を工夫する。

⑥ 運動・活動量の調整

　身体を動かすことで酸素消費量が増加し，呼吸困難を誘発する。酸素消費量が最小限となるよう，運動・活動を援助する。しかし，病態によっては，過度に安静を保つことで心肺機能と筋力が低下し，呼吸困難の悪化につながる（○ 図 4-10）。病状と呼吸困難の程度を見きわめながら，少しずつ日常生活の範囲を広げていくようかかわる。

⑦ 食事・排便の援助

　呼吸困難は，食欲低下をまねき，栄養状態の悪化と体力低下につながる。その結果，痰の喀出力の低下，免疫機能の低下がおこり，感染が生じやすくなる。したがって，消化がよく栄養バランスのよい食事が摂取できるように援助する。満腹になると胃がふくらみ，横隔膜が挙上して息苦しさが増すため，1 回量を少なくし，1 日 4〜5 回に分けて食事がとれるようにする。また，痰が喀出しやすくなるよう適切な水分摂取を促す。

　便秘があると，横隔膜が押し上げられて呼吸しにくくなるほか，排便時の努責（いきみ）によっても息苦しさが増す。スムーズに便通があるように，食事内容を工夫するなどして排便コントロールをはかる。

⑧ 感染予防

　呼吸困難があると清潔保持の行動ができなくなる。呼吸困難の程度に応じて，清拭・部分浴・シャワー浴など援助方法を選択しながら，全身の清潔を保持し，感染予防に努める。気道感染は呼吸困難を悪化させる。口腔ケアを行い，口腔の清潔を保つことで気道感染を予防する。

⑨ 安楽な呼吸の指導

　効果的な呼吸ができるよう，**口すぼめ呼吸**と**腹式呼吸**（○ 図 4-11）の方法を指導し，実施を促す。

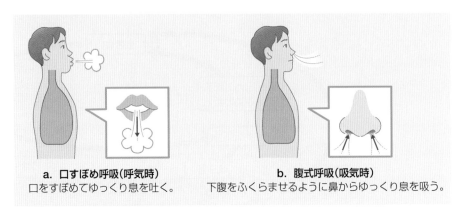

a. 口すぼめ呼吸(呼気時)
口をすぼめてゆっくり息を吐く。

b. 腹式呼吸(吸気時)
下腹をふくらませるように鼻からゆっくり息を吸う。

● 図4-11　口すぼめ呼吸と腹式呼吸

2 咳嗽・喀痰

咳嗽とは● 　**咳嗽(咳)**とは、気道内の異物や痰などを除去するためにおこる生理的防御反射で、高速で大量の呼気が急激に吐き出されることをいう。

喀痰とは● 　**喀痰(痰)**とは、気管からの分泌物、滲出液、漏出液、肺の空洞や腫瘍などの内容物に塵埃・異物、口腔・鼻腔などの粘膜から出た分泌物が混入したものをいう。口腔あるいは口腔外に喀出するにあたり、咳嗽が重要な役割を果たす。

　咳嗽と喀痰の性状は、病態を反映している(● 表4-35, 36)。

■咳嗽・喀痰のメカニズム

◢咳嗽のメカニズム

　機械的刺激(塵埃・痰・異物など)、化学的刺激(刺激性のガス、喫煙など)、温度刺激(冷たい空気など)、アレルギー性物質などが咽頭から気管支の粘膜を刺激することによって、延髄の**咳中枢**を興奮させ、横隔膜や肋間筋に伝わり、咳嗽がおこる。また心不全などの循環動態の変化によっても、刺激受容体が刺激され、咳嗽が引きおこる。

　1回の咳嗽で約2kcalのエネルギー消費があるため、持続する咳嗽は体力の消耗につながる。さらに呼吸困難、血圧上昇、睡眠障害、筋肉痛、肋骨骨折、尿失禁などの合併症をおこすおそれもある。

◢喀痰のメカニズム

　気道内に異物や細菌が侵入すると、気道表面をおおって保護している粘液が異物や細菌を取り込み、気管支上皮細胞の線毛運動によって声門まで運ばれる。通常は自然に飲み込んだり、再吸収されるため、痰として排泄されない。しかし、気管・気管支への刺激や疾患が加わると、粘液は過剰に産生された結果、異物や細菌などを含んだ痰が増加し、咳嗽によって喀出される。

⬭ 表4-35　咳嗽の性状と要因

種類	性状	要因
湿性咳嗽	喀痰を伴う咳嗽	過剰な気道の分泌物，滲出液，漏出液による刺激など
乾性咳嗽	喀痰を伴わない咳嗽	上気道（咽頭・喉頭）への機械的刺激，化学的刺激（煙，刺激性のガス），温度刺激，炎症や腫瘍による刺激など

⬭ 表4-36　喀痰の性状と要因

種類	性状	要因
粘液痰	粘りけのある痰	粘液分泌の亢進：気管支炎，上気道炎，喘息，かぜ症候群など
漿液性痰	さらさらした透明な水様性の痰	肺・気管支毛細管の透過性亢進：肺水腫[1]，肺胞上皮がん，喘息など
膿性痰	膿のような痰	細菌・真菌感染：細菌性肺炎，気管支拡張症など
血性痰	血液が混入した痰	気道・肺からの出血：気管支拡張症，肺結核，肺がんなど
泡沫性痰	泡を多く含む痰	肺循環のうっ血による漏出：肺水腫[1]など

1）肺水腫では，肺胞にもれ出た血液成分と肺胞の空気により，漿液性から泡沫状に変化する。

　痰が増加する要因には，呼吸器疾患のほか，大気汚染，塵埃・細菌の侵入，喫煙，乾燥，アレルギー，手術後などがある。痰が喀出されずに気道内に貯留すると，換気量が減少したり，痰を培地とした細菌感染がおこるおそれがある。

■観察・看護のポイント

　咳嗽・喀痰の原因と発生のメカニズムを理解したうえで観察する（⬭ 表4-37）。咳嗽は喀痰のために必要であるが，エネルギー消耗があることをふまえ，効果的な咳嗽ができるように援助する。

◼1苦痛の緩和

　咳嗽時の苦痛とエネルギー消耗を軽減するため，患者自身が安楽に感じる体位を調整する。一般に，激しい咳嗽があるときは，患者は自然に起座位をとる。創傷がある場合は，創傷部を押さえて咳をすると，振動による痛みを減らすことができる。

◼2痰喀出の促進

　①環境調整　室内の湿度を適切に保ち，痰の粘稠度を下げることで，喀出しやすくする。

　②水分摂取　心・腎機能に問題がない場合は1,500 mL/日以上を目安に水分摂取することで，痰の粘稠度を下げて喀出を促す。

　③効果的な咳嗽　吸気後に軽く口を開いて声門を開き，「ハーッ」とゆっくり長く空気をしぼり出したのち，「ハッ，ハッ」と速く短く空気を出すことで，痰の喀出を促す（ハッフィング）。

　④排痰法

（1）体位ドレナージ：痰の貯留部位を確認し，その肺区域が上になるように

⊙ 表4-37　咳嗽・喀痰を伴う患者の観察ポイント

項目		内容・留意点
出現状況	咳嗽	• 性状：乾性咳嗽・湿性咳嗽 • 頻度・持続時間・発生時期
	喀痰	• 性状：粘液痰・漿液性痰・膿性痰・血性痰・泡沫性痰 • 量・頻度・発生時期
随伴症状		• 呼吸困難，喘鳴，チアノーゼ，嗄声，動脈血酸素飽和度(SpO_2)低下 • 血圧上昇，疲労，睡眠障害，筋肉痛

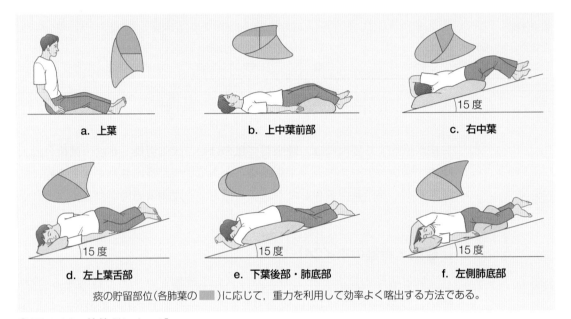

a.　上葉　　b.　上中葉前部　　c.　右中葉

d.　左上葉舌部　　e.　下葉後部・肺底部　　f.　左側肺底部

痰の貯留部位(各肺葉の ■)に応じて，重力を利用して効率よく喀出する方法である。

⊙ 図4-12　体位ドレナージ

体位をとり，重力によって痰を太い気管へ移動させる(⊙ 図4-12)。

（2）スクイージング：呼気に合わせて胸郭を圧迫して，痰を移動させる。

（3）バイブレーション：胸壁を介して肺に振動を与えて，痰を移動させる。

　⑤吸入療法　ネブライザーを用いて薬物を吸入し，痰の粘稠度を下げ喀出しやすくする。

　⑥一時的吸引　①〜⑤までの方法で痰が喀出できない場合は，機械的に痰を吸引する。

3 食事の援助

　咳嗽によるエネルギー消耗に対して，少量で栄養価の高い，かつ患者の好みに合う食品を摂取できるよう工夫し，体力の保持に努める。

4 口腔の清潔保持

　喀痰により口腔内が汚染されると，食欲不振や感染を引きおこす。口腔の清潔を保つよう口腔ケアを行う。

⑤患者指導

咳嗽による飛沫が周囲に飛び散らないように，ティッシュペーパーで口や鼻をおおう，マスクを着用するなどの咳エチケットをまもる必要性を説明する。

⑥薬物療法の管理

咳嗽に対しては，咳嗽の原因となる疾患の治療が優先される。咳嗽の苦痛が大きいにもかかわらず原因を取り除くことがむずかしい場合は，鎮咳薬が投与される。しかし，鎮咳薬は喀痰を抑制して状態を悪化させる場合があるので，安易には処方されない。

喀痰に対しては，去痰薬，気管支拡張薬，抗菌薬などの内服，吸入が指示される。

3 喀血

喀血とは● 喀血とは，気管・気管支・肺実質から出血した血液を喀出する状態をいう。出血量は数 mL の少量から 1 L 近くの大量になることもある。消化管からの出血である吐血(⤵ 128 ページ)と区別する必要がある(⤵ 表 4-38)。

■喀血のメカニズム

血管壁の障害，炎症，腫瘍，出血性素因などによる病変が肺内の血管に及び，咳嗽，努責，血圧上昇などの誘発刺激によって血管が破れて出血する。喀血の原因として⤵ 表 4-39 のようなものがある。

喀血は，貧血や出血性ショック，気道内の血液貯留によりガス交換障害がおこるなど，生命をおびやかす状態になりうる。また出血量にかかわらず，不安や恐怖をいだかせるなど精神面へ与える影響も大きい。

■観察・看護のポイント

喀血の原因により治療法は異なるが，**救命処置・止血処置**を行いながら，不安を緩和し，身体的安静を保持する。喀血を伴う患者の観察ポイントを⤵ 表 4-40 に示す。

①救命処置の援助

出血が多量の場合は，ただちに気道確保，酸素吸入，血管確保と輸液・輸

⤵ **表 4-38　喀血と吐血の違い**

項目	喀血	吐血
原因疾患	呼吸器疾患・心疾患・血液疾患など	食道・胃・十二指腸疾患など
発現状況	咳嗽時に排出	嘔吐時に排出
色	鮮紅色	暗赤色〜コーヒー残渣様
性状	泡沫あり，アルカリ性	泡沫なし，酸性(大量時はアルカリ性)

○ 表4-39　喀血の原因

種類	おもな例
血管壁の障害	肺塞栓症，肺水腫，僧帽弁狭窄症，心不全，大動脈瘤破裂
炎症	肺結核，気管支炎，気管支拡張症，肺炎，肺真菌症
腫瘍	肺がん
出血性素因	血小板減少症，播種性血管内凝固症候群（DIC）
その他	外傷，異物の侵入，肺吸虫症

○ 表4-40　喀血を伴う患者の観察ポイント

項目	内容・留意点
出現状況	● 出血量・回数・持続時間 ● 性状：色・泡沫
バイタルサイン	● 呼吸状態：回数，努力呼吸の有無，動脈血酸素飽和度（SpO_2） ● 血圧低下，意識障害
随伴症状	● 咳嗽，喀痰，呼吸困難，胸痛，喘鳴，貧血，チアノーゼ，嘔吐，発熱

血管理を行う。気道確保の際は，窒息や無気肺をおこさないよう，原則的に上半身を起こし，患側肺を下にした側臥位をとることで健側に血液が流れ込むのを防ぐ。また，窒息しないよう口腔内の血液を吐き出させる。自力で喀出できない場合は吸引を行うが，出血を誘発するおそれもあるため注意する。

■2 止血処置の援助

出血部位の止血方法には，止血薬の投与，気管支鏡による止血などがある。安全に処置が行われるよう準備・介助する。患側の胸部を氷嚢などによって冷却し，止血を促す。

■3 不安の緩和

喀血により不安・恐怖をいだき，パニック状態に陥ることがある。出血はとまることを伝えたうえで，ゆっくりと呼吸する，落ちついて血液を吐き出す，話さないことなどを説明しながら，緊張した雰囲気をやわらげる。

■4 口腔の保清

口腔内に血液が残っていると，吐きけがおこり再喀血を誘発する。冷水で含嗽をし，清潔を保つ。

■5 身体的安静の保持

十分に止血されるまで，安静が保たれるよう体位を工夫する。安静保持に伴い，清潔行動や排泄など制限される日常生活を援助する。食事は一般に喀血当日は禁食とし，翌日より状態に応じて開始されるが，刺激の強い食品は避ける。

まとめ

- 呼吸困難の程度の評価には，ヒュー−ジョーンズ分類などの指標が用いられる。
- 咳嗽は痰の排出のために必要であるが，エネルギーの消耗があることをふまえ，効果的に咳嗽できるように援助する。
- 咳嗽のある患者にはマスク着用などの咳エチケットをまもるよう指導する。

復習問題

❶ 〔　〕内の正しい語に丸をつけなさい。

▶呼吸困難がある場合は，口すぼめ呼吸や〔①胸・腹〕式呼吸の方法を指導する。

▶気管・気管支・肺実質に出血がおこり，口から排出されることを，〔②喀血・吐血〕という。

▶激しい咳嗽のみられる患者は，一般に〔③仰臥・座・腹臥〕位をとる。

▶体位ドレナージでは，痰が貯留した肺区域が〔④上・横・下〕になるように体位をとる。

▶喀血は一般に〔⑤鮮紅・暗赤〕色である。

❷ 次の文章の空欄を埋めなさい。

▶ヒュー−ジョーンズ分類で「休みながらでなければ 50 m 以上歩けない」のは，〔①　　　〕度とされる。

▶正常な呼吸音以外に聴取される異常な肺音を，〔②　　　　〕という。

C 循環器症状を示す患者の看護

1 貧血

貧血とは●　　貧血とは，血液中の**赤血球数・ヘモグロビン量・ヘマトクリット値**が基準値以下に減少した状態をいう。酸素の運搬を担う赤血球が減少することにより，全身の組織が**酸素欠乏**状態となり，さまざまな症状を引きおこす。

　貧血の判定の指標となるこれらの基準値は，年齢・性別により異なる。

■貧血のメカニズム

　貧血の原因はおもに3つに分けられる。

　①**赤血球産生の障害**　鉄欠乏性貧血，巨赤芽球性貧血，再生不良性貧血など。

　②**赤血球崩壊の亢進**　溶血性貧血など。

　③**出血**　出血後貧血など。

　貧血の症状は，息切れやめまい，倦怠感，易疲労感，微熱，頭痛，動悸など組織の酸素欠乏によるものである。貧血症状があると，活動範囲が制限されたり，起立や歩行の際に転倒するおそれがある。また抵抗力が低下し，感染をおこしやすくなる。

■観察・看護のポイント

　貧血が急激に進行した場合は症状を自覚しやすいが，軽度の貧血や進行が緩慢な場合は生体が酸素欠乏状態に慣れる（順応）ため，症状を自覚しにくい。したがって，観察は自覚症状や他覚症状だけでなく，検査データを対応させてみることが必要である（➡表4-41）。

■1食事指導

　体力を保持し，ヘモグロビンや赤血球の生成を促すため，高タンパク・高エネルギー・高鉄分・高ビタミンの食事を摂取する。貧血時は，食欲不振など消化器症状を訴えることがあるため，患者の好みに合った食品，消化のよい食品を取り入れるよう工夫する。また鉄分の多い食材の選択や調理方法な

➡表4-41　貧血を伴う患者の観察ポイント

項目	内容・留意点
出現状況	●自覚症状：呼吸困難，息切れ，めまい，倦怠感
	●他覚症状：顔面・口唇・眼瞼結膜・爪床の色調（蒼白），四肢の冷感
バイタルサイン	●呼吸数増加，頻脈，動脈血酸素飽和度（SpO_2）低下
検査データ	●赤血球数，ヘモグロビン量，ヘマトクリット値

どについて患者や家族が理解できるよう，栄養士の協力も得ながら指導する。

❷安静・保温

　運動は組織の酸素不足を助長し，息切れや動悸などが増強する。負担を軽くするため，貧血の程度に応じて安静を保持する。代謝の低下によって四肢の冷感がある場合は，電気毛布を使用するなど寝具を調節したり，衣類を調整する。また，足浴・手浴などを行い，血行の促進をはかる。

❸安全

　めまい・ふらつきがある場合，転倒するおそれがある。転倒や外傷を予防するよう，動作前に一呼吸おくなど，ゆっくりした動作を促したり，歩行を介助する。また，はき物を含めたベッド周囲の環境調整を行う。

❹感染予防

　酸素不足から全身機能が低下し，抵抗力が低下する。全身の皮膚や粘膜の清潔を保つことによって，感染を予防する。

❺薬物療法の管理

　貧血の原因に応じて薬物療法が行われる。鉄剤を服用する場合は，吐きけ・嘔吐・便秘・下痢など消化器症状の出現に注意する。

❷ 出血傾向

出血傾向とは●　血管の破綻によって血液が血管の外に流出することを**出血**という。通常は，出血すると血液中の血小板，凝固因子，血管のはたらきにより，出血を防ごうとする（**止血機能**）。**出血傾向**とは，止血機能が低下し，わずかな刺激で簡単に出血し，いったん出血すると血がとまりにくくなる状態をいう。

■出血傾向のメカニズム

　出血傾向は，止血機能に関係する血管・血小板・凝固因子のいずれかに障害がおこることによって発生する（→表4-42）。

　これらの原因に物理的な刺激（転倒，摩擦，圧迫，咳嗽，努責，運動，採血・注射などの処置），温熱刺激，飲酒，薬物の副作用などが誘因として加わることで出血がおこる。

　出血は，身体のさまざまな場所でおこる。鼻出血や血尿のように体外に出血するだけでなく，皮下出血や頭蓋内出血のように体腔・臓器内・組織内にもおこる（→図4-13）。

→表4-42　出血傾向の原因

種類	おもな例
血管の障害	血管性紫斑病，壊血病など
血小板の異常	特発性血小板減少性紫斑病，再生不良性貧血，急性白血病など
凝固因子の異常	血友病，ビタミンK欠乏症，播種性血管内凝固症候群（DIC）

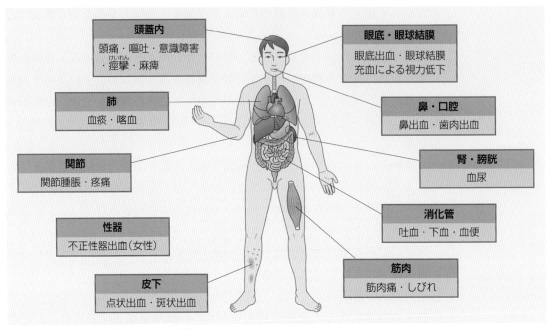

頭蓋内
頭痛・嘔吐・意識障害
・痙攣・麻痺

眼底・眼球結膜
眼底出血・眼球結膜
充血による視力低下

肺
血痰・喀血

鼻・口腔
鼻出血・歯肉出血

関節
関節腫脹・疼痛

腎・膀胱
血尿

性器
不正性器出血（女性）

消化管
吐血・下血・血便

皮下
点状出血・斑状出血

筋肉
筋肉痛・しびれ

○図4-13　出血部位とおもな症状

○表4-43　出血傾向を伴う患者の観察ポイント

項目	内容・留意点
出血徴候	● 部位：皮膚，粘膜，関節，筋肉，深部組織，尿，便 ● 出血の仕方：点状出血，斑状出血，血腫
検査データ	● 血液凝固にかかわる検査値：血小板数，出血時間，凝固時間，プロトロンビン時間(PT)，活性化部分トロンボプラスチン時間(APTT)，フィブリノーゲンなど
出血の誘因	● 物理的な刺激：転倒，摩擦，圧迫，咳嗽，努責，運動，採血・注射などの処置 ● 温熱刺激 ● 飲酒，薬物の副作用

■観察・看護のポイント

　出血がおこると，貧血や頭蓋内出血，出血性ショックなど重篤な病態につながるおそれがある。出血傾向の程度と出血の誘因，出血徴候を観察し，予防的な援助を行う（○表4-43）。

１出血予防

　わずかな外力で出血するだけでなく，止血も困難であるため，出血予防が重要である。

　①摩擦・打撲・転倒の予防　寝具・寝衣のしわをのばす，ベッドなどの備品のかどをおおうなど物理的刺激が加わらないようにする。ベッド周囲，廊下の環境を整え，転倒を防ぐ。患者に摩擦・打撲・転倒に留意するよう説明する。

　②うっ血・圧迫の予防　採血時の駆血帯や血圧測定時のマンシェットの長

時間の装着を避ける。ゴムのきつい下着や寝衣を避ける。

③**便秘予防**　排便時の強い努責は肛門出血や脳出血を引きおこすおそれがある。便通を整えるよう援助する。

④**爪の手入れ，口腔ケア，清拭**　長い爪によって皮膚を傷つけないよう爪を手入れする。歯ブラシはやわらかい材質のものを使用する。清拭など清潔ケアを行うときは，局所に強い圧をかけない。

❷止血

採血や注射など針を穿刺した場合は血腫（けっしゅ）をつくりやすいため，頻回な行為は避ける。実施後は適度な圧力で圧迫し，十分に止血する。

❸ 動悸

動悸とは●　動悸とは，ふだん感じない心臓の拍動を不快感として自覚する状態をいう。症状の感じ方は人それぞれ異なり，「胸がドキドキする」「脈が飛ぶ」「息が詰まる」などさまざまな表現がされる。われわれは通常，激しい運動のあと，緊張や興奮のように心拍数が増加するときなどを除いて，心臓の拍動を意識することはほとんどない。一方，特別な理由がないにもかかわらず，心臓の拍動を自覚することがある。臨床場面で重要なのは，なんらかの疾患によっておこった動悸である。

■動悸のメカニズム

心臓は休むことなく規則的に収縮・拡張を繰り返し，血液を全身に送り出している。これは，心臓拍動のペースメーカーとなる洞房結節（どうぼう）でおこった電気的興奮が左右の心室に伝わり，収縮することで行われる。心臓が洞房結節からの刺激で規則正しく動くことを**洞調律**という。成人の心臓は，通常60〜80回/分程度収縮している。

動悸の原因は，①生理的なもの，②心疾患に伴うもの，③全身性疾患によるもの，④薬物など外因性のもの，⑤心因性のものがある（◎表4-44）。これらの原因が刺激となっておこった心臓の調律異常や，収縮力の異常を動悸と

◎**表4-44　動悸の原因**

種類	おもな例
生理的なもの	運動，労作，排泄，精神的興奮
心疾患に伴うもの	頻脈性不整脈，徐脈性不整脈，弁膜症，先天性心疾患，虚血性心疾患，心不全
心疾患以外の疾患・病変によるもの	甲状腺機能亢進症，褐色細胞腫，貧血，発熱，低血糖，呼吸器系疾患
外因性のもの	薬剤：カテコールアミン，抗コリン薬などの使用 嗜好品：タバコ，アルコール，コーヒーなどの摂取
心因性のもの	心臓神経症，不安神経症，過換気症候群，更年期障害

○表4-45　動悸を伴う患者の観察ポイント

項目	内容・留意点
出現状況	●動悸の感じ方・程度・持続時間 ●発生状況（安静時・起床時・入浴時など）
バイタルサイン	●頻脈・不整脈の有無，脈拍の緊張度 ●血圧低下 ●12誘導心電図，モニタ心電図
随伴症状	●四肢冷感，冷汗，めまい，意識低下，呼吸困難
原因・誘因	●原因疾患 ●薬剤（抗コリン薬など），タバコ，アルコールなどの摂取 ●精神的ストレス

して感じる。

　感じやすさは個人差が大きく，顕著な不整脈でもまったく動悸を自覚しない人もいる。一方，心臓神経症や不安状態では，心拍数は正常であっても強い動悸を訴えることがある。このように動悸の出現には心理的要因も大きく関与する。

■観察・看護のポイント

　動悸の訴えがあったときは，それが生理的な要因によるものか，疾患によるものなのかを判断するため，適切に観察を行う（○表4-45）。緊急性を見きわめたうえで，すみやかに治療やケアにつなげるとともに，精神面への援助，自己管理への援助を行う。血圧低下など循環不全の徴候がみられる場合は，緊急治療が必要になる。

■1 安静，誘発因子の除去

　動悸が出現した場合は，まず安楽な姿勢をとり，安静を保つ。動悸を誘発する過度な運動・労作を避け，飲酒・喫煙を制限する。

■2 日常生活の援助

　どのようなときに症状が発生するのか，生活動作の関連を確認する。可能な生活動作を見きわめ，必要に応じて日常生活を援助する。

■3 精神面への援助

　精神的緊張や不安は，心拍数や心拍出量を増大させ，動悸を増強させる。患者の気持ちを傾聴するとともに，音楽鑑賞や読書などその患者に合ったリフレッシュ方法を提案するなど，精神的な安定をはかるよう工夫する。

■4 薬物療法の管理

　動悸の原因に対して薬物が投与されることが多い。作用・副作用を理解したうえで投与し，その後の観察を行う。患者が自己管理できるか確認し，必要な服薬支援，指導を行う。

4 チアノーゼ

チアノーゼとは●　チアノーゼとは，体表の毛細血管の多い皮膚や粘膜（爪床・指先・口唇など）が**青紫色**や**暗赤色**を呈する状態をいう。毛細血管を流れる血液中で脱酸素化ヘモグロビン量が増えるとあらわれるが，皮膚の色素や厚さによって見え方が異なる。ヘモグロビン量の少ない貧血患者では出現しにくい。

■チアノーゼのメカニズム

　呼吸によって取り込まれた酸素は，赤血球中のヘモグロビンと結合し，全身の組織に運搬される。この酸素を運搬するはたらきをもつ酸化ヘモグロビンは，血流にのって末梢の組織，細胞に酸素を受け渡すと脱酸素化ヘモグロビンに変化する。一般に，毛細血管を流れる血液の脱酸素化ヘモグロビン量は 2.0〜2.5 g/dL であるが，5 g/dL 以上になるとチアノーゼが出現する。なお，もともとのヘモグロビン量が少ない貧血患者では，脱酸素化ヘモグロビンが 5g/dL 以上になりにくいため，チアノーゼが出現しにくい。

　チアノーゼは，**中枢性チアノーゼ**と**末梢性チアノーゼ**に分類される（◯ 表4-46）。

■観察・看護のポイント

　チアノーゼは組織の酸素供給が不足したことによっておこる症状で，重篤な病状の可能性がある。チアノーゼの原因や出現状況を把握し，すみやかに援助につなげる。チアノーゼを伴う患者の観察ポイントを ◯ 表 4-47 に示す。

1酸素療法の管理
　酸素療法が必要な場合は，指示に基づいて，適切な量・方法で酸素を投与する。投与中はチューブの屈曲や接続部の外れがないかなどの酸素投与状況や CO_2 ナルコーシスなど酸素投与による合併症の有無を適宜観察する。

2保温
　寒冷によりチアノーゼが出現している場合は，室温の設定温度を上げるほか，掛け物・衣服・手袋・靴下などで身体を保温し，末梢の血液循環の改善をはかる。

◯ 表 4-46　チアノーゼの分類と特徴

分類	原因疾患	出現部位	特徴
中枢性チアノーゼ	●先天性心疾患（ファロー四徴症など） ●肺機能障害（肺気腫・肺炎など） ●異常ヘモグロビン症	口唇 口腔粘膜 爪床	●動脈血酸素飽和度は低下。 ●ばち状指，多血症を伴うことがある。
末梢性チアノーゼ	●心不全などの心拍出量低下 ●寒冷刺激による血管収縮，レイノー現象 ●動脈閉塞性疾患，静脈閉塞性疾患	四肢末梢 顔面	●動脈血酸素飽和度は正常またはわずかに低下。

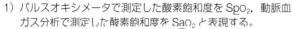

表4-47　チアノーゼを伴う患者の観察ポイント

項目	内容・留意点
出現状況	● 部位：顔面，四肢末梢，爪床（◯図4-14），口腔粘膜，口唇
バイタルサイン	● 呼吸状態：呼吸回数，リズム，呼吸型，動脈血酸素飽和度（SpO_2）[1] ● 循環状態：血圧，脈拍
検査データ	● 動脈血ガス分析：動脈血酸素分圧，動脈血酸素飽和度（SaO_2）[1]
随伴症状	● 呼吸に関連した症状：呼吸困難，息切れ，倦怠感など ● 末梢冷感などのショック症状 ● ばち状指の有無

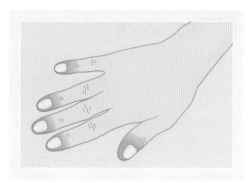

図4-14　末梢性チアノーゼ（爪床・指先）

1）パルスオキシメータで測定した酸素飽和度を SpO_2，動脈血ガス分析で測定した酸素飽和度を SaO_2 と表現する。

5 浮腫

浮腫とは●　体液は，血管内に存在する**血漿**，身体の組織の細胞と細胞の間に存在する**組織間液**（間質液），および細胞内にある**細胞内液**に分けられる。

浮腫とは，体内の水分代謝がなんらかの原因により障害された結果，組織間液が異常に増加し，組織間隙や体腔に貯留した状態である。

全身の皮下組織や体腔に水分が貯留すると，はれぼったい感じになり，指先で圧迫した際に**圧痕**（◯図4-15）が生じる。このように外から観察できる**顕性浮腫**のほか，観察できない**潜在性浮腫**がある。

■浮腫のメカニズム

通常，身体では，組織間の水分を血管に引き寄せようとする膠質浸透圧と，血管の水分を組織に移動させようとする血管内圧という2つの要素が水分移動のバランスをとっているため，浮腫はおきない。これがなんらかの原因によって，膠質浸透圧の低下，毛細血管内圧の上昇，リンパ管の障害，毛細血

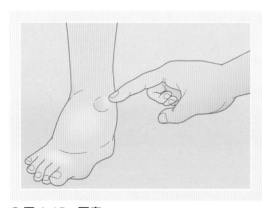

指先で軽く圧迫した際にくぼみのような痕（圧痕）が残る。圧痕が深いほど，もとに戻るのに時間がかかるほど，浮腫の程度は高度になる。

図4-15　圧痕

○ 表 4-48　浮腫の種類と原因

種類		考えられる疾患・原因	特徴
全身性浮腫	心臓性	心不全，心膜疾患	● 身体の下方に出現
	腎性	ネフローゼ症候群，腎不全，腎炎	● 眼瞼など顔面に出現 ● ネフローゼ症候群：全身に出現
	肝性	肝硬変	● 腹水を伴うことが多い
	内分泌性	粘液水腫，クッシング症候群，月経前浮腫	● 粘液水腫：圧痕が残らない ● クッシング症候群：下半身に出現
	低栄養性	飢餓，悪性腫瘍，貧血，慢性下痢などによる低タンパク血症	● 身体の下方に出現
	妊娠時浮腫	妊娠	● 身体の下方に出現
	その他	特発性浮腫	
局所性浮腫	静脈性	静脈血栓症，腫瘍，静脈瘤などによる静脈の圧迫	
	リンパ性	リンパ管炎，悪性腫瘍転移によるリンパ閉塞	
	炎症性	蕁麻疹，蜂巣炎	● 発赤・発熱・疼痛を伴う
	血管神経性	クインケ浮腫	

管の透過性亢進などがおこると，水分移動のバランスが保てなくなり，浮腫が生じる。

　浮腫は，全身におこる**全身性浮腫**と，局所的におこる**局所性浮腫**に分けられる（○ 表 4-48）。

　浮腫が出現すると，体重の増加，尿量の減少，末梢循環がわるくなることによる四肢の冷感がおこる。また組織の酸素不足と抵抗力の低下によって，感染をおこしやすくなる。

■観察・看護のポイント

　浮腫の原因によって出現部位が異なる。定期的な体重測定と水分出納の確認を行う。浮腫を伴う患者の観察ポイントを○ 表 4-49 に示す。

■1 浮腫の軽減

　浮腫のある部位を挙上したり，自動・他動運動を行って，浮腫の軽減をはかる。浮腫のある皮膚は血行がわるく冷感を生じやすい。寝具の調節や部分浴により保温し，末梢循環を改善することで冷感と浮腫を緩和する。

■2 皮膚の保護と清潔

　浮腫がある部位の皮膚は薄く傷つきやすいだけでなく，乾燥によりバリア機能が低下して感染をおこしやすい。皮膚を清潔に保ち，保湿クリームなどで保湿する。また皮膚が傷つかないよう，やわらかい素材の衣類を選択する。

■3 圧迫の除去・褥瘡予防

　浮腫があると末梢循環がわるくなり，褥瘡がおこりやすい。寝衣や寝具のしわを十分にのばし，局所への圧迫を除去することで褥瘡を防ぐ。また循環を阻害しないよう衣類はゴムなどのしめつけが強すぎないものを選択する。

⭢表 4-49　浮腫を伴う患者の観察ポイント

項目	内容・留意点
出現状況	・部位：全身/局所(顔面, 足背部, 下腿, 手背など) ・程度：圧痕(⭢114ページ, 図 4-15), 周囲径 ・時間による程度の変化 ・体重増減の程度 ・水分出納(水分摂取量, 尿量)
随伴症状	・倦怠感, 四肢の冷感, 皮膚の乾燥, 尿量減少, 息切れ, 運動障害
原因	・原因疾患の有無と病状

4 環境の調整

　下肢の浮腫があると感覚が鈍くなりバランスがとりにくくなる。そのためふらつきや転倒をおこすおそれがある。安全に歩行できるようベッド周囲を整理し, はき物を調整する。

5 食事療法の管理

　①塩分制限　浮腫はナトリウムと水の排泄が障害されておこるため, これらの摂取を制限する。

　②タンパク質の摂取または制限　低タンパクによる浮腫の場合は, 指示されたタンパク質を摂取できるようにする。一方, 腎炎などタンパク代謝産物の排泄が障害されている場合は, タンパク質の摂取が制限される。

6 薬物療法の管理

　浮腫の改善のため利尿薬が投与されることがある。低カリウム血症など電解質のバランスがくずれやすいため, 与薬の効果とともに副作用を観察する。

6 ショック

ショックとは●　ショックは, なんらかの原因によって血圧が急激に低下し, 全身の重要な臓器・組織へ十分な血流が保てなくなった状態のことである。血流が十分に保てないと, 細胞への酸素の供給ができないため, 細胞の代謝障害や, 脳・腎臓・肝臓・心臓などの臓器の障害がおこる。そのため, ショックに対する適切な対応が遅れるなど, これらの臓器への血流がすみやかに回復しないと, その臓器は機能不全に陥り, 死にいたることがある。

■ ショックのメカニズム

　ショックのおもな原因には, 循環血液量の減少, 心臓のポンプ機能の障害, 血管の閉塞による血液循環の低下, 末梢血管の急激な拡張による血圧低下がある(⭢表 4-50)。

　ショック時に急激にみられる共通の症状として, ①蒼白, ②虚脱, ③冷汗, ④脈拍触知不能, ⑤呼吸不全があり, ショックの5徴候といわれる。ショックが進行した結果, 昏睡, 多臓器不全, 播種性血管内凝固症候群

◯ 表 4-50　ショックの分類

分類	機序	おもな原因
循環血液量減少性ショック	循環血液量の減少	● 出血（外傷・消化管出血・大動脈瘤破裂など） ● 体液喪失（熱傷・脱水・嘔吐・下痢など）
心原性ショック	心臓のポンプ機能の障害	● 心筋障害（急性心筋梗塞・心筋症・弁膜症など） ● 不整脈
閉塞性ショック	血管の閉塞による血液循環の低下	● 心タンポナーデ・肺塞栓・緊張性気胸
血管分布異常性ショック	末梢血管の急激な拡張による血圧低下	● 感染性ショック：重症感染症 ● アナフィラキシーショック：薬物など原因物質によるアレルギー ● 神経原性ショック：脊髄損傷・心因反応・迷走神経反射など

◯ 表 4-51　ショックを伴う患者の観察ポイント

項目	内容・留意点
出現状況	● 血圧：血圧低下 ● 脈拍：頻脈，微弱，**触知不能**，不整脈 ● 意識：意識障害，不穏・興奮，**虚脱** ● 呼吸：頻呼吸，浅呼吸，呼吸困難，**呼吸不全** ● 尿量：尿量減少（乏尿・無尿） ● 皮膚：**蒼白**，チアノーゼ，**冷汗**，体温低下，四肢冷感 ● 代謝：アシドーシス（しびれ感，振戦）

＊ショックの5徴候を**太字**で示す。

（DIC[1]）をおこし，最悪の場合は死にいたる。

■観察・看護のポイント

ショックの種類・進行状態によって重篤な病態に陥るため，緊急性の高い対応が必要となる。注意深い観察と適切な対応が求められる（◯ 表 4-51）。

■一次救命処置

ショックを発見したら，ただちに気道確保，人工呼吸，胸骨圧迫，AED などの救命処置を行う。初期対応が予後に影響を及ぼす。

■治療・処置の介助

呼吸・循環・代謝を維持・回復するための治療・処置が行われる。治療・処置が迅速かつ確実に行われるよう援助する。

①**心電図モニタ，動脈ライン，膀胱留置カテーテル挿入および介助**　循環動態の観察に必要なモニタリング機器の装着の介助と観察を行う。

②**血管確保**　静脈路を確保し，薬物を投与できるようにする。

③**薬物療法・輸血療法**　指示された薬物をすみやかに準備する。使用目的や副作用を理解したうえで確実に投与し，投与後は十分に観察する。

1）DIC：disseminated intravascular coagulation の略。

④**呼吸管理**　気道確保，吸引などによる痰の除去，酸素吸入など呼吸管理を行い，全身への酸素供給をはかる。

❸体位の調整

体位は仰臥位を基本とし，保温に努める[1]。血圧上昇を期待して，下肢挙上を応急処置として実施することもある。ただし，心原性ショックの場合，心臓の負荷を増大させるおそれがあるため行わない。体位変換や移動は，循環動態に影響を与えないようゆっくり行う。

❹苦痛や不安に対する援助

苦痛や不安は交感神経を興奮させ，身体的状況を悪化させる。身体的苦痛を軽減するための援助を行うほか，処置についての説明や不安を取り除くための言葉がけを行うことで患者の精神的安定をはかる。

まとめ

- 貧血は，軽度の場合や進行が緩慢な場合に症状を自覚しにくい。
- 出血傾向になると出血しやすく，止血がむずかしくなるため，出血予防のために原因・誘因を取り除く。
- 動悸の感じ方は個人差が大きく，不整脈があっても自覚しない人がいる一方，心拍数が正常であっても心理的要因から動悸を訴える人がいる。
- ショックの5徴候は，①触知不能，②虚脱，③呼吸不全，④蒼白，⑤冷汗である。

復習問題

❶〔　〕内の正しい語に丸をつけなさい。

▶貧血になると〔①酸素・二酸化炭素〕欠乏状態となり，息切れ・倦怠感などがおこる。

▶パルスオキシメータで測定できるのは，〔②SaO_2・SpO_2〕である。

▶指先で圧迫して圧痕が生じる場合は，〔③貧血・脱水・浮腫〕の可能性を疑う。

❷次の文章の空欄を埋めなさい。

▶通常は自覚しない心臓の拍動を不快に感じる状態を，〔①　　　〕という。

▶毛細血管を流れる血液の脱酸素化ヘモグロビンが5g/dL以上になると，〔②　　　〕が出現する。

▶急激な全身性の循環障害であり，諸臓器の血流量が維持できずに細胞への酸素供給ができなくなる状態を〔③　　　〕という。

1）日本蘇生協議会：JRC蘇生ガイドライン2020．p.351，医学書院，2021.

D 消化器症状を示す患者の看護

1 摂食・嚥下困難

摂食・嚥下困難● とは

摂食・嚥下とは，食べ物を認識し，口に運んでかみ，飲み込んで食道へ運ぶ一連の動作をいう。摂食・嚥下困難は，これらの一連の動作のどこかに障害が生じた状態をいう。

■摂食・嚥下のメカニズム

摂食・嚥下は，食欲，食べ物の認識，食事動作，口唇・口腔内の状態，顎関節の動きなどに影響される。上下の歯を合わせたり，すり合わせたりして食べ物をかむことを咀嚼という。固形物の咀嚼は嚥下の前提となる運動であり，顎関節，咀嚼筋，表情筋，舌が協調し，食べ物をかみ砕きながら唾液とまぜ合わせ，嚥下できる食塊をつくる。

摂食・嚥下の一連の動作は，①先行期，②準備期，③口腔期，④咽頭期，⑤食道期の5つに分けられる（○図4-16）。

1 先行期

食べ物を認識し，食べる量や速さを判断する。

2 準備期

随意運動により食べ物を口に運び，咀嚼する。

3 口腔期

随意運動により食塊を咽頭に送り込む。

4 咽頭期

食塊が咽頭に触れると迷走神経・舌咽神経が刺激され，延髄にある嚥下中枢に伝わり，嚥下反射がおこる。舌骨，甲状軟骨の挙上により，直立した状態の喉頭蓋は水平方向に変化し，食塊が咽頭を通過するときには気管入り口をおおって食塊を左右の側方から通過させる。このとき同時に，舌は挙上して口蓋につくことで口からの呼吸をとめ，鼻腔と咽頭の空気の通り道は軟口

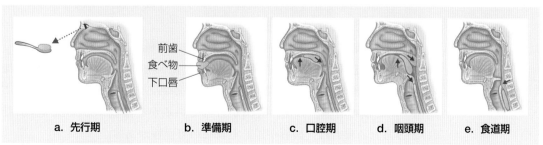

a. 先行期　　b. 準備期　　c. 口腔期　　d. 咽頭期　　e. 食道期

前歯
食べ物
下口唇

○図4-16　摂食・嚥下の一連の過程

蓋と咽頭後壁により閉鎖され，声門も閉じられている。この嚥下運動は不随意であり，口唇を閉じて下顎骨を固定することができないと，食塊を飲み込めない。

5 食道期

食塊が食道に達すると食道入り口が弛緩し，食道の蠕動運動と重力によって噴門に送られる。この運動も不随意である。

■ 摂食・嚥下困難の原因

1 先行期の障害

認知症や意識障害では，食べ物を食べ物として認識できなかったり，食べ方がわからなくなることがある。そのため食欲不振となり，摂食困難となる。

2 準備期の障害

齲歯，歯周病，義歯が合わない，顎関節・口腔内・舌の炎症や痛み，顎関節・舌の動きの障害，口唇の不完全閉鎖，唾液の減少などにより，咀嚼して食塊をつくることができない。

3 口腔期の障害

舌・口唇・頰・顎の動きの障害により，食塊を咽頭に送ることができない。

4 咽頭期の障害

急性扁桃炎，扁桃周囲腫瘍，放射線治療による粘膜炎などにより嚥下痛が強いと，固形物を飲み込むことができない。

5 食道期の障害

食道の狭窄や蠕動運動の障害，迷走神経障害による麻痺は食塊の通過障害をおこす。食道の上部から中部の狭窄では食塊がつかえる感じ，下部の狭窄では食塊の停滞感がある。異物により食道が狭窄することもある。

6 その他の障害

加齢により歯の喪失，唾液分泌の低下，咀嚼力の低下，嚥下反射の遅延，咳反射の低下などがおこりやすい。局部麻酔，睡眠薬，抗痙攣薬なども嚥下障害の原因となる。

■ 観察・看護のポイント

摂食・嚥下困難を伴う患者の観察ポイントを⤴ 表 4-52 に示す。

1 摂食・嚥下困難の状況の把握

認知症の有無・程度，食欲や食べ物の認識の有無，口唇・口腔内の状態，顎関節の動きを観察する。また，どのような食べ物でむせや咳込みがみられるか，嚥下困難の程度は固形物と液体で違いがあるのかを観察する。さらに，齲歯・歯周病の有無，残歯，義歯が合っているかを確認する。流涎（よだれ）がみられる場合は，口唇が閉じられない可能性がある。

◯ 表4-52　摂食・嚥下困難を伴う患者の観察ポイント

項目	内容・留意点
バイタルサイン	● 体温，脈拍，呼吸
発現状況	● 摂食・嚥下困難をおこす食べ物の種類・量・内容・形態・大きさ，食事の所要時間 ● 口腔内の食物残渣の有無・量 ● 飲み込みにくさ，つかえ感，むせ，咳込みの有無・程度 ● 舌・口唇・頰・顎の動きにくさの有無・程度
随伴症状	● 吐きけ・嘔吐，痰の増加，食欲不振，体重減少，低栄養状態，脱水，嗄声，舌のもつれ，構音障害

2 嚥下機能の評価

　随意的に嚥下反射をおこす能力を評価する方法として，①反復唾液嚥下テスト，②改訂水飲みテスト，③フードテスト（食物テスト）などがある。それぞれ唾液，冷水，食物（プリンなど）を患者に飲み込んでもらい，嚥下の状態を評価する。

3 嚥下訓練

　食事の前に舌・口唇・頰・顎の運動やマッサージをしたり，唾液や少量の水分を飲み込む練習をしたりする。話をしたり歌を歌ったりすることも舌・口唇・頰・顎を動かすことにつながる。

4 食事の体位

　通常，食塊や唾液が気管に入りそうになっても，むせや咳込みにより誤嚥は防がれるが，高齢者ではむせや咳込みがなく食塊や唾液が気管に流れることがあり（不顕性誤嚥），窒息や誤嚥性肺炎の危険がある。食事の際は90度の座位で頸部の位置を維持することが望ましいが，それができない場合はファウラー位をとる。ただし，下顎を上げて頸部を伸展させると気道が開き誤嚥しやすくなるので，頭部の下に枕を入れて頸部前屈の姿勢をとる。食事中および食後は上体を起こした姿勢を保持する。

5 食事介助

　摂食・嚥下困難の状態に合わせて食事の形態を選択する。脱水になる可能性があるため，液体へのむせや咳込みがみられる場合は補助食品や増粘剤を用いて水分を摂取できるようにし，患者のペースでゆっくり食事をする。しかし，食事時間が長いと疲労し食事が苦痛になるため，全量摂取を目ざすのではなく，摂食・嚥下困難が少しずつ改善されることを目標にする。

　食事介助をするときは，小さいスプーンを使用したり小さく切り分けたりして1回に口に入れる量を調整する。口を閉じたのち喉頭隆起（のど仏）が上下することが嚥下の目安となる。また，口の中に食物残渣がないことを確認する。舌や顔面の麻痺がある場合は，健側に食べ物を入れる。

　細く長いコップは下顎を上げて飲まなければならないため，頸部前屈のまま飲めるコップを用意する。必要に応じて，食べ物をつかみやすいスプー

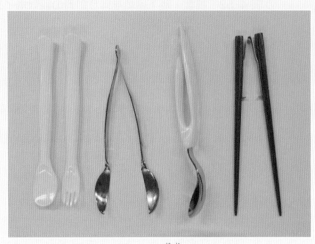

重さ，大きさ，食べ物のつかみやすさ，把持(はじ)のしやすさなどが工夫されている。

⬆️図4-17　食べ物をつかみやすい食具

ン・フォーク・箸(はし)などを用意する(⬆️図4-17)。

　むせや誤嚥の可能性がある場合は，吸引器を準備しておく。誤嚥した場合は咳嗽を促したり吸引したりして，飲食物を除去する。

⑥口腔ケア

　食物残渣が口腔内に残りやすい患者は口腔が汚染されやすい。経口摂取できない場合は唾液の分泌が減少し，自浄作用が低下する。口腔内の細菌が不顕性誤嚥による肺炎の原因にならないように，1日3回以上，定期的に口腔内を清潔にする。義歯を使っている場合は，義歯を外して口腔ケアを行う。口腔ケアを行いながら，舌・口唇・頬・顎の動きや唾液量，口腔内の乾燥・汚染・炎症などの有無を観察する。歯ブラシを使って，口腔の内側から頬や耳下腺，唾液腺をマッサージする。

⑦栄養確保

　摂食・嚥下困難により経口で栄養を確保できない場合は，経管栄養法(鼻腔カテーテル・胃瘻・腸瘻)や経静脈栄養法が行われる。

❷ 食欲不振

食欲不振とは●　食欲不振とは，食べ物を食べたいという欲求が低下した状態である。本人がふつうと感じる摂取量に満たない，おいしくないという自覚的な感覚の訴えと，他者からみて摂取量が少ない，食べる意欲が感じられないと判断される場合があるが，両者は必ずしも一致しない。

■食欲不振のメカニズム

　食欲中枢は，視床下部に存在する摂食中枢と満腹中枢からなる。食欲は摂

食中枢の刺激と満腹中枢の抑制のバランスにより調整されている。摂食中枢が障害されると食欲不振になり，満腹中枢が障害されると多食になる。

1 中枢性食欲不振

①**脳の器質性疾患**　脳腫瘍，脳の炎症などによる頭蓋内圧亢進により摂食中枢が抑制される。

②**精神的要因**　精神的ストレスや怒り，悲しみ，興奮，精神状態の不安定などが摂食中枢を抑制する。視覚・味覚・温度覚・嗅覚・聴覚などによる食べ物への感じ方や環境も原因となる。

③**口腔に関する要因**　口腔疾患や抗がん薬，放射線治療などによる味覚障害や口腔内の不快感・痛みによる。

④**環境要因**　環境温度や体温の上昇により体温調節中枢が刺激され，体温の上昇を防ごうとする刺激が満腹中枢を刺激し，摂食中枢を抑制する。

2 中毒性食欲不振

細菌毒素や発熱により摂食中枢が抑制される。アルコール・薬物・毒物は，視床下部を刺激するとともに胃粘膜を刺激する。

3 内臓性食欲不振

①**消化器疾患**　痛み，胃壁の緊張の低下，胃液の酸度の低下，粘膜の浮腫・うっ血などによる。

②**その他の疾患**　心疾患，肝疾患，内分泌系疾患，腎疾患などによる。

4 欠乏性食欲不振

ビタミン類の欠乏による栄養摂取障害，栄養素の絶対量の不足による代謝障害，内分泌機能不全によるホルモン不足などが原因となる。亜鉛の欠乏により味覚障害が生じる。

5 その他

薬剤(非ステロイド性抗炎症薬，強心薬，抗がん薬など)の副作用，放射線治療による放射線宿酔，月経周期，妊娠初期のつわり，運動不足，義歯が合わないなどの原因でも食欲不振がみられる。

食欲不振はこれらの原因が組み合わさって生じる。

■観察・看護のポイント

食欲不振を伴う患者の観察ポイントを ➡ 表 4-53 に示す。

1 食欲不振の状況の把握

食欲不振が長期に継続する場合は低栄養状態となり，生命の危険をまねくため，食事摂取量や食欲不振の程度を観察する。食欲不振の発生要因を把握し，治療に合わせて対応する。

2 食事の援助

食事場所・室温・臭気・明るさ・景色や体位，締めつけない着衣などの環境を整える。食事は適切な温度，見た目，食材，食感，味に配慮し，患者の

○ 表4-53　食欲不振を伴う患者の観察ポイント

項目	内容・留意点
バイタルサイン	● 体温
発現状況	● 食欲不振のはじまり，程度，経過，誘因 ● 食事量・内容，活動量・内容，空腹感の有無 ● 胸やけ，吐きけ・嘔吐，便秘，下痢，腹部膨満感の有無 ● 精神的ストレス，感情の高ぶり，多忙などの有無・程度 ● 環境（温度，音，におい，視覚的状況など） ● 月経，妊娠の有無・週数
随伴症状	● 体重減少，低栄養状態，体力低下，倦怠感，気力の低下

嗜好も取り入れる。食べる前の準備として，手洗い，含嗽，口腔ケアなどを行う。無理に食事摂取を促さず，環境を整え，適度な活動・運動を行い，快適に過ごせるようにする。

3 吐きけ・嘔吐

吐きけ・嘔吐とは　吐きけは**悪心**ともいい，咽頭・前胸部・胃部のむかむかした不快感であり，嘔吐に先行することもある。**嘔吐**は，胃や十二指腸の内容物を口腔を通して吐き出すことである。吐きけを伴わない嘔吐もある。

■吐きけ・嘔吐のメカニズム

吐きけ・嘔吐は，延髄にある**嘔吐中枢**に刺激が加わることによっておこる。

消化管では通常は口腔から肛門方向に摂取した食物を輸送する蠕動運動が行われているが，延髄にある嘔吐中枢が刺激されると，十二指腸から胃への**逆蠕動**がおこる。内容物が胃に逆輸送されると胃に逆蠕動がおこり，幽門が閉ざされて食道括約筋がゆるむとともに，横隔膜や腹筋が収縮して胃を圧迫し，口腔から胃の内容物が排出される。同時に声を出すことで声門は狭まり，吐物と同じ口腔方向に気流が生じているため，吐物の気道への流入を防いでいる（○ 図4-18）。

嘔吐は，嘔吐中枢が直接刺激されておこる**中枢性嘔吐**と，末梢臓器の刺激によって反射的におこる**反射性嘔吐**に分類される。反射性嘔吐では，臓器の障害部位によって迷走神経や交感神経が刺激され，神経を介して嘔吐中枢が刺激される。

■中枢性嘔吐

①**精神心理的刺激**　恐怖や不安が高まる映像や写真・状況，激しい痛み，不快な臭気・音など，大脳皮質からの刺激による。神経性食欲不振症や登校拒否などの心理的な原因によるものもある。

②**血液中の化学物質による刺激**　血液中の薬物，細菌毒素，代謝異常，酸素欠乏などが原因となる。抗がん薬による嘔吐や急性アルコール中毒，熱中症などによる嘔吐もある。

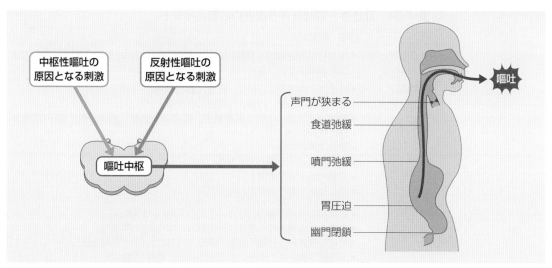

◯図 4-18　嘔吐のメカニズム

③機械的刺激　脳腫瘍・髄膜炎・脳炎などによる頭蓋内圧亢進や, 脳出血・クモ膜下出血・脳梗塞などによる脳の血行障害が, 嘔吐中枢を機械的に直接刺激する。この嘔吐では吐きけを伴わない。

④前庭迷路器官への刺激[1]　乗り物酔い・メニエール病・中耳炎など, 内耳の前庭迷路への刺激が前庭神経を経て嘔吐中枢を刺激する。

2反射性嘔吐

①舌咽神経刺激　舌根, 咽頭・喉頭への機械的刺激や激しい咳嗽などによる。

②化学的刺激　有毒物（銅・亜鉛など）・細菌・腐敗物などにより, 胃粘膜が刺激される。食中毒は細菌や毒素によるものである。

③消化管疾患　食道・胃・腸などの疾患による消化管粘膜異常の過敏な反応による。食直後や食後数時間など食事の時間と関係することが多い。

④肝・胆道疾患　肝炎・肝硬変・胆石症などの代謝異常による。

⑤その他の腹部疾患　腹膜炎, 膵炎, 膵臓がんなどにより腹膜が刺激される。これらの嘔吐は食事の時間とあまり関係しない。

⑥心疾患　心筋梗塞, 狭心症, うっ血性心不全などによる。うっ血性心不全では, 消化管粘膜の浮腫や肝臓がうっ血することにより迷走神経・交感神経が刺激される。

■観察・看護のポイント

吐きけ・嘔吐を伴う患者の観察ポイントを◯**表 4-54** に示す。

1）前庭迷路器官への刺激を末梢性の刺激とみなして, 反射性嘔吐に分類することもある。

⟳表4-54　吐きけ・嘔吐を伴う患者の観察ポイント

項目	内容・留意点
バイタルサイン	・体温(炎症性疾患),脈拍,血圧,呼吸(原因により異なるため,変動の状況を観察する)
発現状況	・吐きけ・嘔吐のはじまり,程度,嘔吐の回数,持続の状況 ・吐物の性状:量,内容,血液混入の有無 ・唾液分泌亢進,冷汗,顔面蒼白,めまい,徐脈,頻脈,血圧低下(自律神経症状)の有無 ・薬物使用の有無 ・恐怖や不安など感情の高ぶりの有無 ・食事内容・量・時間 ・回転運動や乗り物乗車の有無
随伴症状	・心窩部の突然の痛み,吐血,下血,下痢(急性胃炎) ・食事中から食後の心窩部付近の痛み,胃もたれ(胃潰瘍) ・早朝や空腹時の心窩部付近の痛み,胃もたれ(十二指腸潰瘍) ・心窩部や臍付近の痛み,右下腹の痛み,発熱(虫垂炎) ・腹痛,腹部膨満感(腸閉塞) ・心窩部の激しい痛み,背部や肩の痛み,発熱(急性膵炎) ・片頭痛 ・めまい,耳鳴り,難聴(メニエール病) ・突然の激しい頭痛,意識消失(クモ膜下出血) ・激しい頭痛,手足の麻痺,大きないびき(脳出血) ・強い頭痛,視力障害,言語障害(脳腫瘍)

＊括弧内は考えられる疾患を示す。

■1 吐きけ・嘔吐の状況の把握

　いつ,どのような刺激により吐きけ・嘔吐が発現したか,吐物の性状,嘔吐の程度などを観察する。

■2 嘔吐時の対応

　吐物による気道閉塞や誤嚥を回避するため,側臥位にする。やむをえず仰臥位にするときは顔を横に向ける。下着などの着衣で前胸部・胃部・腹部を締めつけないようにする。膝を立て,腹筋を弛緩させる。身体を動かす場合はゆっくりと行う。

■3 嘔吐後の対応

　吐物のにおいが吐きけを誘発するため,吐物をすみやかに片づけ,吐物の残渣物が残らないように含嗽させて口腔内を清潔にする。においのあるものを避け,部屋を換気し,音・明るさ・温度を調整する。

　激しい嘔吐が続くと,水分と電解質の喪失による脱水や代謝性アルカローシスをおこすため,水分や電解質を補う。経口摂取できない場合は輸液療法の管理を行う。嘔吐を繰り返すと疲労や脱力感を引きおこすので,吐きけ・嘔吐がおさまるまでは安静にする。

4 腹部膨満感

腹部膨満感とは●　腹部膨満感とは,腹部全体または部分的にはったような感じがすることで

ある。

■腹部膨満感のメカニズム

腹腔内になんらかの内容物が貯留または増大することにより，外観的に腹部が膨張し，「おなかがはっている」「おなかが重い」「おなかが苦しい」などの自覚症状を伴う。原因は腹水，ガス・便の貯留，腫瘍，妊娠，肥満などである。また，腹水は滲出性と漏出性に分けられる。

①滲出性の腹水

炎症や腫瘍により血流が停滞し，腹膜の毛細血管内圧が上昇した結果，血管から血漿・赤血球・白血球・血小板などの血液成分が浸出したものである。がん性腹膜炎，異所性妊娠，化膿性腹膜炎，急性胆嚢炎などによる。

②漏出性の腹水

血液中の水分やリンパ液が腹腔内にもれ出して貯留したものである。滲出性の腹水に比較するとタンパク質や細胞数が少なく，比重は軽い。肝硬変・肝がん，心不全，ネフローゼ症候群などによる。

③ガスの貯留

消化管に存在するガスのうち，7割程度は食べ物と一緒に飲み込んだ空気であり，そのほかは血液中のガスが腸壁から腸に拡散したり，腸内細菌で分解された食べ物から発生したりしたものである。腸内や腹腔内にガスが貯留することを鼓腸という。呑気症(空気嚥下症)，早食い，腸閉塞，腸捻転などによる腸内ガスの通過・吸収障害，ガスが発生しやすい飲食物の摂取，呼吸・循環障害などによる。

④便の貯留

種々の疾患による便の通過障害や腸蠕動運動の低下，蠕動運動の過度の亢進，排便反射の低下などによる。

⑤腫瘍

胃・肝臓・脾臓・大腸・膀胱・子宮・卵巣などの腹部腫瘍による。

⑥妊娠

妊娠による子宮の膨大による。

⑦肥満

内臓脂肪や皮下脂肪の増大による。

⑧その他

消化器疾患による胃内容物の停留による。

■観察・看護のポイント

腹部膨満感を伴う患者の観察ポイントを表4-55に示す。

①腹部膨満感の状況の把握

腹部膨満感の程度・発生時期・経過を把握する。腹囲や体重を測定し，腹

○表4-55　腹部膨満感を伴う患者の観察ポイント

項目	内容・留意点
バイタルサイン	●体温(疾患により上昇する)，脈拍，血圧，呼吸(腹部膨満の程度により増加する)
発現状況	●腹部膨満感の程度，発生時期，経過 ●食事量・内容 ●腸蠕動音の有無・程度
随伴症状	●心窩部不快感，曖気(げっぷ)，放屁，吐きけ・嘔吐，胸やけ，腹痛，呼吸困難，動悸・不整脈 ●倦怠感，体動困難，食欲不振，体重の増減 ●二次感染(尿路感染症，肺炎など)，褥瘡

部膨満感の状況を継続的に観察する。

②ガスや便の排出促進

　ガスや便が貯留している場合は，胃腸の蠕動運動を促進するために腹部をあたためたり入浴したりして，ガスや便の排出を促す。心身のストレスや生活リズムの乱れは蠕動運動を低下させる原因となるため，生活を整える。

③ガスの発生の抑制

　ガスが貯留しているときは，ガスの発生しやすい炭酸飲料・マメ類・イモ類などの摂取を避ける。

④体動困難への援助

　腹部膨満による体動困難が生じている場合は，日常生活に支障をきたさないように援助する。高度な腹部膨満は足もとが見えにくく，バランスをくずしやすいため，転倒・転落に注意する。

⑤衣類と体位の工夫

　腹部を圧迫する下着などの着衣，掛け物を避ける。腹部のはりを低下させるため，ベッド上では半座位とする。

⑥清潔の保持

　腹水貯留による腹部膨満では，血清タンパク質の低下や貧血により，肺炎や尿路感染などの二次感染をおこす可能性があるため，口腔や陰部などの清潔の保持に努める。

⑤ 吐血

吐血とは●　吐血とは，消化管から血液が吐き出されること，あるいは血液が混入して吐物を吐き出すことをいう。肉眼的に出血を確認できる場合のみを吐血といい，潜血反応ではじめて判定される出血は吐血とはいわない。

■吐血のメカニズム

　吐血の色調は，胃酸の影響を受けると暗赤色となり，血液が胃内に停留するとコーヒー残渣様となる。鮮紅色の場合は食道からの出血か，胃や十二指

⬤表4-56　吐血を伴う患者の観察ポイント

項目	内容・留意点
バイタルサイン	● 大量に出血した場合：ショック症状(血圧低下，頻脈，意識消失)
発現状況	● 出血の性状：コーヒー残渣様(黒色または黒褐色)，鮮紅色，暗赤色 ● 空腹時の心窩部痛，胸やけ(胃・十二指腸潰瘍)の有無 ● アルコール過剰摂取後の嘔吐に続く新鮮血の吐血(マロリー-ワイス症候群) ● クモ状血管腫，手掌紅斑，女性化乳房，腹水，黄疸などの肝硬変の所見(食道静脈瘤)
随伴症状	● 吐きけ，胃部不快感，腹痛，貧血，立ちくらみ，めまい，不安，恐怖

腸からの急激な大量出血である。

　出血の原因は，上部消化管(食道・胃・十二指腸)の炎症・潰瘍・腫瘍，食道静脈瘤，マロリー-ワイス症候群[1]，外傷，出血性疾患(白血病・血友病・尿毒症など)，精神的ストレス，喫煙，薬物(非ステロイド性抗炎症薬・抗凝固薬・ステロイド薬など)の副作用などによる。

■観察・看護のポイント

　吐血を伴う患者の観察ポイントを⬤表4-56に示す。

１吐血の状況の把握

　吐血を発見したら，出血量，バイタルサイン，ショック症状の有無を観察する。喀血との違いを判断する。喀血は気道から肺までの呼吸器からの出血であり，鮮紅色で気泡を含む(⬤105ページ)。

２吐血時の対応

　誤嚥や窒息を防ぐため，側臥位にするか仰臥位のまま顔を横に向ける。

３検査・治療への対応

　出血の部位・回数・量・性状や，病状，既往歴，服薬歴などから原因を推定する。原因に応じて，内視鏡検査，血液検査，血管造影・消化管造影などの検査や，薬物療法，内視鏡的止血術，開腹手術，輸液，輸血などの治療が行われるため，検査・治療に合わせて対応する。

４患者・家族への対応

　出血を誘発しないように心身の安静をはかる。患者・家族は出血により不安が高まるため，冷静に対応し，検査や治療の説明を行う。

５保温

　出血量が多い場合は末梢循環不全により四肢冷感を訴える場合があるので，保温する。

1）マロリー-ワイス症候群：嘔吐を繰り返し，食道の胃接合近傍に裂傷が生じて吐血する病態をいう。アルコールの多量摂取により生じることが多い。

⑥口腔ケア

　口腔内に残った血液の臭気は不快であり，吐きけを誘発するため，含嗽または口腔内清拭を行い，清潔に保つ。

6 下血

下血とは●　**下血**とは，肛門から血液が排泄されること，あるいは便に血液がまざって排泄されることをいう。口腔から肛門までの消化管のいずれかの部位からの出血が原因となる。肉眼的に出血を確認できる場合のみを下血といい，潜血反応ではじめて判定される出血は下血とはいわない。

■下血のメカニズム

　口腔内出血，鼻出血，上部消化管からの出血は，胃酸の影響により黒色になる。下部消化管（空腸・回腸・結腸・直腸・肛門）の下行結腸以下の出血では鮮紅色となるが，腸内での停留時間が長いと暗赤色になる。

　出血の原因は，吐血と同様の疾患のほか，潰瘍性大腸炎，感染性腸炎，大腸がん，直腸がん，痔疾患などの下部消化管の疾患による消化管の炎症，潰瘍形成がある。

■観察・看護のポイント

　下血を伴う患者の観察ポイントを ↻ **表4-57** に示す。検査・治療，心身の安静，患者・家族への対応，保温については吐血と同様である。

①下血の状況の把握

　下血を発見したら，出血量，バイタルサイン，ショック症状の有無を観察する。下血として観察されるのは，実際に出血してから時間がたってからになる。性器出血，血尿（↻ 141ページ）と間違えないように判断する。

②清潔ケア

　下血により肛門周囲が汚染された場合は洗浄または清拭し，清潔を保つ。

7 便秘

便秘とは●　排便回数がふだんよりも減った状態を**便秘**という。また，正常な排便の回数や量に対する感覚は個人差があるため，便の量が少ない，便がかたく乾燥している，排便後にすっきりしない状態も便秘という。腹痛や腹部膨満感，

↻ 表4-57　下血を伴う患者の観察ポイント

項目	内容・留意点
バイタルサイン	● 大量に出血した場合：ショック症状（血圧低下，頻脈，意識消失）
発現状況	● 出血の性状：黒色便・タール便，鮮血便（血便）
随伴症状	● 腹痛，腹部膨満，吐きけ，嘔吐，便意，貧血，立ちくらみ，めまい，不安

排便時の努責を伴うことが多い。精神的な原因で下痢と便秘を繰り返す人もいる。

■便秘のメカニズム

便秘は症状の期間から**一過性便秘（急性便秘）**と**慢性便秘**に分類される。一過性便秘は便が排出されると症状が消失し，排出までの時間も短時間であるものをいう。一方，慢性便秘は長期間にわたり持続的にみられるものをいう。

また，症状の原因から**器質性便秘（症候性便秘）**と**機能性便秘**に分類される。器質性便秘の原因は，大腸がん，腹膜炎，腸閉塞などさまざまである。一方，機能性便秘は**習慣性便秘**とほぼ同義であり，①**弛緩性便秘**，②**痙攣性便秘**，③**直腸性便秘**に分けられる[1]。

■弛緩性便秘

大腸の蠕動運動が低下するため，便の通過に時間がかかる。日本人の便秘のなかで最も多く，高齢者や長期臥床者などにみられる。食生活のかたより，食物繊維の不足，生活リズムの乱れ，腹筋力の低下などが原因である。

■痙攣性便秘

精神的ストレスや緊張の高まりによって，副交感神経が緊張しすぎて大腸の蠕動運動が持続的に強くなり，便が停滞した状態である。排便時に腹痛があり，かたい便が出たあと，軟便・泥状便が排泄されることが多い。残便感や少量の軟便・泥状便が続くこともある。過敏性腸症候群による便秘は痙攣性便秘である。

■直腸性便秘

正常な状態では，便が直腸内に入ると直腸壁がのびてその刺激で便意を感じるが，直腸内に便が入っても排便反射がおこらず，便を排出できない状態である。便意があったときにがまんすることが繰り返されると直腸の感受性が低下し，直腸に便が入っても便意がおこらなくなる。下剤や浣腸の多用も一因となる。また，温水便座の温水を肛門の奥にあてて排便を促す人がいるが，温水の勢いが強すぎると肛門周囲の常在菌や直腸の粘液を洗い流し，粘膜が傷ついて便意の感覚が衰える。

■観察・看護のポイント

便秘を伴う患者の観察ポイントを◯**表 4-58**に示す。慢性的な便秘は悪循環に陥る可能性があるため，日常生活を整える必要がある。

■便秘の状況の把握

便秘は自覚的なものであるため，便の性状・量，排便回数，便秘の持続期間について確認するとともに，随伴症状を観察する。便秘の要因を判断する

---

1) 機能性便秘を，①排便回数減少型と②排便困難型に分類する考え方もある。

⭕ 表4-58　便秘を伴う患者の観察ポイント

項目	内容・留意点
バイタルサイン	● 血圧(排便時の努責により急激に上昇する)
発現状況	● 便の性状:かたい，細い，ころころしている ● 排便量・回数，便秘の持続期間 ● 生活リズムや食事の状況
随伴症状	● 腹痛，腹部膨満感，排便後にすっきりしない，残便感 ● 食欲不振 ● 肛門部亀裂，痔核

ため，食事，活動・運動，ストレスなどの状況を把握する。

❷排便促進

大腸の走行に沿った腹部マッサージ，腹部・腰部温罨法を行う。排便時は努責をかけやすい前傾姿勢をとるように促す。

直腸診で肛門近くに便の停留が確認される場合は，摘便を行う。摘便をするときには，ワセリンやオリブ油などの潤滑剤を塗った指囊や手袋をした指を直腸内に挿入し，便を摘出する。

❸活動量・運動量の増加

こまめに身体を動かす，適度な運動をする，入浴するなど，適度な活動量・運動量を確保する。

❹食事の調整

肉類にかたよった食事をしている場合は，食物繊維を豊富に含む野菜や，ヨーグルトなどの乳製品を食生活に取り入れるようにする。1日3食規則正しく食事をとり，水分は適度に摂取するよう促す。

❺生活習慣の調整

睡眠不足や生活リズムの乱れを改善する。便意を感じたらトイレに行けるように環境を調整する。胃-結腸反射のおこりやすい朝食後に排便を試み，毎日決まった時間に排便する習慣を確立するように，患者と相談しながら生活を整える。

❻ストレスの解消

悩みごとを人に相談したり気分転換をしたりして，心身の緊張をほぐしストレスを発散するように促す。

❼薬物療法

便秘の薬には，便を大きくやわらかくして大腸の蠕動運動を促進する膨張性下剤，界面活性作用により便の表面張力を低下させる浸潤性下剤，大腸内の水分を増やして便をやわらかくする塩類下剤・糖類下剤，大腸の蠕動運動を促進する刺激性下剤，直腸・大腸の粘膜を刺激する浣腸，自律神経に作用して蠕動運動を調整する自律神経作用薬などさまざまな作用のものがあるため，自己判断せず医師や薬剤師に相談して使用するように伝える。

8 下痢

下痢とは● 便の水分含有量が増えることを**下痢**という。便の性状は泥状・液状であり，排便の回数が増えたり腹痛を伴ったりすることもある。

■下痢のメカニズム

下痢は以下に示すメカニズムが組み合わさって生じる。

1 腸の水分吸収能力の低下

病原性の細菌やウイルスにより腸粘膜に炎症がおこると，水分の吸収がわるくなる。疲労や心身のストレスも腸の機能を低下させ，水分の吸収がわるくなる原因となる。

2 腸液の分泌量の増加

牛乳や油・脂肪の多い食べ物をとったり，暴飲暴食したとき，早く排泄するために腸液の分泌量が増えて下痢をおこす。牛乳に含まれる乳糖は水分を引き寄せるため，牛乳を大量に飲んだり乳糖を分解する酵素が少ない人が牛乳を飲んだりすると下痢になりやすい。また，腸粘膜の炎症が大量の浸出液を排泄させたり，腸液の分泌量を増加させたりする。

3 腸の蠕動運動の亢進

冷たい食べ物や香辛料，身体の冷え，精神的な原因，自律神経の異常，過敏性腸症候群などにより腸の蠕動運動が亢進し，水分が吸収されずに便が大腸を通り過ぎることにより下痢になる。蠕動運動は，副交感神経によって平滑筋の動きが調整され，便を肛門のほうへ移動させるように収縮する腸の動きであり，強い収縮がおこると腹痛を伴うことがある。

■観察・看護のポイント

下痢を伴う患者の観察ポイントを◐ 表 4-59 に示す。

1 下痢の状況の把握

下痢は**慢性下痢**と**急性下痢**に分けられる（◐ 表 4-60）。慢性下痢は 2〜3 週

◐ 表 4-59 下痢を伴う患者の観察ポイント

項目	内容・留意点
バイタルサイン	• 急性下痢の場合：発熱の有無（感染性を疑う）
発現状況	• 便の性状：軟便，泥状便，水様便，血性便，粘血便，米のとぎ汁様便 • 下痢の持続期間 • 食中毒が疑われる場合：食べた物，海外渡航歴，感染者との接触の有無
随伴症状	• 腹痛，腹鳴，吐きけ・嘔吐 • 脱水の有無・程度，口渇，食欲不振，皮膚の乾燥・弾力性の低下，元気がない，意識障害 • 慢性下痢の場合：栄養障害の有無

⊃表4-60　下痢の分類と原因

分類		腹痛	発熱	原因	考えられる疾患など
急性	感染性	あり	あり	病原性大腸菌，腸炎ビブリオ，サルモネラ属，黄色ブドウ球菌，ノロウイルス	食中毒
		なし	なし	コレラ菌	食中毒
	非感染性	あり	なし	毒きのこ，ふぐ，水銀，鉛，ヒ素	食中毒，金属中毒
		あり	なし	食物アレルギー	アレルギー性腸炎
		あり	なし	牛乳，乳製品	乳糖不耐症
慢性	感染性	あり	なし	寄生虫	寄生虫症
	非感染性	あり	あり	はっきりしない	潰瘍性大腸炎
		あり	なし	はっきりしない	過敏性腸症候群
		なし	なし	胃切除，慢性肝不全，慢性膵炎，クローン病，アジソン病	吸収不良症候群
		なし	なし	食道動脈瘤破裂，十二指腸潰瘍，胃潰瘍，大腸がん	消化管出血

間続き，下痢を繰り返すこともある。急性下痢の場合は感染性の食中毒が多いため，原因となった食べ物を特定する。

　同時に，便の性状，随伴症状，海外渡航歴，感染者との接触なども確認する。小児や高齢者では脱水になる可能性があるため，皮膚の乾燥や元気がない，ぼんやりしているなどの意識状態を観察する。

２全身の安静

　下痢は原因によって症状の種類や強さが異なるが，下痢が続く場合は脱水，倦怠感，食欲不振，不眠，精神的ストレスなどの有無を観察する。小児や高齢者の場合は体重減少にも注意する。腸の蠕動運動が活発にならないように安静にして保温に努め，腹部の圧迫を避ける。日常生活に支障がないように，必要に応じて環境整備や整容，清潔，更衣などの援助を行う。

３局所の安静

　下痢とともに排泄される腸液，温水便座の温水の刺激やトイレットペーパーの摩擦によって肛門の粘膜や肛門周囲の皮膚にびらんをおこしたり，排便時に痛みを伴ったりすることがある。肛門周囲の皮膚への刺激を少なくするため，肛門周囲の清潔を保ち，やわらかい綿の下着を着用する。

４水分と食事

　食物繊維の多い食べ物は避け，消化がよく刺激の少ない食事を選択する。急性下痢の場合は絶食する。水分は少量ずつとり，冷たいものやコーヒーは避ける。

５薬物療法

　下痢をとめるために腸の蠕動運動を抑える薬物療法が行われることがある。しかし，下痢は毒素を早く体外に出そうとする反応でもあるため，とめることにより回復が遅れる場合もあるので注意が必要である。

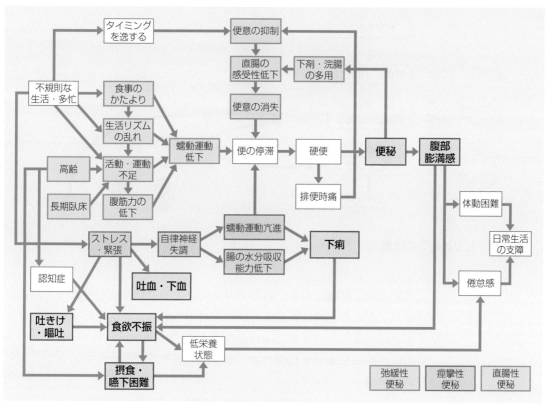

○ 図 4-19　日常生活でみられる各消化器症状の関連性

各消化器症状の ●　これまでにみてきた摂食・嚥下困難，食欲不振，吐きけ・嘔吐，腹部膨満
関連性　　　　　感，吐血，下血，便秘，下痢の発症について，日常生活での要因をもとに整
　　　　　　　　理した（○ 図 4-19）。いずれも放置すると日常生活に支障をきたす可能性があ
　　　　　　　　る。これらの症状がおこる一因には不規則な生活や加齢があり，悪循環をお
　　　　　　　　こさないように，患者と相談しながら生活全体を整えるように援助する。

⑨ 黄疸

黄疸とは ●　黄疸（おうだん）とは，ビリルビン（胆汁色素〔たんじゅう〕）が血液中に増加し，眼球結膜や皮膚が
　　　　　　黄色く見える状態（黄染〔おうせん〕）である。

■黄疸のメカニズム

　ビリルビンは，①老廃赤血球〔ろうはい〕のヘモグロビンの代謝産物として生成され，
血漿中でアルブミンと結合して肝臓に運ばれる。このビリルビンは脂溶性で
あり，**間接ビリルビン**とよばれる。②間接ビリルビンは肝臓でアルブミンと
分離してグルクロン酸抱合〔ほうごう〕を受けて水溶性の**直接ビリルビン**となり，胆汁の
成分となる。③胆汁の直接ビリルビンは腸管に排泄され，腸内細菌により**ウ
ロビリノゲン**となり便中に排出される。ウロビリノゲンは小腸で再吸収され

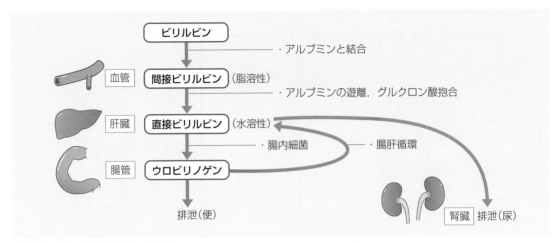

◇図4-20　ビリルビンの代謝

て，門脈を経て肝臓に戻り，再びビリルビンとなり胆汁として排出される。ウロビリノゲンの一部は腎臓から尿中に排出される。正常では尿中のウロビリノゲンは弱陽性，ビリルビンは陰性である（◇図4-20）。

黄疸はこのビリルビン代謝のどこかが障害されることで生じる。

■1肝前性黄疸

前述の①の障害は，溶血性貧血による間接ビリルビンの産生の増加が原因である。

■2肝性黄疸

前述の②の障害は，肝炎，肝硬変，肝がん，薬物障害による間接ビリルビンの取り込みの障害，ビリルビンの抱合障害，肝細胞内での胆汁のうっ滞による直接ビリルビンの移送・排泄障害が原因である。小腸で吸収されて肝臓に戻ったウロビリノゲンは，肝細胞の障害のためビリルビンにはならずに血液中に入るため，血中ウロビリノゲンが増加し，尿中ウロビリノゲンも増加する。また，うっ滞した直接ビリルビンにより血中ビリルビンが増加するため，尿中にも排泄されて褐色のビリルビン尿となる。

■3肝後性黄疸

前述の③の障害は，胆管・胆嚢・総胆管の結石・炎症・腫瘍，膵腫瘍によって胆汁がうっ滞し，胆汁中に分泌された直接ビリルビンが十二指腸に分泌されずに血中に逆流することが原因の閉塞性黄疸である。血液中の直接ビリルビンが増加するため腎臓からビリルビン尿として排泄される一方，直接ビリルビンが腸内に分泌されないため，便は灰白色になり，尿中ウロビリノゲンは陰性となる。

■観察・看護のポイント

黄疸を伴う患者の観察ポイントを◇表4-61に示す。

⚫ 表 4-61　黄疸を伴う患者の観察ポイント

項目	内容・留意点
バイタルサイン	● 体温 ● 意識状態（肝性脳症）
発現状況	● 感冒様症状の有無（急性肝炎） ● 黄疸の部位と程度，黄疸のはじまり ● 薬物の使用の有無，大量の飲酒，輸血歴や渡航歴の有無 ● 疝痛発作の有無
随伴症状	● 倦怠感，食欲不振，吐きけ・嘔吐，腹部膨満感，右季肋部痛，発熱 ● 皮膚の瘙痒感・搔破，不眠，いらいら ● 便秘 ● 静脈怒張，手掌紅斑，浮腫，腹水 ● 出血傾向，易感染性 ● 灰白色便（閉塞性黄疸） ● ビリルビン尿（肝炎，肝硬変，閉塞性黄疸） ● 意識障害，はばたき振戦（肝性脳症） ● ボディイメージの変容

＊括弧内は考えられる疾患を示す。

1 黄疸の状況の観察

　黄疸の部位・程度・はじまりと随伴症状を観察する。黄疸は，眼球結膜，口腔粘膜，顔面，体幹，四肢の順に発現する。自然光の下で観察し，経過を記録する。また，既往歴，薬物使用，飲酒歴，輸血歴，渡航歴など黄疸の要因を確認する。みかんの食べ過ぎにより手掌や足底が黄染する柑皮症との違いを判断する。柑皮症では眼球結膜の黄染はみられない。

2 安静

　肝血流量を確保するため臥床を促し，心身の安静に努める。

3 食事

　肝臓の修復をうながすため，高タンパク・高エネルギー・高ビタミン食を摂取する。肝性脳症のおそれがある場合はタンパク質を制限する。

4 かゆみへの対応

　間接ビリルビンは脂溶性であり組織内に移行しないため，皮膚の黄染は少なく瘙痒感はみられないが，直接ビリルビンは水溶性であり組織内に移行するため皮膚は黄染し，瘙痒感を生じる。搔破（搔傷）による二次感染予防のため，瘙痒感がある場合は皮膚の清潔と保湿に努める。

5 便秘予防

　胆汁の排泄障害により脂肪が消化されにくいことや，安静に努めることにより，便秘を発症しやすい。便秘はビリルビンの再吸収を促進し，血清ビリルビンを増加させる。ビリルビンの排泄を促進するため，便秘を予防する。

まとめ

- 摂食・嚥下の一連の動作は，①先行期，②準備期，③口腔期，④咽頭期，⑤食道期に分けられる。
- 食欲は摂食中枢と満腹中枢のバランスにより調整される。摂食中枢が障害されると食欲不振に，満腹中枢が障害されると多食になる。
- 嘔吐時は気道閉塞や誤嚥を防ぐため，側臥位をとる。側臥位がむずかしい場合は顔を横に向ける。
- 嘔吐や下痢が続くと水分や電解質が失われ，脱水をおこす可能性があるため，水分や電解質を補う。
- 慢性的な便秘は悪循環に陥る可能性があるため，日常生活を整える必要がある。
- 黄疸は眼球結膜・口腔粘膜・顔面などにあらわれる。自然光の下で観察し，経過を記録する。

復習問題

❶〔　〕内の正しい語に丸をつけなさい。

▶嚥下中枢・嘔吐中枢は，〔①中脳・橋・延髄〕にある。

▶激しい嘔吐が続くと，〔②呼吸・代謝〕性アルカローシスをおこす。

▶消化管に出血がおこり，口から吐き出されることを〔③喀血・吐血〕，肛門から排泄されることを〔④下痢・下血〕という。

▶痙攣性便秘の原因は，〔⑤偏食・ストレス・下剤の多用〕である。

▶急性下痢の多くの原因は，〔⑥生活習慣病・感染症〕である。

❷ 次の文章の空欄を埋めなさい。

▶腸内や腹腔内にガスが貯留することを，〔①　　　　〕という。

▶黄疸は，胆汁色素である〔②　　　　　　〕が血中に増加し，粘膜・皮膚が黄色く見える状態である。

E 腎・泌尿器症状を示す患者の看護

1 尿の量・回数の異常

尿は腎臓で生成される。血液は腎臓の糸球体（しきゅうたい）で濾過（ろか）されたあと，尿細管を通過する。尿細管では，老廃物の排泄や体液調節のための分泌や再吸収が行われ，その結果，体外へ排泄すべき物質を含む尿が生成される。尿を体外に排泄する経路を**尿路**とよび，腎臓内の腎杯（じんぱい），腎盂（じんう），尿管，膀胱（ぼうこう），尿道で構成される。尿管までを**上部尿路**，膀胱以下を**下部尿路**と区別する場合もある。

腎臓で生成された尿は，腎盂と尿管を経て膀胱に貯留される。その際，尿の貯留が一定量（150～300 mL）をこえると，膀胱内圧が上昇して**尿意**を感じる。健康成人の1日の尿量は1,000～1,500 mL 程度で，尿回数は5～6回とされる。健康でも飲水量や発汗量により尿量は左右され，尿回数も影響を受ける。尿量は尿比重[1]の値と合わせて評価する必要がある。

排尿後にすっきりとした気分を伴うのが正常な排尿状態である。外膀胱括約筋は随意筋であるので，意識的に収縮させることで排尿をがまんすることができる。尿量の8割は昼間に排泄される。睡眠中は尿の濃縮が行われる一方，膀胱壁が弛緩しているので，夜間は尿意が抑制されるのがふつうである。

1 尿の量の異常

■乏尿・無尿

乏尿・無尿とは● 尿の生成量が低下した結果，1日の尿量がおよそ400 mL 以下となった状態を**乏尿**，さらに100 mL 以下となった状態を**無尿**という。

■乏尿・無尿のメカニズム

腎不全や腎炎などにより腎臓の機能そのものが低下している場合（**腎性**）と，腎臓の機能に問題はないが脱水や心不全，血圧の下降などに伴う腎血流量の低下により尿が生成されない場合（**腎前性**）に大別される。その他，結石や腫瘍などにより上部尿路が閉塞した結果，尿の生成が妨げられる場合（**腎後性**）もある。

■多尿

多尿とは● 1日の尿量が2,500 mL 以上の場合を**多尿**という。健康でも水分を一時的に多く摂取すれば尿量は増加する。

---

1) 尿比重：尿素や塩化ナトリウムなど尿中の水分以外の物質の割合を算出した数値をいう。一般に，尿の比重は水分より少し高く，1.015前後が基準値である。腎機能に問題がない場合，尿量と尿比重は反比例の関係にあり，発汗などで尿量が少なくなれば高比重の尿（濃縮尿）となり，水分を多量に摂取して尿量が増えれば低比重の尿（希釈尿（きしゃくにょう））となる。

■多尿のメカニズム

　通常は，脳下垂体から分泌される抗利尿ホルモンが尿細管での水分の再吸収をコントロールしているが，脳腫瘍や先天的な原因などによってその分泌が低下，もしくは分泌に問題はないが腎臓の反応性が低下した結果，多尿となることがあり，これを尿崩症という。また，糖尿病の悪化により血糖コントロールが不良の際には，高血糖に伴う浸透圧性の利尿をきたす結果，多尿となる。いずれも**口渇・多飲**を伴う。

② 尿の回数の異常

■頻尿

頻尿とは●　**頻尿**とは，1日10回以上の尿回数の場合をいう。健康な場合であっても，精神の緊張や寒冷にさらされたとき，多飲，カフェインの摂取などによって尿回数が増加することがある。

■頻尿のメカニズム

　病的な頻尿の原因は多様であるが，①過活動膀胱，②残尿，③多尿，④尿路感染・炎症，⑤心因性などに分けられる。

　①**過活動膀胱**　膀胱内に十分に蓄尿されていないのに，膀胱が収縮する結果，急に排尿がしたくなり（尿意切迫感），頻尿となる。1回の排尿量は少ない。中枢神経系の疾患のために膀胱のコントロールがきかなくなる，前立腺肥大症による排尿障害のために膀胱が過敏になるなどの原因で発生するが，加齢や原因不明であることも少なくない。**尿失禁**の原因となる場合も多い（切迫性尿失禁，●143ページ，**表4-63**）。

　②**残尿**　排尿後も膀胱内に尿が残っている状態をいう。前立腺肥大症による排尿障害の進行で発生するほか，膀胱を収縮させる神経の障害などで発生する。**残尿感**を伴うことが多い。結果的に膀胱容量が減少するため，1回の排尿量は少なく，尿回数が増加する。

　③**多尿**　膀胱や尿道に問題がなくても，糖尿病などの代謝疾患，水分の多量摂取，薬剤（利尿薬）による尿量増加も頻尿の原因となる。1回の排尿量は正常範囲だが，尿回数が増加する。

　④**尿路感染・炎症**　膀胱炎や前立腺炎などの尿路感染がおこると，膀胱の知覚神経が刺激されて頻尿になる。下部尿路感染症では，尿意がつねにあり，排尿前後の痛みを伴うことが多い。腎盂腎炎などの上部尿路感染症では，症状の出現が急激で，発熱，背部痛，血尿，寒け，吐きけ・嘔吐が特徴的であり，頻尿や排尿時痛などの下部尿路感染症の症状を伴う場合もある。

　⑤**心因性**　疾患や神経系の異常がなく，また尿量に問題がないにもかかわらず，不安やストレスに伴い尿回数が増加する。心因性なので，睡眠中である夜間の頻尿はないことが多く，起床時の排尿量は正常という特徴がある。

■尿閉

尿閉とは● 　尿閉とは，尿が生成され膀胱に貯留し，尿意があるにもかかわらず，排尿できない状態をいう。下腹部の緊満，下腹部圧迫による痛みの増強をみとめることが多い。また，尿意があっても排尿できないことの苦痛や不安・緊張により，頻脈や血圧上昇を伴うことがある。慢性的な残尿は尿路感染症をおこしやすい。臨床的には，無尿（➡139ページ）と鑑別することが重要である。

■尿閉のメカニズム

　前立腺肥大症を代表とする下部尿路の通過障害によるもの，糖尿病や脊髄損傷などに起因する下部尿路の神経障害（低活動膀胱）によるもの，そのほか薬剤性や心因性のものなどがある。

2 尿の性状の異常

　正常な尿は，**淡黄色〜淡黄褐色**で，排尿直後は混濁や浮遊物がなく（透明），ほとんどにおいがない。

■混濁尿

混濁尿とは● 　混濁尿とは，尿を肉眼的に見たときに，透明ではなくにごりがある状態をいう。浮遊物をみとめることもある。

■混濁尿のメカニズム

　排尿後の時間経過に応じて，塩類や尿中の綿状物質の析出により混濁を生じる。アルカリ尿ではリン酸塩・炭酸塩の析出により白色尿，酸性尿では尿酸塩の析出により茶褐色尿となる。これらは食べ物などの影響を受けており，病的なものではない。

　一方，病的な混濁は，赤血球の混入では赤色尿（血尿），膀胱炎や尿道炎などの細菌感染による細菌や膿（白血球）の混入では白色尿となる。女性の場合，膣の分泌物や月経血の混入による混濁がみられることもある。

■血尿

血尿とは● 　血尿とは，尿中に通常では含まれない**赤血球**が混入している状態をいう。**肉眼的血尿**は目で見てはっきりとわかる血尿であり，尿沈渣[1]で赤血球を無数にみとめる。ピンク色やワイン色の尿，コーヒーのような黒っぽい尿，血の塊が混入する場合もある。赤色尿でも赤血球がなければ血尿ではない。

　一方，尿が赤くなくても尿沈渣で赤血球を多数みとめる場合を**顕微鏡的血尿**という。健康診断でみつかることが多い。尿潜血反応が陽性の場合でも，尿沈渣で赤血球がごく少数や確認されない場合は血尿と定義しない（疑陽性）。

1）尿沈渣：尿を遠心分離器にかけ，沈殿した細胞や結晶成分などの固形成分を顕微鏡で観察する検査をいう。

■血尿のメカニズム

上部尿路(腎臓・尿管)や下部尿路(膀胱・尿道)のどこかに炎症・結石・腫瘍などができて出血した結果，尿中にごく少量から多量の赤血球が混入する。

3 観察・看護のポイント

尿の量・回数・性状の異常を伴う患者の観察ポイントを◎表 4-62 に示す。

1 発現状況に応じた看護

腎機能の障害によって尿生成が阻害されている場合は，急性腎不全や血圧低下など，生命の危機に直面する状況であることが多い。尿量の変化とともに全身状態に留意し，早期の適切な介入が不可欠である。

混濁尿や血尿など，尿の性状に異常がみられる場合は，その原因に応じた看護が求められる。炎症が原因の場合は，発熱や排尿時痛などの随伴症状の有無を確認し，苦痛の緩和，安静，水分摂取量の管理などを行う。肉眼的血尿の色調や持続状況によっては，貧血症状にも留意し，患者の安静保持や不

◎表 4-62　尿の量・回数・性状の異常を伴う患者の観察ポイント

項目	内容・留意点
バイタルサイン	● 体温，血圧
発現状況	● 意識レベル ● 食事，飲水量，補液量，発汗の有無 ● 浮腫の有無，体重の増減 ● 尿の回数・量 　・排尿回数・時間(通常，夜間は回数が減少) 　・1 回の尿量，24 時間の尿量(必要時，尿比重を測定) 　・尿失禁の有無(◎表 4-63) ● 尿の性状：色，混濁，浮遊物の有無，血尿の有無
随伴症状	● 排尿時の痛み，腰背部痛 ● 尿意の有無・程度(切迫感) ● 排尿症状：尿勢低下[1]，尿線途絶[2]，排尿遅延，排尿時間の延長，終末時の滴下[3]，腹圧排尿[4]の有無 ● 排尿後の症状：残尿感，排尿後尿滴下
原因・誘因	● 排泄能力・運動機能 　・姿勢保持，歩行，手指の動作，筋力 　・認知機能：尿意，排泄行為の認識など 　・排泄環境：トイレまでの距離，便座の高さ・位置，手すりなど ● 既往歴・合併症：腎・泌尿器系疾患のほか，内分泌疾患，糖尿病，脳血管疾患，脊椎疾患と治療状況 ● 手術歴：とくに子宮や卵巣，大腸などの骨盤内手術の有無(女性は出産歴も確認) ● 内服薬：降圧薬，気管支拡張薬，抗アレルギー薬，睡眠導入薬，感冒薬など
皮膚の状態	● 湿潤，発赤，びらんなどの有無(陰部や仙骨部など)
患者の認識・ストレス	● 日常生活への影響をどのように感じているか ● ストレス・不安の有無：心因性頻尿，心因性尿閉など

1) 尿勢低下：尿の勢いが弱まり，一般的に尿線も細くなる。
2) 尿線途絶：排尿中に急に尿線が途切れる。
3) 終末時の滴下：排尿終末時，尿が滴下してキレがわるい。
4) 腹圧排尿：腹圧をかけないと排尿が始まらない，または持続しない。

○ 表 4-63　尿失禁の分類

分類	状態
切迫性尿失禁	突然の強い尿意を感じ，意図的に制御できずに尿がもれる状態。
反射性尿失禁	脊髄損傷や骨盤内手術などに伴い，膀胱に尿がたまると尿意を感じずに反射的に尿が排出される状態。
腹圧性尿失禁	骨盤底筋群の低下などに伴って，咳嗽やくしゃみの際の腹圧上昇時に尿がもれる状態。女性に多い。
溢流性尿失禁	尿閉に伴う多量の残尿によって，膀胱に尿が充満して尿道からもれてくる状態。
機能性尿失禁	ADL や認知機能の低下によって，排泄行動に時間を要して尿がもれる状態。

安軽減などをはかる。

　頻尿や尿失禁といった下部の尿路機能障害は，直接生命にかかわることはないが，心身や日常生活に大きな影響をもたらす。夜間の不眠や自尊感情の低下，羞恥心によるストレスのみならず，家族による介助が必要なこともある。排尿障害の症状が誰にとってどのような問題をもたらしているのかに着目したかかわりが，患者や家族の QOL 向上につながる。

　尿失禁がみられる場合には，どのような機序で生じているのかを十分にアセスメントし，看護を行う（○ 表 4-63）。

◻2 下部尿路機能障害の看護

　①**排尿日誌**　24 時間経時的に排尿時間，尿意の有無，排尿量，尿失禁の有無や状況などを記録することで，尿路機能障害の状況を客観的に示すことができる。尿失禁を伴う場合は，排尿パターンを把握することができ，予測に基づいた排尿誘導が可能となる。

　②**膀胱訓練**　膀胱容量を増やすことを目的に行う。過活動膀胱による頻尿や切迫性尿失禁に対して有効である。尿意を感じてから数分排尿をがまんし，徐々に排尿の間隔をのばしていく。2〜3 時間の排尿間隔を目標とする。

　③**骨盤底筋運動**　腹圧性尿失禁などの改善のため，随意筋である骨盤底筋群の強化を目的に行う（○ 図 4-21）。正しい方法で毎日継続する。10〜20 回を 1 セットとして，1 日 4〜5 セットを日常生活に取り入れるよう指導する。合わせて，肥満防止も重要である。

　④**間欠的導尿・カテーテル留置（持続導尿）**　腹部のいきみや下腹部の圧迫を行っても残尿が 100 mL 以上ある場合には，導尿が必要となる。適切なカテーテルを選択し，無菌的操作で行う。間欠的導尿のほうが尿路感染症の発症率は低いとされる。セルフケアとして，患者に指導する場合もある（清潔間欠自己導尿）。

　⑤**保温・温罨法**　冷えが頻尿の原因の場合，下腹部や仙骨部，下肢をあたためると効果がある。

　⑥**スキンケア**　頻尿や失禁がある場合，皮膚の湿潤や排泄物による化学的刺激，頻回のふきとりなどの物理的刺激が発赤・びらんの原因となる。失禁

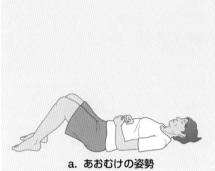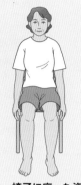

a. あおむけの姿勢
足を肩幅に開き，膝を軽く立てる。

b. 椅子に座った姿勢
足を肩幅に開く。顔を上げ，背中をのばす。

a・bなどの姿勢で，からだの力をぬき，肛門と腟を5秒間ぎゅっと締め，
ゆっくりとゆるめる。これを10〜20回繰り返す。

🔵 図4-21　骨盤底筋運動の例

後の迅速な下着やパッドの交換，皮膚への負担が少ない清拭や洗浄の方法を選択して実施する。

　⑦**排尿環境の調整**　運動能力の低下や心理的な要因がある場合，排尿動作の自立をたすける工夫や，プライバシーへの配慮など，環境面の調整を行う。

まとめ

- 健康成人の1日の尿量は1,000〜1,500 mL，尿回数は5〜6回である。
- 正常な尿は淡黄色〜淡黄褐色で，排尿直後に混濁や浮遊物がない。
- 尿の異常がおこる原因に応じて，症状の緩和，水分摂取量の管理，安静の保持を行う。
- 排尿日誌を24時間連続してつけることで，排尿状態や尿失禁のパターンを把握でき，具体的な排尿ケアにもいかせる。

復習問題

❶〔　〕内の正しい語に丸をつけなさい。

▶膀胱・尿道は〔①上部・下部〕尿路に分類される。

▶膀胱に尿が貯留して膀胱内圧が〔②上昇・低下〕すると尿意を感じる。

▶尿量の8割は，〔③昼間・夜間〕に排泄される。

▶尿が膀胱に貯留し，尿意があるのに排尿できない状態を，〔④無尿・尿閉〕という。

❷次の表の空欄を埋めなさい。

尿量	100 mL/日以下	〔①　　〕尿
	400 mL/日以下	〔②　　〕尿
	2,500 mL/日以上	〔③　　〕尿
尿回数	10回/日以上	〔④　　〕尿
尿性状	赤血球混入	〔⑤　　〕尿

脳・神経症状を示す患者の看護

1 意識障害

意識障害とは● 意識は，**意識レベル**（覚醒度）と**意識内容**（認識機能）の2つの要素からなる。意識が正常な状態を**意識清明**という。これは十分な覚醒のもとで自己や周囲・外界を認識し，外界からの刺激や情報に対して開眼・言葉・動作などで反応している状態をいう。

一方，**意識障害**とは，意識レベルの低下もしくは意識内容の障害によって，自己や周囲・外界を認識できなくなり，適切に反応できなくなる状態をいう（**意識混濁**）。

■意識障害のメカニズム

意識は，脳幹網様体賦活系（上行性網様体賦活系），視床下部調節系，大脳皮質（新皮質）および大脳辺縁系が相互に作用しながら形成されている（⊙ 図4-22）。

脳幹網様体賦活系は，延髄・橋・中脳にまたがって存在すると考えられている。外部からの感覚刺激や内臓感覚はたえず上行性に脳幹網様体に伝わ

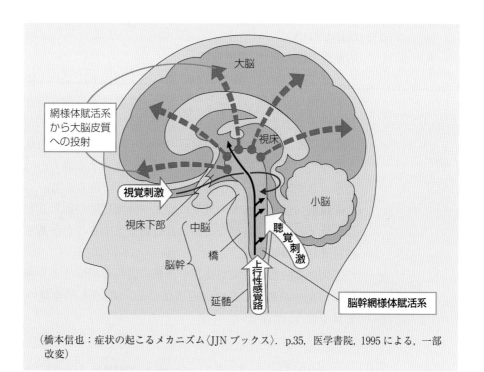

(橋本信也：症状の起こるメカニズム〈JJN ブックス〉. p.35, 医学書院, 1995 による, 一部改変)

⊙ 図 4-22 脳幹網様体賦活系

り，各種神経系を介して，視床・大脳皮質全体に伝えられる。この結果，大脳皮質は賦活（活性化）される。大脳皮質が活動状態にあることを覚醒という。

　大脳皮質（新皮質）は，認知・思考・記憶など高次脳機能をつかさどるほか，視覚・聴覚・味覚にも関与しており，視床下部は睡眠と覚醒の切りかえ，大脳辺縁系は欲求や喜怒哀楽，情緒などに関与している。これらの経路のどこかに障害があると意識の清明度の低下がおこり，外界の刺激に対する反応性や自発的活動性の低下がおこる。

　大脳皮質が障害されると，外界の刺激の認知やそれに対する反応性も障害されるため，正常とは異なった行動をとることがある。これは異常な精神活動によるものであり，意識内容の変化（意識変容）と表現される。

■意識障害の種類[1]

■1意識の清明度の低下

　①傾眠　軽い刺激による覚醒と呼びかけへの反応がみられる。口頭指示にも従うが，刺激しつづけないと眠ってしまう。せん妄の状態を呈することもある。

　②昏迷　身体への刺激に対して開眼や振り払うなどの動作がみられるが，すぐに眠ってしまう。言語による応答はできない。

　③半昏睡　自発運動はほとんどない。痛み刺激に対しては，手足を引っ込めようとしたり，顔をしかめたりする。

　④昏睡　四肢は弛緩した状態で，自発運動はまったくない。痛み刺激にも反応しない。

■2意識内容の変化（意識変容）

　①せん妄　軽度～中等度の意識レベルの低下により，錯覚・幻覚・妄想などが出現し，異常行動などを呈する。興奮状態にある場合が多いが，逆に精神運動が低下する場合もある。

　②もうろう状態　自分の周辺の範囲ではある程度の注意をはらった行動がとれるが，より広い周辺の状況を適切に認知する能力が低下している状態をいう。急性アルコール中毒や薬物中毒などでみられる。

　③錯乱　意識レベルの低下に幻覚や興奮状態が加わることで，見当識や病識の低下のほか，徘徊などの異常行動を呈することがある。

■3特殊な意識障害

　①失外套症候群　大脳皮質・白質の広範な損傷により無動無言を呈する状態をいう。咀嚼はしないが嚥下はする。注視（ものを見つめる）・追視（ものを目で追う）はしない。

1）意識消失（失神）は，心疾患などにより脳血流が瞬間的に減少することによって一時的に意識を失うことをいう。意識障害とは区別されることが多い。

⊃ 表 4-64　意識障害の原因

系統	原因疾患など
脳神経系	頭部外傷（脳挫傷，硬膜下血腫，硬膜外血腫），脳血管障害，感染症（髄膜炎，脳炎，脳膿瘍），脳腫瘍，てんかん重積発作など
循環器系	心不全，急性心筋梗塞，アダムス-ストークス症候群など
呼吸器系	気管支喘息，肺炎など（低酸素血症，CO_2 ナルコーシス）
代謝性	糖尿病（低血糖，糖尿病性昏睡），肝不全（肝性昏睡），腎不全（尿毒症），電解質異常（低ナトリウム血症，高カルシウム血症），ビタミン B_1 欠乏など
中毒	鎮静薬，睡眠薬，毒物（農薬など），アルコール，一酸化炭素など
精神神経系	せん妄，過換気症候群など
その他	ショック，低体温，高血圧性脳症，熱中症など

⊃ 表 4-65　グラスゴー-コーマ-スケール（GCS）

開眼（E） (eye opening)		最良言語反応（V） (best verbal response)		最良運動反応（M） (best motor response)	
自発的に	(4)	見当識あり	(5)	命令に従う	(6)
呼びかけにより	(3)	会話混乱	(4)	疼痛部位認識可能	(5)
痛み刺激により	(2)	言語混乱	(3)	四肢屈曲反応	
開眼しない	(1)	理解不明の声	(2)	逃避	(4)
		発語しない	(1)	異常屈曲	(3)
				四肢伸展反応	(2)
				まったく動かない	(1)

注）3 つの項目の合計点を求める。最も重症：3 点，最も軽症：15 点。

　②**無動性無言**　間脳から上部脳幹の網様体などの部分的損傷により，無動無言を呈する状態をいう。睡眠-覚醒のリズムは存在するが，自己や周囲に対する意識はない。注視・追視はする。
　③**遷延性意識障害（植物状態）**　重度の大脳機能障害はあるが，間脳や脳幹の機能の維持により自律神経系の機能が維持された状態をいう。自発呼吸や眼球運動はみられる。

■意識障害の原因

　脳出血や脳梗塞，頭部外傷などの脳の器質的な変化によるものと，代謝・内分泌疾患，低酸素，脱水などの全身性の原因に伴う二次的病変によるものに分けられる（⊃ 表 4-64）。

■意識レベルの評価

　意識レベルの評価には，グラスゴー-コーマ-スケール（GCS[1]，⊃ 表 4-65）とジャパン-コーマ-スケール（JCS[2]，⊃ 表 4-66）がある。日本国内では JCS

1）GCS：Glasgow coma scale の略。
2）JCS：Japan coma scale の略。

⏎ 表4-66　ジャパン-コーマ-スケール（JCS，3-3-9度方式）

Ⅰ．刺激しないでも覚醒している状態（1桁の数字で表現）
1　だいたい意識清明だが，いまひとつはっきりしない。
2　見当識障害（日付や場所などがわからない）がある。
3　自分の名前や生年月日が言えない。
Ⅱ．刺激すると覚醒し，刺激をやめると眠る状態（2桁の数字で表現）
10　ふつうの呼びかけで容易に開眼する。合目的な運動をするし，言葉は出るが，間違いも多い。
20　大きな声または身体を揺さぶることにより開眼する。簡単な命令に応じる。
30　痛み刺激を加えつつ呼びかけを繰り返すと，かろうじて開眼する。
Ⅲ．刺激しても覚醒しない状態（3桁の数字で表現）
100　痛み刺激に対し，払いのけるような動作をする。
200　痛み刺激に対し，少し手足を動かしたり，顔をしかめる。
300　痛み刺激に反応しない。

注）まずⅠ～Ⅲのどれに該当するかを判断し，次にその詳細を3通りに分ける。
　　「Ⅰ-3」「Ⅱ-10」「Ⅲ-200」などと表記する。意識清明は「0」と表記する。

が普及している。重症の場合，JCSでは点数が高いが，GCSでは点数が低いことに注意する。

　いずれの評価スケールも意識レベルの程度を測定し，さらに経時的変化を客観的に評価できる指標として有用である。

1 グラスゴー-コーマ-スケール（GCS）

　世界で広く使用されている意識障害分類のスケールである。意識レベルの反応を，①開眼，②発語（最良言語反応），③運動機能（最良運動反応）の3尺度で別々に評価し，合計点で総合的に評価する。最低点は3点（深昏睡），最高点は15点（意識清明）である。器質的疾患による意識障害の評価に適する。機械的に評価するので，評価者間でばらつきが少ない。しかし，同じ点数でも内容が異なり，全体像がつかみにくい側面がある。

2 ジャパン-コーマ-スケール（JCS，3-3-9度方式）

　覚醒度を評価するための日本独自のスケールである。刺激がなくても自発的に覚醒している群（1桁の意識障害），呼びかけや痛み刺激で覚醒する群（2桁の意識障害），痛み刺激で覚醒しない群（3桁の意識障害）の3群に分け，さらに各群を外界からの刺激に対する反応によって3段階に分ける。意識清明状態を0とした10段階であらわす。痛み刺激で意識障害の全体像がすぐに把握できるが，「だいたい」「容易に」などの解釈に違いが生じやすく，評価者によりばらつきが出る傾向がある。

■観察・看護のポイント

　急性期では救命が優先される。患者の状態を適切に把握し，原因究明と治療が的確に行えるよう対応する。意識障害は突然発症し，救急患者として搬送されることが多いため，家族や発見者からの情報も重要となる。

○ **表 4-67　意識障害を伴う患者の観察ポイント**

項目		内容・留意点
バイタルサイン	呼吸	• 呼吸数，深さ，リズム，パターン，動脈血酸素飽和度 • 呼吸臭：アルコール臭（アルコール依存症），アセトン臭（糖尿病性昏睡），アンモニア臭（尿毒症性昏睡），肝性口臭（肝性昏睡）
	脈拍	• 脈拍数：徐脈（頭蓋内圧亢進），頻脈（感染症，心機能低下，脱水） • 不整の有無，緊張
	血圧	• 急激な上昇：高血圧性脳症，脳出血，クモ膜下出血，尿毒症 • 急激な下降：ショック，薬物中毒，糖尿病性昏睡 • 左右差の有無
	体温	• 発熱，四肢冷感・チアノーゼ，発汗 • 上昇：重症感染症，熱中症，脳血管障害に伴う中枢性発熱 • 下降：末梢循環不全，脱水，薬物中毒，アルコール依存症，低血糖性昏睡，一酸化炭素中毒
意識レベル		• GCS や JCS による評価と経時的変化の観察
発現状況		• 発症の状況：突発的か，徐々に進行か • 発症または発見時の状況：失禁，痙攣，嘔吐の有無など • 慢性疾患の既往の有無，常用薬の有無，過去の意識障害の有無，自殺企図の有無など
随伴症状		• 髄膜刺激症状：項部硬直の観察（仰臥位で枕を外し，頭部前屈時の項部の抵抗をみる） • 眼症状：眼球の位置，瞳孔の大きさ，形，対光反射の有無，眼球運動の状況 • 運動麻痺・痙攣：顔面神経麻痺の有無，上下肢の運動の左右差，不随意運動の有無 • 頭蓋内圧亢進症状：①頭痛，②吐きけ・嘔吐，③うっ血乳頭の 3 徴候 • 異常肢位：四肢の異常な筋緊張の有無 • 行動や言動の異常：せん妄や錯乱の有無，その状況

＊バイタルサインの項目中の括弧内は考えられる疾患・病態を示す。

　慢性期では，合併症の予防と意識障害の改善，不安・ストレスの緩和と家族への援助が重要となる。

　意識障害を伴う患者の観察ポイントを○**表 4-67** に示す。

■1 安全の確保

　救急処置時は，気道の確保と循環状態の安定に重点をおく。嘔吐に伴う誤嚥のおそれがあるときは顔を必ず横に向ける。患者が指示を理解できないことが多いため，環境整備に努め，転倒・転落などの事故を防止する。

■2 意識レベルの確認

　JCS や GCS を用いて経時的に評価する（○ 147 ページ）。意識障害の程度が重度の場合は，痛み刺激による評価が不可欠である。刺激は，皮膚をつねるなどの方法は避け，爪床を鉛筆やボールペンを転がしながら圧迫し，痛みを分散させて皮下出血を予防する。家族に対しては，必要な医療行為であり，最小の刺激で行っていることを説明する。

　軽度の場合は，見当識に関する質問が繰り返されることで自尊感情を傷つけられたと感じることもあるので，説明して理解と協力を求める。

■3 合併症の予防

　意識障害を伴う患者は，不動や活動低下，臥床状態の長期化を伴うことが多いので，おもに以下のような看護が重要である。

①**関節拘縮の予防**　状態に合わせて関節可動域運動を定期的に行う。重度の意識障害の場合，臥床時の体位は良肢位とする。良肢位とは，拘縮がおこる可能性がある場合や麻痺がある場合に，日常生活への支障を最小限に抑えられる角度を保つ肢位をいう。

②**呼吸器合併症の予防**　仰臥位の姿勢は横隔膜の運動を制限し，肺の十分な拡張を妨げ，肺炎の要因となる。そのため，定期的な体位変換や上半身挙上による胸郭拡張のための援助を行う。

また，誤嚥のリスクが高いため，口腔内の清潔を保持し，誤嚥性肺炎を予防する。経口摂取を行っていない場合，1日の生活リズムをつけるためにも，時間を決めて口腔ケアを実施する。体位は上半身挙上と頸部前屈位を基本とし，状態によっては側臥位で実施する。

③**褥瘡の予防**　褥瘡の発生要因には，認知機能低下，関節可動域低下，活動性低下，皮膚の湿潤増加，摩擦・ずれの増加，栄養低下などがあり，意識障害を伴う患者に発生しやすい。適切な体位保持と定期的な皮膚の除圧，摩擦やずれの予防，適切なスキンケアを行う。からだの下に異物がないか，シーツや衣服・おむつによるしわがないかについて，つねに注意する必要がある。

④**尿路感染の予防**　随意的な排尿が困難な場合には，膀胱留置カテーテルが挿入される。カテーテルの適切な管理と尿の量・性状の観察を行い，尿路感染症の予防と早期発見に努める。

◪意識状態の改善

呼吸・循環状態が安定している状況下では，手を握る回数や指の動き，文字やイラストの活用など，意思疎通手段の確保を試みる。まばたきや眼球の動きで意思表示を行えるよう工夫することも可能である。また，話しかける・音楽を流す（聴覚刺激），マッサージや足浴・手浴を行う（皮膚深部知覚刺激），思い出の写真や家族・ペットの写真を見せる（視覚刺激）ことなどを試み，意識状態の改善に向けたはたらきかけを行う。一度の評価や試みで終わるのではなく，根気よく継続的に注意深く行う。

◫不安・ストレスの緩和

軽度の意識障害や意識変容を患者が自覚している場合は，現状に対して不安やストレスをいだきやすい。とくに急性期は身体面に目が向きがちであるが，患者の訴えに注意深く耳を傾け，患者の表情や態度を観察することも重要である。患者が感じている苦痛の内容を理解するとともに，ていねいな説明や環境調整によって，その緩和に努める。

◬家族への援助

意識障害の程度にかかわらず，家族の不安や焦燥感は大きい。家族と直接かかわる時間をもつことを心がけ，現状や今後の見通しの説明などを通して，家族の心身の負担を軽減する。

2 感覚障害（知覚障害）

感覚障害とは● 人は身体の外部の変化（**体性感覚**）と内部の変化（**臓性感覚**）を感じ取り（感知），それらを認知すること（知覚）で生命維持に必要なさまざまな情報を得ている。その他の感覚には，**特殊感覚**（視覚・聴覚・平衡覚など）がある。

体性感覚には，皮膚感覚（触覚・痛覚・温覚・冷覚など），深部感覚（振動覚・運動覚・位置覚など），複合感覚（立体覚・2点識別覚など）があり，これらの感覚が低下または鈍麻・過敏・異常などをおこした状態を**感覚障害**という（◐ 表4-68）。

■感覚障害のメカニズム

外部からの刺激は感覚受容器から求心性神経路を通じて大脳皮質の感覚中枢に達する。感覚受容器のなかで，皮膚受容器は最も数多く存在し，さまざまな外界の変化を刺激情報として受けとり，休みなく中枢神経系に伝えている。

皮膚感覚・深部感覚・複合感覚の種類によって伝達路は異なり，この伝達路あるいは大脳の認知・判断をつかさどる機能のいずれかが障害されたときに感覚障害は生じる。

■観察・看護のポイント

感覚障害を伴う患者の観察ポイントを◐ 表4-69 に示す。

❶症状の適切な把握

感覚検査は患者の協力が不可欠であり，検査結果は患者の心理的状態の影響を受けるため，疲労やストレスを最小限にするよう配慮する。問診であら

◐表4-68 感覚（知覚）障害の分類と特徴

分類	特徴
異常感覚	● 特別な外的刺激が加えられていないのに，感覚を感じる。 ● ジンジンする感じやしびれ感と表現されることが最も多い。 ● 正座などの機械的圧迫による末梢神経障害や脊髄疾患，視床病変のような中枢神経障害などでみられる。
錯感覚	● 皮膚に触れられたとき，正常と異なった感覚を感じる。 ● 軽く触れただけでも痛みを感じる，軽い痛み刺激でも長時間強く痛みを感じるなどの不快な痛みを伴うことが多い。 ● 異常感覚（しびれ感）を伴うことも多く，異常感覚を生じる同様の疾患に多い。
感覚過敏・ 痛覚過敏	● 通常予想される感覚よりも強く感じる（感覚過敏），強い痛みを感じる（痛覚過敏）。 ● 錯感覚を伴うことが多く，同一の機序と考えられる。
感覚鈍麻・ 感覚消失	● 特定の感覚から全感覚へかけての鈍麻をいう。 ● 温痛覚の鈍麻・消失では，外傷や熱傷，褥瘡のリスクが非常に高く，感染や潰瘍形成，壊死などの二次的障害を生じやすい。
痛み	● 痛みの項目を参照（◐72ページ）。

○ 表4-69　感覚障害を伴う患者の観察ポイント

項目	内容・留意点
患者のとらえ方	● どのようにその症状を感じているのか：感じ方（患者がどのように表現しているか），症状を認識している部位・範囲 ● どの程度の苦痛を感じているのか：自制の可否，日常生活への影響（運動障害，生活行動範囲の縮小，ADLへの影響，睡眠状況など）
発現状況	● どのようなときに症状が出るのか，誘因の有無 ● 症状がある部位の皮膚の状態：発赤，外傷・熱傷の有無など
感覚障害のパターン（分布）や性状	● 感覚検査などによる評価 ● 持続性の有無：つねに症状があるのか ● 症状の変化：増強・軽減する条件の有無

かじめ部位や状況を把握し，効率的に行う。意識障害や認知機能低下などがある患者では，症状の把握が困難な場合がある。一方，精神疾患がある患者では，訴えを精神症状の一部と即断せず，その原因を見きわめる必要がある。

　同じ原因であっても，症状の出現状況や患者の感じ方，苦痛の受けとめ方などは異なる。痛みや感覚は本人にしかわからないものであり，痛みの閾値も異なる。また，原因疾患を治療しても感覚障害がすべて消失せず，しびれや痛みが生涯にわたって残ることもある。患者が感じている症状がどのようなもので，どのようなつらさを感じているのか，生活上の支障はどのようなものかなどをていねいに聴取し，苦痛への理解を示すことが求められる。

　薬物療法の効果などによって症状の程度に変化がある場合には，治療前と比べて何パーセントか，痛みの場合は「痛みの評価尺度」（○76ページ，図4-2）を用いるなど，変化を客観的にとらえ，患者本人と共有する。

2 症状の緩和，悪化の予防

　感覚障害の程度や原因によって緩和に適する方法は異なる。温罨法や冷罨法，マッサージなどに効果がある場合があるが，患者の反応・表情を十分に確認しながら行う。なお，罨法時は貼用部位の皮膚の観察が不可欠である。

　衣類は感覚過敏や錯感覚のある患者にとって大きな刺激となるため，やわらかい素材のものを選択する。また，感覚障害に対する意識の過敏や集中を避けるため，気分転換や気晴らしの方法を患者とみつけることも重要である。

3 環境整備

　転倒のリスクが高い場合，ベッドの周囲や廊下にはとくに危険物を置かないようにし，患者にはスリッパなどの脱げやすいはき物をはかないよう指導する。また，感覚鈍麻・消失がある場合は，患肢への配慮が不十分となることがある。そのため，活動時や床上での患肢の位置などに配慮し，外傷や皮膚の異常がないかを定期的に確認する。

3 運動麻痺

運動麻痺とは●　骨格筋の運動は神経の支配を受けている。**運動麻痺**とは，その神経支配の

程度による分類		性質による分類	
完全麻痺	骨格筋の随意運動が完全に喪失した状態。	痙性麻痺	筋肉が硬直して，運動ができない状態。
不全麻痺	骨格筋の随意運動が軽度低下した状態。	弛緩性麻痺	筋肉が弛緩して，運動ができない状態。

部位による分類			
単麻痺	上下肢のうち1肢だけ麻痺している状態で，末梢神経の障害によるものが多い。	片麻痺	左右の一側の上下肢（半身）が麻痺している状態で，脳血管障害によるものが多い。
対麻痺	両下肢の麻痺で，脊髄障害によるものが多い。	四肢麻痺	左右上下肢の麻痺で，頸髄の障害によるものが多い。

⬇ 図 4-23　運動麻痺の分類

障害のため，随意運動が困難または不能になった状態をいう。そのうち，完全な脱力を**完全麻痺**，不完全な麻痺をきたした場合を**不全麻痺**という。また，麻痺の性質により**痙性麻痺**と**弛緩性麻痺**に，麻痺の部位（分布）により**単麻痺・片麻痺・対麻痺・四肢麻痺**などに分類される（⬇ 図 4-23）。

■運動麻痺のメカニズム

運動の神経路は，大脳皮質の運動野に始まり，内包の後脚を通り脳幹にいたる。脳幹の延髄から脊髄を下行し運動性の末梢神経へ，そして筋肉へと接続する。

脳内の運動中枢から末梢の筋線維までの経路において，なんらかの障害がおこると筋肉の収縮が阻害され，随意運動ができなくなる。障害部位によって，中枢性神経障害による麻痺，末梢神経障害による麻痺，筋肉の障害などによる麻痺がある。

■観察・看護のポイント

運動麻痺を伴う患者の観察ポイントを⬇ **表 4-70** に示す。

◎表4-70　運動麻痺を伴う患者の観察ポイント

項目	内容・留意点
麻痺の状況	● 障害部位（◎153ページ，図4-23） ● 上下肢の筋力の左右差 ● 筋緊張の状態：緊張の亢進（痙縮，硬直），緊張低下 ● 筋力の評価：徒手筋力テスト（MMT）（◎191ページ，表5-8） ● 関節の可動域 ● 浮腫・感覚障害の有無 ● ADL への影響
転倒・転落のリスク	● 移乗・移動動作の状況 ● 歩行時の装具装着や杖使用の有無 ● トイレや洗面所までの距離 ● 認知障害の有無
皮膚の状態	● 外傷や発赤の有無など（とくに麻痺側）
姿勢・肢位	● 立位や座位時の姿勢の状態 ● 臥床時における肢位

■1 増悪の早期発見

麻痺の状況を定期的に観察して，増悪の早期発見をする。回復状況も適切に評価する。

■2 合併症の予防

廃用性の変化を予防する。筋肉はまったく使わないと1日に3〜7%の筋肉量が低下する。また麻痺側を使用しないと筋萎縮によって関節拘縮などをまねく。理学療法士らと連携しながら，筋力増強運動や関節可動域運動を看護ケアに取り入れる。

排泄動作の制約に伴い，おむつの装着や膀胱留置カテーテル留置が一定の期間行われる場合がある。適切な管理によって尿路感染を予防する。

自力での体位変換の困難や感覚鈍麻，おむつ装着など，褥瘡のリスクも高い。適切な除圧と清潔の保持，スキンケアに努め，褥瘡を予防する。

■3 転倒・転落の予防

転倒・転落のリスクを適切に評価し，環境調整を行う。とくに排泄場面では，患者は自分でトイレに行きたいという気持ちが強い。その心情を理解しつつ，患者に安全確保の必要性をていねいに説明し，協力を得る。

■4 日常生活の援助

不足するセルフケアを見きわめて援助する。日常生活動作に関する援助は，毎日，内容によっては日に何度も実施する。援助を通して患者の状態を把握し，機能の拡大と自立に向けたかかわりが不可欠である。

■5 精神的支援

思いどおりにならない自分の身体と人に頼らざるをえない状況に対し，患者の多くはとまどいを感じたり悲観的になり，自尊感情が低下しやすい。日常の援助場面では，患者の自尊感情を傷つけないための配慮を心がけ，自己

の考えや感情を表出できるようなコミュニケーションをはかる。

⑥退院後に向けた支援

　家族や自宅の状況などを早期に把握し，退院に向けた支援にいかす。患者の気持ちをできるだけ尊重しながら，家族への介護指導や社会資源の活用などを通して，患者・家族の QOL 向上を目ざしたかかわりが求められる。

まとめ

- 意識は意識レベルと意識内容からなり，正常な状態を意識清明という。一方，意識レベルの低下や意識内容の障害により自己や周囲を認識できない，刺激に対して適切に反応できない状態を意識障害という。
- 意識レベルのおもな評価スケールには，グラスゴー–コーマ–スケール（GCS）とジャパン–コーマ–スケール（JCS）がある。
- 外部変化を感じとる皮膚感覚・深部感覚・複合感覚が低下または異常をおこした状態を感覚障害という。
- 運動麻痺は，障害部位により，単麻痺・片麻痺・対麻痺・四肢麻痺などに分類される。

復習問題

❶ 〔　〕内の正しい語に丸をつけなさい。

▶ グラスゴー–コーマ–スケール（GCS）で 15 点は，最も〔①軽症・重症〕を示す。

▶ ジャパン–コーマ–スケール（JCS）で Ⅲ-300 は，最も〔②軽症・重症〕を示す。

▶ 感覚過敏のある患者には，〔③かたい・やわらかい〕素材の衣服を選ぶ。

▶ 左右の下肢が麻痺している状態を，〔④片・対〕麻痺という。

❷ 次の文章の空欄を埋めなさい。

▶ 救急患者の A さんは開眼せず，発話もなく，まったく動かない。グラスゴー–コーマ–スケール（GCS）で評価すると，〔①　　〕点である。

▶ 救急患者の B さんは刺激しないでも覚醒しているが，自分の名前や誕生日が言えない。ジャパン–コーマ–スケール（JCS）で評価すると，〔②　　〕である。

G 精神症状を示す患者の看護

1 抑うつ

抑うつとは●　憂うつで気分が落ち込む，やる気がおきないなど，心の不調は誰もが経験する。このような無力感・悲哀感・不安感などによって気分が沈み，意欲が低下することを抑うつ(抑うつ状態・抑うつ気分)という。抑うつは，日常生活で経験する喪失体験(大切な人との離別，物や社会的地位などを失う，健康を害するなど)や，職場や家庭での持続的なストレスにより，誰もが経験する正常な心理的反応である(→表4-71)。たとえば，悲哀・悲嘆に伴って生じた抑うつは，依存対象の喪失による危機的状況において，立ち直るための回復(適応能力の回復)を待つために必要な反応ととらえられる。

　一方，抑うつの状態が2週間以上，ほぼ毎日，ほぼ一日中あり，その症状のために著しい苦痛を感じている，もしくは社会的・職業的領域における役割遂行に影響しているなど，病的な抑うつ状態にある場合は，うつ病と診断される。うつ病では，頭痛や頭重感，肩こり，食欲不振や胃痛，下痢・便秘，発汗・息苦しさなどの身体症状があらわれることがある。

■抑うつのメカニズム

　抑うつは，神経伝達物質である**セロトニン**(意欲や気持ちの落ち着き，睡眠や食欲などに関与)，**ノルアドレナリン**(集中力や記憶に関与)などが関与している。うつ病患者の多くはこれらの物質が減少していると考えられ，薬物療法が適用されている。また，過度なストレスに長期的にさらされると，認知や意欲に深く関与している背外側前頭前野(前頭葉外側)，不安や恐怖に関与している扁桃体などが，過剰分泌されたコルチゾールによって影響を受

→表4-71　抑うつの要因

分類		おもな例
心理・社会的要因	状況因（誘因）	●喪失体験：死別，離婚，子の独立，リストラ，左遷，重篤な病気にかかる ●生活や仕事の急激な変化：引っ越し，結婚，出産，転勤，転職 ●対人関係上のトラブル：職場や近所の人間関係 ●過労，肉体的疲労 ●生育歴や生活史からくる内面的ストレス(虐待，心的外傷) ●援助者の欠如：社会的な支援が受けられない，相談相手がいない
	性格（病前性格）	●正義感や責任感が強い，几帳面，こり性，きまじめ，頑固，完璧主義など
身体的要因		●ホルモンバランスの変化：妊娠，出産，産後，更年期 ●脳の機能変化：脳血管障害，外傷などの器質的障害，神経伝達機能の障害など ●遺伝的要因

⭕ 表 4-72　抑うつを伴う患者の観察ポイント

項目	内容・留意点
抑うつの状態・程度	● 身体的な訴え：睡眠障害，食欲不振，便秘，頭痛，心悸亢進，性欲減退，肩こり，しびれ感，口渇，倦怠感など ● 日内変動（午後は症状が軽減することが多い） ● 思考の障害：思考の抑制（考えがまとまらない，集中できない，興味や関心の低下，決断できないなど），自己否定的思考（自責感，希死念慮） ● 意欲の障害：行動の抑制（行動力の低下，引きこもり） ● 昏迷：思考と行動の強度の抑制により無反応になる（うつ病性昏迷，高齢者の場合は認知症との鑑別が重要）
セルフケアの障害	● 飲食：食欲不振，味がしない，脱水，栄養障害，体重減少 ● 排泄：頻尿，便秘，月経異常 ● 清潔：身だしなみの乱れ，身のまわりが乱雑 ● 活動と休息：睡眠障害（入眠困難，早朝覚醒，過眠），活動性の低下 ● 対人関係：人と会いたくない，引きこもり ● 安全の確保：自殺企図
抑うつの要因	● （⭕ 156 ページ，表 4-71）

け，抑うつ状態となることも解明されてきている。

■観察・看護のポイント

　抑うつを伴う患者の観察ポイントを⭕ 表 4-72 に示す。

1 精神的支援

　抑うつ時には自責感や無力感が強いため，受容的・支持的にかかわり，患者のつらさや苦悩を理解していることを伝える。安易な励ましや無理に明るく接する態度は逆効果である。

2 日常生活の支援

　規則的な食事，十分な睡眠，適度な運動など，セルフケア不足を補いながら，患者が規則正しい生活が送れるよう支援する。

3 適切な治療

　薬物療法が行われている場合，効果の出現に一定期間を要することを念頭に，適正な服薬と薬物の管理，効果の観察，副作用の早期発見に留意する。

4 安全の確保

　抑うつが強度の場合やうつ病の回復期は自殺企図が高まる。身体損傷を防止するための環境調整と観察を行い，安全を確保する。

2 不安

不安とは● 　**不安**とは，気がかりや心配，先のことを考えて気持ちが落ち着かないといった漠然とした不確かで頼りない気持ちである。新しい経験，人間関係や将来のことなど，結果が不確実なことに対していだくことが多く，私たちは日常的にたびたび経験する。だが，それは対処のための健全な反応であり，その程度が**正常な不安**とよばれる軽度のものであれば，注意力や学習意欲を

⬤ 表4-73　不安の程度と特徴

程度	特徴
軽度	● ストレスへの対処能力や問題解決能力が高まる ● 注意力・興味・関心が高まる ● 自信が増す
中等度	● 注意力が低下し，落ち着きがなくなる ● 知覚する範囲が狭まり，行動力が低下する ● 早口になる ● 心拍数や呼吸数の増加，動悸，口渇がみられる ● 目的のないしぐさがみられる（手もみなど）
強度	● 注意力が著しく低下する ● 知覚する範囲が著しく狭まる ● 学習能力が低下する ● ささいなことが気になる ● 発汗・頻脈・頻尿・吐きけ・頭痛・ふるえ・感覚の麻痺・しびれなどがみられる ● 目的のないしぐさが頻回にみられる（手もみなど）
パニック	● 呼吸困難・胸痛や嘔吐，失禁などがみられる ● 著しい不快感や苦痛がみられる ● 状況の正しい認識ができなくなる ● 発語が困難になる ● 狂ってしまうことへの恐怖や死への恐怖をいだく

（リンダ．M. ゴーマンほか著，池田明子訳：心理社会的援助の看護マニュアル．p.63, 医学書院，1998 を参考に筆者作成）

高め，成長につなげることも可能である。正常な不安は，不安が生じるのにふさわしい理由があり，それを表現することができ，一時的でいったん消失すればすぐには再現しない。

しかし，不安が強くなると，外界の情報を処理する機能が低下し，問題に対処する能力にも影響を及ぼす。強度の不安は恐怖を生み，長期化すると日常生活にも影響する（⬤ 表4-73）。不安を引きおこす理由が明確でなく，言葉で表現しづらく，自制できず，持続期間が長く，反復してあらわれるようになると**病的な不安**とよばれ，治療を要する。パニック障害，恐怖症などは不安との関連から，**不安障害**と分類される。

■**不安のメカニズム**

不安は，みずからを危険からまもるうえで不可欠な，人間が生物として生き残っていくための本能的な感情といえる。環境の変化や危険に対応するために必要な不安には，脳の中の扁桃体が重要な役割を担っている。外部からの情報は視床を介して扁桃体に入力される。扁桃体がその情報を不快・危険と判断すると，不安感や恐怖という感情とともに自律神経系を介してシグナルが送られ，ノルアドレナリンやコルチゾールなどのホルモン分泌が促される一方，心を落ち着かせるセロトニンの分泌は抑制される。その結果，不安な感情とともに，動悸，ふるえ，発汗などの身体症状が出現する。これらの

○ 表 4-74　不安を伴う患者の観察ポイント

項目	内容・留意点
不安の程度と表出（反応）	●情緒的反応：憂うつ，リラックスできない，自信がない，無力感，孤立感，患者の個人的経験についての主観的訴えなど ●行動上の反応：会話の様子，表情の変化，落ち着きのなさ，手のふるえ，声の調子の変化（早口，声が大きいなど），引きこもりなど ●生理的反応：バイタルサイン（脈拍や呼吸数の変化），口渇，発汗（とくに手掌），尿回数，便秘・下痢の有無，筋緊張，顔色（蒼白，紅潮），食欲，吐きけ・嘔吐，不眠，疲労など ●認知面の反応：集中力や注意力，学習能力の状況
個人に関する要因	●生活歴，家族背景，現病歴・既往歴，精神疾患の有無，服用している薬剤など ●病気や治療に対する患者の認識 ●患者の防衛機制の用い方 ●家族からの患者情報，病前性格

　一連の反応は脳に記憶されるため，その後の同じような情報には同じ反応を示すようになる。

■観察・看護のポイント

　不安を伴う患者の観察ポイントを○ 表 4-74 に示す。

1 不安の程度の把握

　疾患や障害をもつ状況において，患者や家族は不安をいだきやすい。入院や手術，検査や侵襲的処置に伴う一時的な不安はもちろん，疾患の経過・治療，経済面や社会復帰，死への不安など慢性的な不安もある。患者の不安による反応を観察し，不安の程度を把握する。不安の訴えが明確ではなく，ほかの症状で表出される場合もあるため，患者からの表現（発言）とともに，行動や表情，身体的変化をていねいに観察する。身体症状を伴う場合は，ほかの疾患との鑑別が重要である。

2 不安の表出の促進

　患者が 1 人ではないという安心感をもてるよう，そばで見まもっているという姿勢を示す。患者の言葉に注意深く耳を傾け，不安を表出できる機会をつくり出す。

3 環境の整備

　騒音や過度な明るさ，治療器具の存在など，不安を増強させる環境因子を取り除く。人的環境として，同室者とのかかわりなどにも注意をはらう。

4 疾患理解の促進

　疾患の診断・治療・予後に関して，正確で必要な情報を提供する。説明直後のみではなく，患者の認識が正しいものであるかを確認する。

5 不安の程度に応じたかかわり

　軽度から中等度の不安であれば，不安の存在や原因を明らかにできるようかかわり，その対処のあり方を患者とともに考え，実施する。疾患や治療に

対する軽度の不安であれば，患者教育の機会としてとらえることもできる。

　不安による身体的緊張が強い場合は，軽い圧での背部マッサージ，ぬるめの足浴や入浴，呼吸法などでリラクセーションを促す。軽度の運動や散歩，音楽などによる気分転換を促すことも有効である。

⑥看護師自身の反応の自覚と対処

　不安は表情や声の調子などを通して相手に伝わりやすいといわれている。不安が強い患者の言動に看護師自身が不安やストレスを感じ，それが患者に伝わることで症状を増強させてしまう場合もある。複数の看護師や他職種とのチームで患者にかかわる工夫や，自分自身の反応をほかのスタッフに伝えることが重要である。

❸ 不眠

不眠とは●　人間は活動と休息のリズムを規則的に繰り返すことで生体機能を維持している。十分な休息のためには，睡眠は欠かせない生活習慣である。睡眠中は副交感神経支配が優位となり，疲労回復，エネルギーの蓄積，身体の成長や免疫機能などが促される。

　睡眠には個人差や性差があり，日中の活動内容やその量にも影響を受ける。また発達段階によって睡眠時間が異なる。新生児は1日のほとんどの時間を眠り，そのリズムは確立していないが，乳幼児期に入ると**サーカディアンリズム**（概日リズム）[1]が確立してくる。脳の松果体から分泌される**メラトニン**は，一般的には21時ころから分泌が始まり，体温を下げ，23時くらいに眠けを感じるレベルに高まる。そして朝になり光を浴びることで体内時計がリセットされ，メラトニンの分泌がとまる。メラトニンは**セロトニン**から生成され，日中に太陽の光を浴び，適度な運動をすることなどでその生成が促される。つまり，昼間太陽の下で活動し，夜は心身ともにリラックスした状態をつくることがよい睡眠の基盤となる。

　睡眠障害は，睡眠の量やリズムの異常が，身体的・精神的・社会的生活に支障をきたす状態である。不眠，過眠，睡眠時異常行動などがあるが，最も一般的で広く認識されているものが**不眠**である。

　不眠は，①入眠障害（寝つきがわるい），②中途覚醒（睡眠中に何度も目がさめる），③早朝覚醒（朝早くに目がさめる），④熟眠障害（ぐっすり眠った感覚が得られない）の4つに分類される。これらの状態によって，朝目ざめたときに睡眠に対する不足感が強く，患者が身体的・精神的・社会的生活に支障があると判断している状態を**不眠症**とよぶ。睡眠時間の長短にかかわらず，本人の満足感があり，日常生活に支障がなければ不眠症ではない。

1）サーカディアンリズム：地球の自転による24時間周期の昼夜の変化に体温や血圧，ホルモン分泌などの生理活動が同調するリズムをいう。

■不眠のメカニズム

睡眠にはおもに大脳皮質の休息状態である**ノンレム睡眠**と，おもに身体の休息状態である**レム睡眠**がある。

ノンレム睡眠は，脳波によって4段階に分類され，**徐波睡眠**といわれる3・4段階の深い眠りが睡眠の前半に集中している。入眠直後のノンレム睡眠は30分前後で徐波睡眠に移行することから，30分以上の午睡は徐波睡眠に移行しやすく，夜間の入眠困難の原因になるといわれている。

一方，レム睡眠は記憶の固定や脳の発達，夢体験などに関与している。90分前後の周期で一晩に4〜5回出現し，睡眠時間のおよそ2割を占めている。このレム睡眠が不足すると熟眠感が得られない。

睡眠中枢は前部視床下部にあり，ノンレム睡眠では脳幹網様体賦活系(⏎145ページ，図4-22)や後部視床下部にある神経系の活動が積極的に抑制される。レム睡眠は睡眠状態ではあるが，脳幹と大脳基底部にある神経系によって，視床・大脳皮質が賦活している状態とされる。視床下部にはサーカディアンリズムをつくり出す体内時計があり，睡眠中枢もその影響を受ける。なんらかの原因によってサーカディアンリズムと睡眠-覚醒リズムがずれると，不眠や昼間の眠け，倦怠感などの症状が出現する。

不眠の要因を⏎表4-75にあげる。

近年は，不適切な睡眠習慣(パソコンなどの液晶画面を就床直前まで見ている，深夜に及ぶ残業など)によって不眠となるケースが増加し，日本人の2割が不眠に関する悩みを有しているといわれる[1]。不眠などの睡眠障害が生活習慣病などを増悪させることも近年明らかになってきており，健康づくりの観点からも質のよい睡眠を確保する必要性が提唱されている(⏎表4-76)。

■観察・看護のポイント

不眠を伴う患者の観察ポイントを⏎表4-77に示す。

1 睡眠状況と患者の認識の把握

患者の訴えとともに，実際の睡眠状況を客観的に把握する。日常生活にど

⏎ **表4-75　不眠の要因**

分類	おもな例
身体的要因	糖尿病，高血圧，前立腺肥大，慢性閉塞性肺疾患，アトピー性皮膚炎など
生理学的要因	不規則勤務，夜ふかしなど
心理的要因	翌日の仕事への緊張や不安，人間関係のストレスなど
精神医学的要因	感情障害，統合失調症，不安障害などの精神疾患
薬理学的要因	薬物やアルコール，カフェイン，ニコチンなど

1) 厚生労働省：平成30年国民健康・栄養調査結果の概要.

表4-76　質のよい睡眠のための指針（睡眠12か条）

①よい睡眠で，からだもこころも健康に。
②適度な運動，しっかり朝食，ねむりとめざめのメリハリを。
③よい睡眠は，生活習慣病予防につながります。
④睡眠による休養感は，こころの健康に重要です。
⑤年齢や季節に応じて，昼間の眠けで困らない程度の睡眠を。
⑥よい睡眠のためには，環境づくりも重要です。
⑦若年世代は夜更かしを避けて，体内時計のリズムを保つ。
⑧勤労世代の疲労回復・能率アップに，毎日十分な睡眠を。
⑨熟年世代は朝晩メリハリ，昼間に適度な運動でよい睡眠。
⑩眠くなってから寝床に入り，起きる時刻は遅らせない。
⑪いつもと違う睡眠には，要注意。
⑫眠れない，その苦しみをかかえずに，専門家に相談を。

（厚生労働省：健康づくりのための睡眠指針2014による）

表4-77　不眠を伴う患者の観察ポイント

項目	内容・留意点
睡眠状況	●主観的情報（本人がとらえている睡眠の状況）：就寝時刻，入眠所要時間，覚醒時刻，中途覚醒・早朝覚醒の有無と状況，熟眠感，覚醒時の気分，睡眠・不眠への認識，疲労感や倦怠感，苦痛の有無など ●客観的な睡眠の状況：就寝時刻，入眠所要時間，覚醒時刻，中途覚醒・早朝覚醒の有無と状況，睡眠時の体動・いびき・睡眠時随伴症（寝言など）の有無，睡眠薬服用の有無など
不眠が及ぼす影響	●身体的影響：疲労，首筋や肩のこり，手足の冷感，目の下のクマ，あくび，結膜の充血など ●精神的影響：集中力の低下，ぼんやりする，神経過敏，不穏状態，眠れないことが苦痛など ●社会的影響：活動量の低下，作業能率の低下，家族・介護者への影響など
不眠の要因	●生活習慣やその変化：日中の活動状況，休息の状態，午睡の有無，アルコールやカフェインの摂取状況，時差，入眠前の個人的習慣など ●睡眠の環境：温度，湿度，換気，におい，害虫，音，照明，寝具・寝衣，プライバシーの欠如，環境の変化など ●身体的要因：年齢，発達段階，性別 ●心理的要因：性格・気質，不安，恐怖，不満，緊張，あせり，こだわり，ストレス，睡眠に関する認識など ●疾患や治療の影響：発熱，疼痛，瘙痒感，動悸，咳嗽，喀痰，喘鳴，鼻閉，呼吸困難，吐きけ・嘔吐，頻尿，下痢，精神疾患，装着器具，体位制限，処置，内服薬など

のような支障をきたしているのか，患者が眠れないことをどのようにとらえているのか，十分に話を聞く。

　また，不眠による患者の精神的ストレスが大きい場合，不眠にこだわることがさらに症状悪化につながることを念頭にかかわる。

◼2入眠の促進

　日中の覚醒や活動を促し，環境の調整やイブニングケア[1]を通じて入眠を促す。足浴を行う場合は，リラックスした体位で，ぬるめのお湯で行うと効果的である。

1）イブニングケア：快適な就寝のために夕方から就寝前にかけて行うケアをいう。ベッドを整える，排泄や洗面をすませる，寝間着に着がえる，（必要に応じて）入浴・足浴を行うなどがある。

3 苦痛症状の緩和

瘙痒感や痛みなどの不快・苦痛症状によって睡眠が阻害されている場合は，その症状緩和を優先して行う。

4 医師との情報共有

不眠という症状のみに着目せず，その背後にある患者の要望や感情，病状の悪化などのサインを見逃さない。疾患や症状との関連が疑われるときは，医師と情報を共有する。

5 薬物療法の効果の把握と安全の確保

医師の指示により睡眠薬が投与された場合，その後の睡眠状況と朝の覚醒状況を把握する。夜間のトイレ歩行時などでの転倒・転落のリスクが高まることを念頭にかかわる。

まとめ

- 抑うつの症状が長期にわたりほぼ毎日・一日中あることで苦痛を感じていて，社会生活に支障をきたしている場合に病的とみなされ，うつ病と診断される。
- 抑うつのある患者には受容的・支持的にかかわり，安易な励ましは避ける。
- 不安は結果が不確実なことに対して生じることが多く，軽度であれば注意力や関心が高まり成長につながることもある。一方で，不安が強くなると日常生活に影響を及ぼし，症状が持続・反復する場合は治療が必要となる。
- 不眠は，①入眠障害，②中途覚醒，③早期覚醒，④熟眠障害に分類される。

復習問題

1 〔 〕内の正しい語に丸をつけなさい。

▶ 近親者の死亡や強いストレスにより経験する抑うつは，〔①正常・異常〕な心理的反応である。

▶ うつ病では一般的に〔②午前・午後〕のほうが症状が軽い。

▶ もっともな理由のある一時的な不安は，〔③正常・異常〕な心理的反応である。

2 次の文章の空欄を埋めなさい。

▶ 24時間周期に体温などの生理活動が同期するリズムを，〔① 〕リズムという。

▶ 睡眠は，大脳皮質の休息状態である〔② 〕睡眠と，身体の休息状態である〔③ 〕睡眠が繰り返される。

治療・処置を受ける患者の看護

治療・処置とは● 科学技術や医学の発展に伴って多様な治療方法が開発され，人々の健康回復，苦痛の緩和に貢献している。とくに近年では医療機器の発達，薬剤の開発が進み，これまでの身体的な侵襲（しんしゅう）の大きい治療にかわって，より侵襲の少ない治療が導入されるようになってきた。

　治療は，疾患や病態に応じて，多面的な効果を期待してさまざまな方法を組み合わせて行われる。治療によって有効な作用を期待できる一方，副作用や合併症の出現，身体機能の変化や喪失など身体への悪影響をもたらすことも少なくない。さらに不安や緊張，ボディイメージの変化など心理面への影響や日常生活を営むことへの影響も大きい。

　看護師はそれぞれの治療や処置の特徴を理解し，おこりうる影響を予測しながら，治療や処置の効果がより高まるよう援助を進めていくことが必要である。

A 検査を受ける患者の看護

1 検査の意義・目的

検査とは● 医学・医療の進歩に伴い，数多くの検査が診療のなかに取り入れられるようになった。その結果，客観的でより精度の高い検査結果が得られるようになり，疾患の診断が正確にできるようになった。

　疾患の診断では，まず患者の訴える自覚症状と診察によって得られる身体所見からおおよその病名・病態を推定する。さらに正確な病名・病態を明らかにするのに必要な客観的な情報を得るために検査が行われる。このように，診察と検査で得られる情報を総合的に判断して疾患の診断がされる。その後，これらの情報をもとに治療方針が検討され，患者・家族に説明し，同意を得てから治療が開始される。治療を開始したあとも，疾患の経過の評価，治療の効果の評価，治療による副作用や合併症の発見など，経過を観察するために検査は行われる（● 図 5-1）。

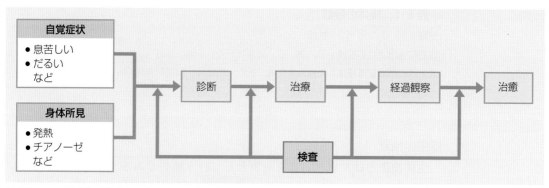

⬆図 5-1　診断・治療のプロセスと検査の位置づけ

　　　検査の種類は非常に多く，専門分化しているため，検査の実施にかかわる職種も多い。医師の指示のもと，医師・看護師・臨床検査技師・診療放射線技師などがチームとして連携しながら検査が進められる。

2　検査の種類・特徴

■検査の種類

　　検査は，検査対象の違いによって，**検体検査**と**生体検査**に分けられる。

1 検体検査

　　検体検査とは，患者の身体から採取した検体を用いて行う検査である。検体には，①尿・便・痰など患者自身の身体から自然に排出されるものと，②血液・消化液・髄液など医療者が針を刺したり，切開するなどして人為的に採取するものがある。②の検査は痛みや苦痛を伴うものが多く，採取時に適切な操作がされないと感染をおこすおそれもある（⬆表 5-1）。

　　おもな検体検査には，以下のものがある。

　　①**一般検査**　尿の成分，便の潜血反応，胸水などの体液の細胞や化学成分の分析。

　　②**血液学的検査**　血液中の細胞成分，凝固因子の分析。

　　③**生化学的検査**　尿・血液・体液に含まれる電解質・酵素などの成分の化学的な分析。

　　④**免疫学的検査**　抗原抗体反応を利用した，血液などに含まれるウイルス・細菌などの病原体，自己抗体，腫瘍マーカーなどの分析。

　　⑤**微生物学的検査**　血液・喀痰・尿・便などを用いた，感染症の原因になる病原体の検出。

　　⑥**病理学的検査**　細胞・組織・臓器の標本を用いた，肉眼や顕微鏡による観察。

○表 5-1　検体の種類

分類	検体
自然に排出される検体	尿，便，痰，唾液などの分泌物　など
人為的に採取する検体	血液，消化液，細胞，組織片，脳脊髄液(髄液)，関節液，体腔内貯留液，羊水　など

❷生体検査

　生体検査とは，患者自身を対象として行う検査である。おもな生体検査には，以下のものがある。

　①**生理機能検査**　心電図検査，呼吸機能検査，脳波検査，筋電図検査など。

　②**内視鏡検査**　気管支鏡検査，胃内視鏡検査，大腸内視鏡検査など。

　③**画像診断検査**　放射線検査(単純 X 線撮影，造影 X 線撮影，コンピュータ断層撮影〔CT〕)，超音波検査，磁気共鳴画像検査(MRI)，核医学検査など。

■検査値に影響を与える要因

　検査のなかでもとくに検体検査においては，得られる検査値はつねに一定ではなく，多くの変動要因がある。

　①**個体間の差異**　性別や年齢によって異なる検査項目がある。たとえば，赤血球数やヘモグロビン値は一般的に男性のほうが女性よりも高い。また，女性のコレステロール値は閉経とともに高くなる傾向があるが，これは女性ホルモンの影響による。

　②**個体内での変動**　同じ個人に検査をしても，検査を受けたときの条件で変動する検査項目がある。食事，運動，妊娠，飲酒，月経周期，日内変動がある。たとえば，食事摂取後は血糖や中性脂肪の値が高くなる。

　③**測定機器による違い**　測定機器の種類によって測定値が異なることがある。そのため，検査値を判定する際の基準値は，それぞれの検査施設で設定される。

　④**検査過程の誤り**　検体検査の準備段階や採取方法，検体の保存方法など，どこかに 1 つでも誤りがあると，正しい検査結果が得られない(○表 5-2)。その結果，正しい診断や評価ができずに再検査になる，適切な治療が行えないなど，患者にとって不利益が生まれる。

③ 検査を受ける患者の看護の実際

　検査は，診断や治療に重要な役割を果たす一方，患者に検査を受けることへの不安や緊張，検査の実施に伴う痛みや苦痛，合併症などの身体侵襲を与えることも多い。看護師は患者に対して計画される検査の種類・目的・方法を理解したうえで，検査の目的を達成するよう，そして患者が安全・安楽な

○ 表 5-2　検査過程の誤り

内容	具体例
検査前の準備・条件設定	食事の有無，薬物使用の有無
検体の採取・保存	採取容器の間違い，採取手技による溶血・凝固，保存条件の間違い（冷所/常温）
検体の識別	患者氏名ラベルの貼り間違い
測定条件	測定温度，前処理方法，試薬の間違い

状態で検査を受けられるようかかわることが重要である。近年は，検査で病巣の有無や状態を調べ，異常がみつかればそのまま治療をする，といったように検査と治療を同時に行うことも増えてきた。治療に伴う影響についても理解して援助する必要がある。

■1 患者への説明と不安の軽減

患者は，なにを検査するのか，なぜ検査するのか，どこでどのように検査するのか，どのくらいの時間がかかるのか，痛みや苦痛はないかなど，検査に対してさまざまな疑問や不安をもつ。医師からの説明だけでなく，看護師も患者が不必要な不安をいだかないよう患者の理解度や状況に応じて説明を加え，納得して前向きに検査を受けられるようにはたらきかける。

■2 正確に検査が行われるための準備

検査によって，食事制限や薬剤の服用中止などの生活行動に制限が必要なもの，浣腸や下剤の与薬など前処置が必要なものがある。検査が正確に実施できるよう患者に注意事項を説明して協力してもらう。

看護師は，検査の種類に応じて必要な物品を選び，手順よく検査が進むよう準備を整える。検体検査では，検体容器の選択や取り扱い方，検体の採取方法・採取時間・採取量・保存方法に注意し，採取後すみやかに検査室へ運搬できるようにする。尿・便・痰の採取などを患者自身で実施する場合には，採取方法をわかりやすく説明する。

検査前日または当日に，患者が検査を受けられる身体的・精神的状態であるか，検査を正確に受けるための注意事項がまもられているか，必要な前処置が完了しているかなど，検査ができるかどうかを確認する。

■3 検査中・検査後の患者の安全・安楽の確保

検査中は，患者の表情・発言や一般状態を観察し，検査に伴う副作用と合併症を早期に発見し予防する。不安や痛みなど苦痛を伴う検査の場合は，苦痛をやわらげる方法を伝えたり，可能な限りそばに付き添い，励ます。

検査後は，患者に検査の終了を伝えてねぎらうとともに，引き続き一般状態や副作用の有無を観察する。とくに身体的侵襲のある検査の場合は，検査後に安静を保ち，バイタルサインや予測される副作用・合併症に関する観察を綿密に行う。検査後も食事の制限や安静の保持などの注意事項がある場合は，患者が理解できるよう説明し，協力を得る。

●参考文献
1）浅野嘉延：看護のための臨床検査．南山堂，2015.
2）櫻井利江：看護実践のための検査値活用法．日本看護協会出版会，2007.
3）東京慈恵会医科大学附属病院グリーンカウンター編：患者さんが安心できる　検査説明ガイドブック．医学書院，2014.

まとめ

- 検査は診断をつける段階，治療方針を決める段階，治療効果を評価する段階などの各場面で行われる。
- 検査は多種多様であり，検査にかかわる専門職種（臨床検査技師や診療放射線技師など）とも連携しながら実施される。
- 検査は患者から採取した検体を用いる検査（検体検査）と，患者自身を対象に行う検査（生体検査）に分けられる。
- 看護師は検査の目的が達成できるよう具体的な方法を理解し，患者が安全・安楽に検査を受けられるように支援する。

復習問題

❶〔　〕内の正しい語に丸をつけなさい。

▶各検査は〔①医師・臨床検査技師〕の指示のもと，チームで実施される。

▶心電図検査は〔②検体・生体〕検査である。

▶検査値を判定する基準値は，〔③全国共通・各検査施設〕で設定される。

B 安静療法を受ける患者の看護

1 安静療法の意義・目的

安静療法とは● **安静療法**とは，**安静**という休息の一種を取り入れた治療法をいう。疾患や障害によって身体が侵襲を受けると，自律神経系は興奮し，エネルギーの消費が亢進（こうしん）する。また損傷した部位を修復するためにエネルギーが必要となる。このように生体がもとの健常な状態に回復する過程では，膨大（ぼうだい）なエネルギーを消費することになる。

安静療法は，身体的・精神的な負担をできる限り小さくすることによってエネルギーの消耗（しょうもう）を抑え，身体機能の回復を促すことを目的として行われる。安静の意義は➡**表 5-3** のとおりである。

2 安静療法の特徴

■安静の種類

安静には，**身体的な安静**と**精神的な安静**がある。このうち，身体的な安静は**局所的安静**と**全身的安静**に分けられる。

1局所的安静

局所的安静は，損傷した部位をできる限り動かさないようにして組織の治癒（ち・ゆ）を促進する。骨折の場合は，整復後に正しい肢位でその部位の安静を保つことで骨や骨を取り巻く組織の癒合（ゆごう）を促す（せいふく）。外傷や手術後の場合は，傷口に張力がかからないようにその部位の安静を保つことで，創部の癒合を促す。

➡表 5-3 安静の意義

目的	作用
エネルギー代謝の抑制	身体活動に伴い，エネルギー消費は増える。運動を抑制し，安静を保つことで，生命維持に必要な最小限のエネルギー以外のエネルギー消費を抑える。
循環機能の負担軽減 臓器・器官の血液量確保	立位では重力の影響を受けて心臓の仕事量が増える。また運動により心筋の血液量が増えるが，腎臓・肝臓などの臓器や器官への血液量は減る。安静臥床により，必要な臓器・器官への血液量を確保し，心臓への負担を減らす。
呼吸機能の負担軽減	運動に伴い酸素消費量は増えて，ガス交換が盛んになるため，呼吸筋の活動が活発となり，エネルギー消費が増える。安静によりエネルギー消費を抑え，呼吸器系への負担を減らす。
筋・骨格系の負担軽減	骨折・捻挫（ねんざ）などの運動器系の損傷の場合，骨や関節，周囲の組織の安静を保つことにより荷重などの負担を減らし，組織の修復を促す。
交感神経の刺激抑制	興奮や不安など精神面の変調は交感神経を刺激し，エネルギー代謝や心臓，肺の負担が増える。安静により交感神経の刺激を抑え，エネルギー代謝，心身への負担を減らす。
痛みの軽減・緩和	安静により動きを制限することで，痛みが軽減・緩和する。

2 全身的安静

　全身的安静は，身体を横にして活動を静止することで，エネルギー代謝を抑え，心臓や肺の負担を減らす。臥位は立位に比べて重力の影響を受けないため，肝臓や腎臓への血流量が増え，腎機能や肝機能の回復がはかられる。具体的には，心臓疾患・呼吸器疾患・腎臓疾患・肝臓疾患の場合に，全身的安静を必要とすることが多い。

3 精神的な安静

　自律神経系は，内臓・血管・腺などに分布し，各器官を支配している。自律神経のうち交感神経が刺激されるとエネルギー代謝が亢進し，各器官の負担が大きくなる。この交感神経を刺激する因子には，興奮や不安など精神面の変調がある。交感神経の刺激が抑えられるよう精神的な安静を保つことによって，エネルギー消耗と心身への負担が減少する。

■ 安静の程度

　安静の程度は疾患の経過や症状によって異なり，**絶対安静**，**床上安静**，**制限つき安静**などに分けられる。医師が判断して指示することが多い。

1 絶対安静

　ベッド上臥床で，できる限り身体を動かさないようにして安静状態を保つ。体位変換も含めすべての日常生活動作に介助が必要となる。
　急性心筋梗塞，頭部外傷，脳血管障害の発生直後など，生命の危機に直結するような疾患の急性期などに適用される。

2 床上安静

　活動範囲がベッド上に制限されている状態で，起床や体位変換が自由にできる。病状によって，1日中臥床している状態からなるべく臥床している状態まで，制限する範囲に幅がある。

3 制限つき安静

　病室内歩行，病棟内歩行，院内歩行など離床が許可される距離や，洗面，トイレ歩行，入浴など日常生活行動の範囲などの条件が具体的に指示される。

■ 安静による弊害

　人間の身体は，活動（運動）と休息（安静）のバランスが重要であるが，安静療法はそのバランスを休息側に移すことで治癒を促すものである。しかし，長期間の安静や運動制限は，各器官の機能を低下させ，身体的・心理的・社会的にさまざまな弊害をまねく。この弊害は**廃用症候群**とよばれ，局所的には筋萎縮，関節拘縮，筋力低下など運動器系の機能低下や，持続的圧迫による褥瘡，全身的には起立性低血圧，沈下性肺炎[1]，心肺機能の低下など，精神的には知的活動の低下，意欲・感情の鈍麻，うつ状態，認知症などの症状がある（◎図5-2）。廃用症候群はとくに**高齢者**におこりやすく，寝たきり

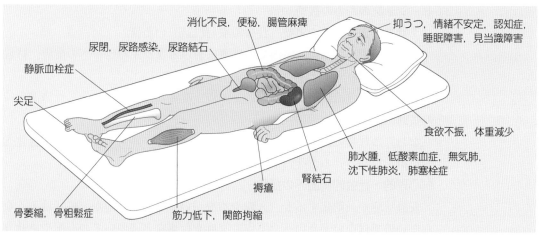

消化不良，便秘，腸管麻痺

抑うつ，情緒不安定，認知症，
睡眠障害，見当識障害

尿閉，尿路感染，尿路結石

静脈血栓症

尖足

食欲不振，体重減少

肺水腫，低酸素血症，無気肺，
沈下性肺炎，肺塞栓症

腎結石

褥瘡

骨萎縮，骨粗鬆症

筋力低下，関節拘縮

○ 図 5-2　安静による弊害（廃用症候群）

へとつながるおそれがある。

3 安静療法を受ける患者の看護の実際

　　安静は，疾患の回復促進に大きな役割を果たす一方，生活行動が制限され，身体的にも心理・社会的にも影響を及ぼす。患者の安静の目的や程度は，疾患の経過や症状に応じて異なる。その患者にとっての安静の必要性と弊害を十分に理解したうえで援助することが必要である。

■ 安静の必要性についての理解への援助

　　安静療法は，たとえそれが短期間であっても身体的な活動が制限されることで，からだに痛みが生じるなど身体的に影響があるだけでなく，不安やいらだちを感じるなど，患者の心身に与える影響は大きい。場合によっては，闘病意欲の低下にもつながりかねない。そのため，患者に対して事前になぜ安静療法が必要か，どのくらいの期間安静が必要か，安静療法中の生活行動の方法などについてわかりやすく説明し，納得して治療に取り組めるようにする。

② 日常生活行動の援助

　　本来は自分の様式やペースで行えていた生活行動が制限されることに対する患者の気持ちを十分に理解したうえで，臥床状態でも可能な限り患者の生活様式に近づけた援助方法を検討し，実施する。

　　①活動　安楽な体位の工夫，効果的な体位変換。

　　②休息・睡眠　寝具や室温・湿度の調整，カーテンの開閉など室内環境の調整，テレビやラジオなどの外的刺激の設定，足浴・マッサージなどリラク

1）沈下性肺炎：長期臥床者などで，痰などの分泌物が肺にたまり，細菌が感染することでおこる肺炎をいう。

セーションのための援助。

　③**食事**　食事内容の調整，食事環境（食器類）の整備。

　④**排泄**　床上あるいは室内での排泄におけるプライバシーへの配慮，持続的導尿の管理。

　⑤**清潔**　部分清拭，シャワー浴，入浴，洗髪など安静度に応じた清潔保持の援助。

　なお，これらの援助を行うにあたり，援助自体がエネルギー消費や身体への負担を増加させるおそれがあることを念頭におく必要がある。

3 心理的・社会的側面への援助

　安静状態が長期化すると，入院や治療がいつまで続くのか，病状はよくならないのではないかといった不安，家族や仕事などについての心配やあせりなど，精神的な苦痛が生じる。こういった精神的な苦痛は，自律神経に刺激を与え，安静を阻害する。患者自身が自分の思いやニーズを表出できるようかかわる。

4 安静による弊害の予防

　安静による弊害を最小限にするよう，その安静の範囲内で，体位の工夫や体位変換，関節や筋肉の他動運動や自動運動（◆191ページ），室内の移動，病棟内の散歩などを実施する。これらによって，患者自身の回復に対する意欲を高め，最終的な自立に近づくようにする。

まとめ

- 安静には身体的安静と精神的安静があり，身体的安静は局所的安静と全身的安静に分けられる。
- 全介助が必要となる絶対安静から，一部の行動のみ制限される安静まで，患者の状態に応じて安静の程度が決定される。
- 看護師は患者ごとに異なる安静の目的や程度を理解し，安静によりおこりうる弊害の予防に努める。

復習問題

① 〔　〕内の正しい語に丸をつけなさい。

▶安静によりエネルギー代謝は〔①促進・抑制〕され，肺・心臓の負担は〔②増強・軽減〕される。

▶絶対安静とされる時期は，〔③急性・慢性〕期に多い。

② 次の文章の空欄を埋めなさい。

▶長期の安静により身体・心理・社会的な弊害をまねく状態を，〔①　　　　〕症候群という。

▶安静による弊害として，局所の持続的圧迫による〔②　　　　　〕がおこりうる。

C 食事療法を受ける患者の看護

1 食事療法の意義・目的

食事療法とは●　**食事**は，私たちが生命や生命活動，健康を維持するうえで欠かせない生活習慣である。摂取した栄養成分は生命維持だけでなく，身体の成長・発達，健康の維持・増進や疾患にかかった際の健康回復，そして日々の生活行動を送るためのエネルギー源となる。

　　食事療法は，必要な栄養摂取やその消化・吸収が正常に行えない場合，それを補い，十分な栄養補給をすることを目的に行われる。また，腎臓病や肝臓病などの疾患の治療や増悪防止のために，エネルギー量や特定の栄養成分，電解質の制限や補充が必要な場合，その疾患の治療の1つとして行われる。

2 食事療法の特徴

　　ここでは，入院中の食事療法について述べる。入院中に病院で提供される食事（**病院食**）は，食事療法の位置づけで医師の指示（食事箋）に基づいて提供され，以下のように分類される。

1 一般食

　　食事内容の特定の制限を必要としない食事である。患者のライフステージ（発達段階，妊娠など）と，厚生労働省が5年ごとに制定する「日本人の食事摂取基準」に基づいた献立であり，療養中の患者の自然治癒力を高めるための栄養バランスやエネルギー量が考慮されている。

　　通常の食事形態である常食のほか，患者の状態によって，食事形態の変更（かゆや軟食，きざみ食，ミキサー食，流動食など）や食事回数の変更を行うなど，1日に必要な栄養を経口的に摂取するための配慮を要する。嚥下訓練食も一般食に含まれる。

2 特別治療食（特別食）

　　患者の病態に応じて，適正な栄養補給，疾患の治療促進，病態の悪化防止を目的に，献立が考えられ調理された食事である。かつては腎臓病食や糖尿病食などの病名が食種の名称となっていたが，個別の状況によって食事内容が異なること，同様の食事内容で複数の適応症があることなどから，近年は脂質コントロール食などの栄養成分別管理が治療食の主流となっている。各病態に応じて，エネルギーやタンパク質，脂質，塩分などのコントロールが行われる。そのほか，甲状腺検査や大腸検査などに備えるための検査食（ヨード制限食，注腸食など）や低刺激食，低残渣食，アレルゲン除去食などが含まれる。

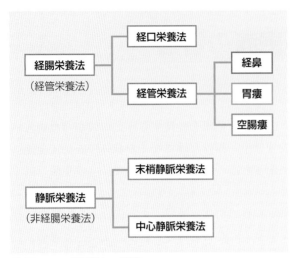

◐ 図 5-3　栄養法の分類

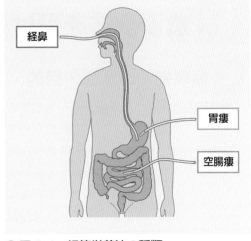

◐ 図 5-4　経管栄養法の種類

❸特殊な栄養法

食事の基本は経口摂取であるが，嚥下機能の問題などによって経口摂取ができない場合，消化管の機能に応じて適切な栄養法が選択される（◐図5-3）。

①**経管栄養法**　経口摂取が困難であるが，消化・吸収能力に問題がない場合に選択される（◐図5-4）。経鼻的に胃へカテーテルを挿入し，濃厚流動食を注入する経鼻経管栄養法のほか，長期になる場合は，胃に直接カテーテルを留置する方法もある（経皮内視鏡的胃瘻造設術〔PEG[1]〕）。上部消化管の機能が低下している場合は，空腸瘻から栄養剤を注入する方法もある。

②**静脈栄養法**　経口摂取が不十分な場合や消化管機能の障害，消化管の安静を必要とする場合などに選択される。経口的・経腸的な栄養摂取がまったくできない場合や静脈栄養が長期化する場合には，中心静脈栄養法（IVH[2]）が行われる。

③ 食事療法を受ける患者の看護の実際

食事には，生命維持や健康増進という身体的意義（生理的意義）のほか，楽しさや満足感を感じ，心理的安定を得るという精神的意義や，行儀作法やマナーを身につけ，食事を介して人との関係を築くといった社会的意義がある。さらに，家庭の味やふるさとの味があるように，生まれ育った地域や家庭のなかで長年つちかわれた個別性の高い生活習慣の1つだといえる。

また，食欲は大脳視床下部にある食欲中枢（摂食中枢・満腹中枢）によってコントロールされ，消化管や内分泌系のはたらきなどの生理的メカニズムと，

1）PEG：percutaneous endoscopic gastrostomy の略。
2）IVH：intravenous hyperalimentation の略。

味覚・嗅覚・視覚・温覚・触覚などの情報に基づく心理的メカニズムの影響を受けている。これらのことをふまえ，食事療法を受ける患者にかかわる必要がある。

■経口栄養の場合

　慣れない入院環境のなかで，定められた時間に提供される病院食は，必ずしも患者の満足感につながらない可能性がある。だが，病院食は必要なエネルギー・栄養素が十分に検討されたものであり，全量を摂取できることが望ましい。患者の状態に応じて，安全・安楽，自立の視点でかかわることが求められる。

■1食事に適した環境の調整

　病室の臭気や照明への配慮，ベッド周辺やオーバーテーブルの上の整備など，食事の場として適した環境であるか確認する。食堂に移動して食事をとる場合もある。援助が必要な患者には，食事の時間であることを告げ，手指や口腔内を清潔にする。義歯が必要な患者の場合は，清潔な義歯を適切に装着する。

■2配膳の際の確認

　配膳の際は，食札と患者を毎回照合する。また，血糖検査や治療のために食事の時間をずらす必要がある場合，患者への説明だけではなく，その情報をチームで共有する必要がある。時間をずらす場合の食事は適正に保管し，適温で配膳できるよう配慮をする。

■3食事摂取の援助

　患者の状態に応じて，誤嚥防止のため体位を調整し（上半身挙上，頸部前屈位を基本とする），食事に集中できる環境を整える。本来は患者自身で摂取できることが望ましい。摂食動作が自立していない場合は，グリップつきのスプーンや形状が工夫された皿など，自助具の活用を検討する（⟳122ページ，図4-17）。

　介助する場合は，患者に献立の内容を伝え，1口の大きさや嚥下のタイミングに留意しながら，患者をせかすことがないよう，ゆったりとした気持ちで行う。病態や治療の影響で食欲がない場合は，食事を苦痛と感じることや，食事摂取量の少なさを悲観的にとらえてしまうこともある。少なめに盛りつけたり（小盛），主食を小さめのおにぎりにするなどの形態の工夫により，摂取を促せる場合もある。

■4食事療法への理解・動機づけ

　制限を伴うことで，患者が不満やいらだちを訴える場合や，医療者に隠れて病院食以外の食べ物を口にしてしまうことがある。まずは患者の不満やストレスへの共感的態度を示し，そのうえで治療としての病院食の必要性と意義についてていねいに繰り返し説明する。また，それまでの患者の努力を認

め，「がんばっていますね」などの声かけを行うことで，回復意欲を高めることが期待できる。

　なお，糖尿病や腎臓病などにより生涯にわたる食事療法が必要な場合は，患者自身の動機づけとともに，同居する家族に対して理解と協力を得るための食事指導が必要な場合もある。

■経管栄養の場合

　経口摂取ができない場合，患者は味わいやのどごしなどの「食」の楽しみがなく，精神的な満足感が得られにくい。看護師自身も，経管栄養に伴う援助を処置的な行為としてとらえてしまうことがある。患者にとっての「食事」であることを念頭におき，食事を意識できるような声かけや，経口栄養と同様に食事に適した環境を整えることが求められる。また，経口摂取と比べ，唾液の分泌量が減少し口腔内の自浄作用が低下するため，口腔内の清潔保持の必要性がより高まることを認識する必要がある。

■1 誤嚥・逆流の防止

　毎回，注入前にカテーテルが正しく留置されていることを確認する。注入時は上半身を挙上し，注入後も30分～1時間は上半身挙上の体位を維持する。

■2 適切な注入

　清潔な用具と操作で，医師の指示と照合し，適切な速度で注入する。注入中や注入後は，下痢などの消化管症状の有無にとくに注意して観察する。注入後のカテーテル内腔や用具の洗浄は，施設で定められた方法で行う。

■3 カテーテル挿入部の皮膚の損傷の予防

　固定のための絆創膏や栄養物・消化液のもれなどに伴う皮膚のびらん，圧迫に伴う潰瘍の形成などに注意し，固定法の工夫やスキンケアを行う。

■栄養部門や他職種との連携

　患者の食事に関する状況を最も把握しているのは看護師だといえる。食欲や食事摂取量を観察し，それらが十分でない場合，患者の嗜好や身体状況とともにその情報を医師や栄養士らと共有し，対応を検討する。

　近年，医療機関では栄養サポートチーム（NST[1]）が活動している。NSTの役割は，栄養療法・栄養管理という医療の基本となる医療行為を，医師，看護師，管理栄養士，薬剤師，リハビリテーションスタッフ，臨床検査技師などの多職種で実践することである。看護師はNSTへの参加や連携において，日々の食事摂取状況，患者の食事への思いや退院後の生活状況など，食事療法に必要な情報の把握とそれらを情報提供する役割がとくに求められる。

1）NST：nutrition support team の略。

●参考文献
1）有田清子ほか：基礎看護技術Ⅱ（系統看護学講座），第18版．医学書院，2021．
2）小板橋喜久代編：カラーアトラス からだの構造と機能 日常生活行動を支える身体システム．学習研究社，2001．

まとめ

- 食事療法は必要とされるエネルギーや栄養素の摂取・消化・吸収が十分に行えない場合，または疾患の治療を目的に実施される。
- 経口での摂取がむずかしい場合は，患者の病態に応じて経管栄養法（経鼻・胃瘻・空腸瘻）や静脈栄養法が選択される。
- 看護師は食事に適した環境を調整し，患者の状態に応じて安全・安楽に摂取できるよう支援する。
- 経管栄養であっても，それが患者にとって食事であるということを念頭においてかかわる。

復習問題

❶ 〔 〕内の正しい語に丸をつけなさい。

▶ 病院食の特別食は，〔①病名・栄養成分〕別の治療食が主流である。

▶ 第一に選択可能かが検討されるのは，〔②経口・経管・静脈〕栄養法である。

▶ 食事の際は，誤嚥防止のため〔③水平仰臥位・上半身挙上〕を基本とし，頸部は〔④伸展・前屈〕させる。

❷ 次の文章の空欄を埋めなさい。

▶ 病院の一般食のうち，通常の食事形態を〔① 　　　〕という。

▶ 静脈栄養が長期化する場合は〔② 　　　〕静脈栄養法が選択される。

D 薬物療法を受ける患者の看護

1 薬物療法の意義・目的

薬物療法とは●　薬物療法は，薬物の薬理作用を疾患の治療や症状の緩和のために用いる治療法である。単独で行われるだけでなく，手術療法・放射線療法・食事療法などほかの治療法と併用されることも多い。

薬物療法の目的は，以下の4種類がある。

①原因療法　疾患の原因を取り除く（例：病原菌を死滅させるために抗菌薬を投与する）。

②対症療法　疾患からくる不快な症状を緩和する（例：痛みに対して鎮痛薬を投与する，発熱に対して解熱薬を投与する）。

③補充療法　体内で機能を維持するのに必要な物質やそのかわりになる物質を補充する（例：インスリンの分泌が不足した状態の糖尿病に対してインスリンを投与する）。

④予防療法　人間のもつ自然治癒力・免疫機能を高め，疾患の発現を予防する（例：インフルエンザを予防するためにインフルエンザワクチンを投与する）。

2 薬物療法の特徴

■薬物の吸収・分布・代謝・排泄

体内に入った薬物は，以下の過程（**体内動態**）を経て処理される（⤵ 図5-5）。

①**吸収**　薬物が投与部位から循環血液中へ移行する。

②**分布**　循環血液中に入った薬物が各器官・組織へ移行する。

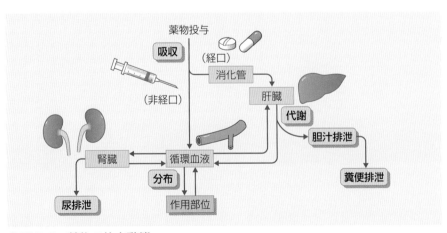

⤵図5-5　薬物の体内動態

⊙ 表5-4　おもな投与方法と剤形

投与方法				剤形
内用剤	経口与薬			錠剤，カプセル剤，散剤，顆粒剤，シロップ剤
	口腔内与薬			舌下錠，バッカル錠，トローチ
外用剤	直腸内与薬			坐剤
	吸入法			吸入剤
	経皮的与薬			経皮吸収型製剤，貼付剤，軟膏・クリーム
	点眼・点鼻・点耳			点眼剤，点鼻剤，点耳剤
注射剤	注射	血管外投与	筋肉内注射 皮下注射 皮内注射	注射剤
		血管内投与	静脈内注射 点滴静脈内注射 中心静脈栄養 動脈内注射	

　③**代謝**　各器官・組織に分布して効果を発揮した薬物が体外に排泄しやすいかたちに変化する。

　④**排泄**　薬物やその代謝産物が尿や便などにより体外に排出される。

■薬物の投与方法と吸収経路

　薬物は投与方法によって，大きく内用剤・外用剤・注射剤に分類される。薬物はその疾患や症状に応じて，最も効果的な方法で投与できるよう，さまざまな**剤形**が開発されている(⊙ 表 5-4)。

　また，吸収経路別に剤形を分類すると大きく3つに分けられる。

　①**おもに消化管・肝臓を通過して全身循環に入り，全身的に作用する薬物**　錠剤・カプセル剤などの内服薬がある。肝臓の代謝を受けて，薬物の活性が一部そこなわれてから全身循環に入り，効果を発揮する。

　②**おもに消化管・肝臓を通過せずに直接全身循環に入り，全身的に作用する薬物**　注射剤・舌下錠・坐剤・経皮吸収型製剤などがある。薬物の活性が失われずに全身循環に入り，効果を発揮する。

　③**おもに局所的に作用する薬物**　吸入剤・点眼剤・貼付剤などがある。投与部位にとどまり，局所で効果を発揮する。

　薬物の投与方法によって体内動態は異なるため，薬物によって投与から効果があらわれるまでの薬効発現時間や持続時間に違いがある(⊙ 図 5-6)。

■薬物の効果に影響する因子

　同じ疾患の患者に同じ量の薬物を同じように投与しても，人によって効果のあらわれ方は異なる。これは人の個体差や年齢などが影響しているためである。薬物の効果に影響する因子は数多くあり，①個体の状況(性別・年

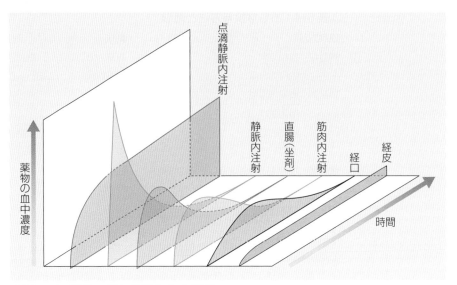

○ 図 5-6　薬物の投与経路と血中濃度

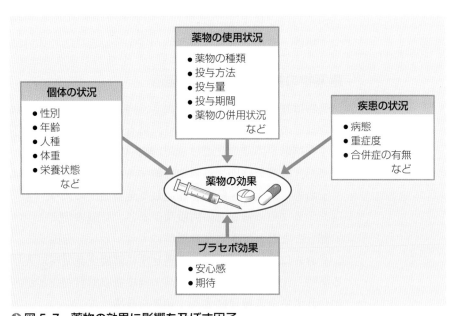

○ 図 5-7　薬物の効果に影響を及ぼす因子

齢・人種・体重・遺伝的要因など)，②薬物の使用状況(種類・投与方法・投
与量・投与期間，薬物の併用など)，③疾患の状況(病態，重症度，合併症の
有無など)がある。また，④薬物に期待する患者の心理(プラセボ効果)も大
きく影響する(○ 図5-7)。

■薬物が対象者に与える影響

1 副作用

　薬物の作用には望んでいる作用（**主作用**）と望まない作用（**副作用**）があり，すべての薬物がこの両者をあわせもっている。副作用の症状は薬物によって異なり，眠けやのどの渇きといった軽いものから，呼吸困難や血圧低下など生命をおびやかすものまで，その程度も異なる。また発現時期も投与直後にあらわれるものから，数週間経ってあらわれるものまで違いがある。

2 相互作用

　複数の薬物の併用，または薬物と食品の食べ合わせによってあらわれる薬効の増強あるいは減弱のことを**相互作用**という。臨床では 1 人の患者に対して複数の薬物が併用されることが多い。とくに高齢者ではさまざまな疾患をかかえ，服用する薬物の種類も多くなることから，相互作用を引きおこす可能性も高くなる。

③ 薬物療法を受ける患者の看護の実際

　薬物療法の実施において，医師・薬剤師・看護師が医療チームのなかでそれぞれの役割を果たしている。

　①**医師**　疾患の状態を判断し，薬物の種類・量・投与方法・期間を処方する。そして薬物の効果を判定しながら治療にあたる。

　②**薬剤師**　処方に従って調剤し，必要に応じて用法や効果を説明する。

　③**看護師**　患者の状態を把握し，薬物療法が効果的に行われるように確実に与薬しながら，与薬によって影響を受ける生活を整える。薬物を使用することでおこる身体的変化や心理状態を把握し，薬物の効果判定に役だつ情報をチーム内に提供する。

1 投与する薬物の理解

　薬物療法を実施する際には，薬物の投与目的，薬理効果，投与期間・時間・回数・量・方法，おこりうる副作用，薬物の保管方法などについて，正確な知識を得ておかなければならない。このような知識がなければ，正しい与薬，投与後の効果の評価，副作用の早期発見はできない。

2 安全・正確な与薬

　薬物療法が適切に行われるように準備し，実施または医師の介助を行う。残念ながら，薬物療法の実施過程でおこる医療事故やヒヤリハットは非常に多い。これらは，①処方の指示受け，②薬剤準備，③与薬実施の各段階で間違いがおこりやすい。間違いがおこりやすい段階とその内容を十分に理解したうえで，**6 つの Right**（6R）の確認や**ダブルチェック**などの事故防止策に取り組むことが重要である。

　①**6 つの Right**　薬物療法における 6 つの Right（◯ 表 5-5）を，①処方の指示受け，②薬剤準備，③与薬実施の各段階において確認する。

○表 5-5　薬物療法における 6 つの Right

①正しい患者	Right Patient	氏名・年齢・性別
②正しい薬物	Right Drug	薬剤名・使用期限
③正しい目的	Right Purpose	疾患名・症状・治療内容
④正しい用量	Right Dose	単位・濃度
⑤正しい用法	Right Route	投与経路
⑥正しい時間	Right Time	投与期間・投与時間

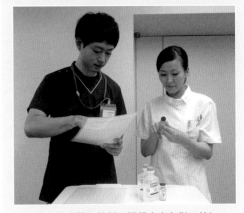

2 人で処方箋と薬剤の記載内容を指で差し，呼称しながら確認・照合する。

○図 5-8　ダブルチェック

　②ダブルチェック　薬剤を準備するときは，処方箋に記載された指示と薬剤が合っているか，2 重に確認する。その方法は，2 人で同時に確認する方法，1 人によるチェックのあとに別の 1 人が時間差で確認する方法，2 人で役割を交代して 2 回確認する方法などがある（○図 5-8）。違った視点で見ることで間違いを発見し，事故を未然に防ぐ。

　また，患者自身が薬品を管理し，服用・使用する場合と，看護師が管理して与薬時間ごとに配り，服用・使用してもらう方法などがある。患者の自己管理能力に合わせて，確実に服薬できる方法を選ぶ。

3 与薬後の観察

　与薬後の患者の変化を継続的に観察する。与薬方法により薬効の発現時期が異なるので，それを考慮した観察が必要となる。

　①効果　症状は軽減・緩和したか，病態は改善したか，与薬後どのくらいの時間で効果があったかを観察する。

　②副作用・アレルギー反応の有無　副作用の徴候として，発熱・悪寒・発疹などがある。その他，薬剤に特有の徴候がないかを観察する。また，急性の過敏反応であるアナフィラキシーは，投与後多くの場合は 30 分以内に，蕁麻疹などの皮膚症状，嘔吐などの消化器症状，息苦しさなどの呼吸器症状，蒼白，意識の混濁などのショック症状としてあらわれることがある。薬剤投与直後に出現する皮膚の発赤やかゆみ，口腔内の違和感は，アナフィラキシーの前駆症状としてあらわれている場合もあるので，注意深く観察する。

　③与薬方法特有の影響　注射後の穿刺部の異常など，与薬方法特有の影響がないかを観察する。

4 副作用への対処と日常生活の援助

　副作用の出現は，食事・排泄・清潔・睡眠などの日常生活に影響を及ぼす。

たとえば，吐きけ・嘔吐（おうと）などの消化器症状により食欲が低下する，発熱や倦怠（けんたい）感により清潔行動がとれないなどである。とくに抗がん薬を使用した場合は，高い頻度で副作用が出現し，患者の日常生活が大きく阻害される。

　しかし，副作用の多くは，早期発見と適切な対処によってその症状を軽減・緩和できる。患者に事前に予測される副作用について説明し，気になる症状があったらすぐに報告してもらうようにする。また，薬物療法の実施により影響を受ける日常生活をできる限り快適に過ごせるように，患者の状況に応じて援助する。

５ 服薬コンプライアンスを高めるための援助

　患者が指示どおりに服薬することを**服薬コンプライアンス**という。効果的な薬物でも，正しい服用法をまもらず，服薬を忘れたり自己の判断で量を調節すると，効果が得られなかったり強い副作用が生じたりする。

　服薬コンプライアンスをよい状態に保つためには，医師や薬剤師と協力して，薬物療法の必要性，適切な服用法，おこりうる副作用について教育的にかかわることが重要である。

●参考文献
1）石塚睦子・黒坂知子：わかりやすい与薬 実習・臨床で必ず役立つ薬と注射の本，第5版. 医学評論社，2013.
2）藤村昭夫編：薬の作用メカニズム＆服薬指導 見てわかる治療薬ガイド. 学研メディカル秀潤社，2009.

まとめ

* 薬物の効果のあらわれ方は，個体の状況・薬物の使用状況・疾患の状況・患者の心理などが複合的に影響する。
* 看護師は，薬物療法によっておこる身体的・心理的変化を把握し，医療チーム内で情報を共有する。
* 与薬での事故防止のため，6つの Right の確認やダブルチェックなどを行う。

復習問題

❶〔　〕内の正しい語に丸をつけなさい。

▶ 肝臓の代謝を受けるのは，〔①注射剤・内服薬・吸入剤〕である。
▶ おもに局所的に作用するのは，〔②注射剤・内服薬・吸入剤〕である。
▶ 薬物を処方するのは，〔③医師・薬剤師・看護師〕である。

❷ 次の文章の空欄を埋めなさい。

▶ 有効成分を含まない物質を投与しても患者の薬物に対する期待により効果がみられる現象を，〔①　　　　〕効果という。
▶ 薬物の併用によりおこる薬効の増減を〔②　　　〕作用という。
▶ 患者が指示どおりに服薬することを，服薬〔③　　　　　　　〕という。

輸液療法を受ける患者の看護

1 輸液療法の意義・目的

輸液療法とは●　**輸液療法**とは，生理的に必要な水分・電解質・栄養素を摂取できない場合や，脱水・出血など体液の異常がある場合に，おもに静脈から水分・電解質・栄養素などを補充したり，薬剤を持続的に投与する治療法をいう。

■体液

　生体の成分のなかで量的に最も多く，生命の維持に重要な役割をはたすのが**体液**である。体液は成人では体重の60%，高齢者では50〜55%，小児では70〜80%と違いはあるが，いずれも体重の半分以上を占める。体液は水分と電解質(ナトリウムやカリウムなど)で構成され，細胞内(**細胞内液**)と細胞外(**細胞外液**)に分かれて存在する。

　細胞内液は細胞内で代謝反応に関与し，細胞外液は体内を循環しながら細胞との間で栄養素や酸素と不要になった老廃物や二酸化炭素などの物質交換に関与する。成人では細胞内液は体重の約40%，細胞外液は約20%を占める。

■水分出納

　体液となる水分・電解質の補給は，おもに経口からの飲水と食物に含まれる水分，食物の体内燃焼によって生じる代謝水によって行われる。体内に取り入れられた水分は，尿，皮膚や肺からの不感 蒸 泄，便に含まれる水分として体外に排泄される。成人における水分の出入り(水分出納)は◆表5-6のとおりで，多量な水分の出入りがあることがわかる。

■輸液療法の目的

　生体には，体液量や電解質のバランスを調節する機能が備わっている。健康な状態であれば，飲食物を経口的に摂取し，腎臓などのはたらきによって排泄することで，体液量や電解質のバランスは一定の範囲に保たれる。

　しかし，経口摂取ができない，激しい下痢や嘔吐によって調節が追いつかない，あるいは腎疾患などの疾患によって調節機能がくずれている場合は，体液量や電解質のバランスが保てなくなる。この状態が続くと個々の細胞へのエネルギー供給や代謝が阻害され，生命の危険をまねく。そのため，体液の維持や補正を行う輸液が必要となる。

　以上をふまえ，輸液療法の目的として以下がある。

- 体液の恒常性の維持(水・電解質の量やバランスの調整)

○表 5-6　成人の1日の水分出納
　　　　　バランス（再掲）

摂取量(mL)		排出量(mL)	
飲水	1,400	尿	1,500
食物中の水分	800	不感蒸泄	800
代謝水	300	便中の水分	200
（合計）	2,500	（合計）	2,500

○表 5-7　輸液が必要となる病態

項目		内容
経口摂取の障害		口内炎，咽頭痛，消化器疾患，意識障害，腹部手術後
水分・電解質の異常	消化管吸収障害	嘔吐
	消化液の喪失	下痢
	水分排泄量の増加	大量の発汗，発熱
	血液・血漿の喪失	出血，火傷
	腎調節の異常	多尿，尿崩症，腎不全，利尿薬投与

- 循環血液量の維持・回復
- 栄養補給（糖質・タンパク質・脂質・ビタミン・ミネラルの補給）
- 薬剤の投与

　輸液が必要となる病態を，○表 5-7 に示す。

<h2>2 輸液療法の特徴</h2>

■輸液剤の種類

　輸液剤はおもに以下のような種類がある。

1 維持輸液

　人間が生命を維持するために必要な水・電解質を基本として，糖などの栄養素も加味して補給する。手術や食欲不振などで経口的に食事がとれないとき，あるいはとれても不十分なときなどに用いられる。

2 補充（補正）輸液

　細胞外液の補充を目的として水分・電解質を補給する。出血・下痢・脱水などにより細胞外液が喪失したときなどに用いられる。

　このほか，血漿増量，薬剤投与を目的とした輸液もある。

■輸液の投与経路

　輸液の投与経路は2つに大別される。

1 末梢静脈法

　上肢・下肢で体幹より遠い（末梢）静脈に静脈留置針を穿刺し，輸液剤を投与する（○図 5-9）。なるべく患者の生活動作を制限しないよう，関節部を避けて固定しやすい部位を選択して穿刺する。

2 中心静脈法

　右心房に近い上大静脈・下大静脈を中心静脈という。鎖骨下静脈・内頸静脈などに穿刺し，カテーテルの先端が中心静脈に位置するように留置して輸液剤を投与する（○図 5-10）。高エネルギーの輸液など浸透圧の高い輸液剤を

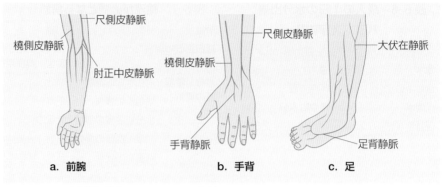

a. 前腕　　　　　　　　　b. 手背　　　　　　　　c. 足

● 図 5-9　末梢静脈法で用いられる血管

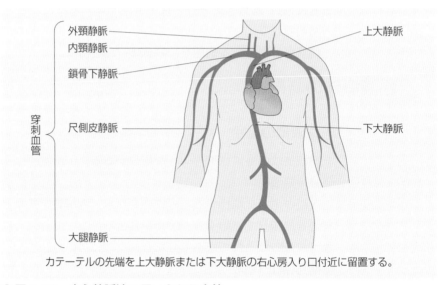

カテーテルの先端を上大静脈または下大静脈の右心房入り口付近に留置する。

● 図 5-10　中心静脈法で用いられる血管

末梢静脈から投与すると静脈炎をおこすが，中心静脈法では血流量が多い中心静脈に投与するため，注入した輸液剤はただちに大量の血液で希釈される。そのため，高濃度・高浸透圧の輸液でも静脈炎をおこすなどの影響が少ない。

■輸液による影響

　輸液療法は静脈に直接薬物を注入するため，副作用の発現が早く，重篤になりやすい。多量な薬剤を体内に入れるため短時間のうちに循環血液量が増え，心臓・腎臓への負担が大きくなる。さらに長期にカテーテルを留置する場合，静脈炎や感染，塞栓症をおこす危険性もある。輸液を行う時間は数時間から数週間と長期にわたることもあり，その間の生活行動が制限される

だけでなく，心理面にも影響を及ぼす。

3 輸液療法を受ける患者の看護の実際

　看護師は，医師の指示に基づき輸液を実施する。しかし，安易に実施するのではなく，その指示が「現在の患者の状態から判断して必要か」「現在の患者の状態から判断して実施可能か」「患者の安全が確保されるか」など，専門的な知識をもとに判断したうえで実施することが重要である。

■輸液療法中の観察

　輸液の目的，薬物の効果と副作用，循環血液量の急激な増加に伴う身体反応などを理解しながら，以下を観察する。

　①実施状況　使用薬剤・量，注入速度，自動輸液ポンプ使用時は流量設定と作動状況。

　②1日の水分出納　1日の輸液総量・飲水量・尿量。

　③全身状態　バイタルサインの変化，発熱・悪寒・動悸・呼吸困難・吐きけ・嘔吐・浮腫・体重増加の有無，患者の訴え。

　④刺入部位の状態　発赤，熱感，疼痛，腫脹，膿瘍形成の有無。

　⑤点滴静脈回路の状態（◯図5-11）

　⑥輸液による合併症　静脈炎，血管外漏出，血管カテーテル関連血流感染等の症状の有無。

　⑦日常生活への影響と本人のニード

　⑧心理面への影響　不安・拘束感，心理的負担感など。

■日常生活の援助

　①活動と休息　患者の体動を制限しないよう，関節部や利き手を避けた部位を穿刺部位として選択したり，体動によって留置針やカテーテルが抜けないよう固定方法を工夫する。輸液ラインの長さを患者の動作に合わせて調整する。とくにトイレへの歩行ができるよう配慮するが，長すぎると輸液ラインを引っかけて転倒事故をおこすおそれもあるため注意する。

　輸液ラインに慣れていない患者は，必要以上に体動を制限したり，あるいは不注意に動いてしまうことがある。動かしてよい部分と動かしてはいけない部分，どのように動けばいいのかを説明する。輸液が気になり睡眠がとれない患者には，患者自身が気にしていなくてはいけないという心理的負担が減るよう，輸液の管理や観察を的確に行う。

　②排泄　静脈内に直接輸液剤を投与するため，腎臓への血流が増え，尿量・尿回数の増加がおこる。比較的スペースが広い車椅子用トイレに誘導したり，トイレへの移動動作や下着の上げ下げ動作が安全に行えるよう，具体的な動作の方法を説明する。疲労感が強いときや夜間帯は尿器やポータブルトイレをベッドサイドに準備することもあるが，ベッドサイドは患者にとっての生活の場であるため，必要なときに迅速に準備することが望ましい。

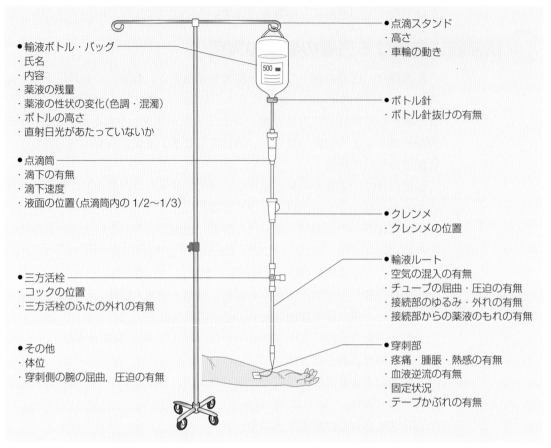

●点滴スタンド
・高さ
・車輪の動き

●輸液ボトル・バッグ
・氏名
・内容
・薬液の残量
・薬液の性状の変化(色調・混濁)
・ボトルの高さ
・直射日光があたっていないか

●ボトル針
・ボトル針抜けの有無

●点滴筒
・滴下の有無
・滴下速度
・液面の位置(点滴筒内の1/2~1/3)

●クレンメ
・クレンメの位置

●輸液ルート
・空気の混入の有無
・チューブの屈曲・圧迫の有無
・接続部のゆるみ・外れの有無
・接続部からの薬液のもれの有無

●三方活栓
・コックの位置
・三方活栓のふたの外れの有無

●その他
・体位
・穿刺側の腕の屈曲,圧迫の有無

●穿刺部
・疼痛・腫脹・熱感の有無
・血液逆流の有無
・固定状況
・テープかぶれの有無

◆ **図5-11 点滴静脈回路の観察内容**

③**清潔行動** 輸液実施中にシャワー浴を行う場合は,針やカテーテルの刺入部をぬらさないよう耐水性のドレッシング材で保護を行う。シャワー浴ができない場合は,患者の状態に応じて清拭,洗髪,部分浴などの保清ケアを行う。寝衣の着脱は,点滴刺入がない側(健側)から脱いで,点滴刺入側(患側)から着るように介助を行う。

④**食事** 輸液実施中,とくに輸液剤に糖質が入っている場合などは空腹感を感じにくく,食欲が低下することが多い。経口摂取が可能な場合は,味つけ,温度,患者の好みに合った食品の選択などの工夫をすることで可能な限り経口的に摂取できるようにする。

❸精神的援助

患者は,輸液がいつまで続くのか,滴下速度はこれでいいのか,排泄時に介助のため看護師を呼ぶのは申しわけない・恥ずかしい,点滴につながれて思うように行動できないなど,輸液に関連する疑問や不安が生じ,精神的な苦痛を感じることが多い。疑問や不安を表出しやすい雰囲気をつくるとともに,的確な技術・観察・声かけにより安心して治療が受けられるようにする。

●参考文献
1）鈴木玲子・常盤文枝編：よくわかる輸液治療とケア．学研メディカル秀潤社，2012.
2）中村美鈴・布宮伸編：現場がみえる輸液の知識と患者ケア．医学書院，2008.

まとめ

- 輸液療法は，体液の恒常性の維持，循環血液量の維持・回復，栄養補給，薬剤投与を目的として実施される。
- 末梢静脈法では，前腕・手背・足などの静脈に穿刺して投与する。
- 中心静脈法では，鎖骨下静脈・内頸静脈などに穿刺し，カテーテルの先端を中心静脈に留置して投与する。
- 看護師は，輸液の目的が達成されるように実施中の患者の状態を観察し，日常生活を円滑に送れるよう支援する。

復習問題

❶〔　〕内の正しい語に丸をつけなさい。

▶成人の1日の水分摂取量は〔①1,000・2,500・5,000〕mL，水分排出量は〔②1,000・2,500・5,000〕mL である。

▶前腕に穿刺する場合，可能であれば〔③利き手・利き手の反対の手〕・〔④関節部・関節部以外〕を選択する。

▶輸液により，一般的に尿量・尿回数は〔⑤増加・減少〕する。

❷ 次の文章の空欄を埋めなさい。

▶成人の体重の約4割は細胞〔①　　　〕，約2割は細胞〔②　　　〕である。

▶心臓に近い上大静脈・下大静脈を〔③　　　〕静脈という。

運動療法を受ける患者の看護

1 運動療法の意義・目的

運動療法とは●　運動療法は，身体の機能になんらかの障害や低下がある場合，身体の一部または全身の運動による機能の回復・維持や動作の再獲得を目的として，リハビリテーション医療の一環として実施される。また，運動がもたらす生理学的な効果をふまえ，高血圧症や肥満といった生活習慣病の予防・治療のためにも運動療法が行われている。運動療法における運動は，その実施目的が明確であり効果があること，継続的に取り組むことができる内容であること，運動によってほかの身体的障害をおこさないことが必要である。

2 運動療法の特徴

■運動療法のおもな対象

運動療法はおもに以下のような状態にある患者を対象に行われる。

■廃用性変化を伴う状態

骨折などの運動器疾患の治癒過程における長期の安静保持や，脳血管障害などに伴う寝たきりの状態は，筋萎縮(筋力低下)や関節可動域制限(関節拘縮)をまねき，運動機能や動作機能の低下につながる。それらに対して，関節機能の維持・改善，筋力・筋持久力の増強を目的に行われる。

■運動障害を有する状態

脳血管障害や脊髄損傷といった神経損傷などによって，麻痺や運動失調などの運動障害が生じた場合，急性期・回復期・維持期の各病期に応じて，筋骨格系の運動機能の回復や獲得，機能維持を目的に行われる。

■内部障害を有する状態

心筋梗塞や狭心症などの循環器疾患，慢性呼吸不全などの呼吸器疾患に対して行われる適切な運動療法は，循環動態や呼吸機能の改善に効果がある。近年では腎機能障害に対する運動の効果も明らかにされつつある。また，運動がもたらす血圧下降，糖代謝・脂質代謝などの改善効果を利用し，高血圧・糖尿病・脂質異常症・肥満などの生活習慣病の予防や治療を目的にしても行われる。メタボリックシンドロームの改善・予防にも運動療法が提唱されている。

内部障害を有する患者は，身体・精神活動の抑制を強いられることが多く，運動不足による内部障害や運動機能障害がさらに悪化するという悪循環に陥りやすい。そのため，身体状況に応じた適切な運動療法を行う必要性は高い。

■おもな運動療法

1 関節可動域訓練

　関節可動域（ROM[1]）は，関節軟骨や関節包，靱帯_{じんたい}などの関節そのものの変性によって生じる可動域制限（強直_{きょうちょく}）と，関節を取り巻く皮膚や筋，腱，神経などの軟部組織の変性による可動域制限（拘縮_{こうしゅく}）をおこすことがある。慢性関節リウマチなどの炎症によって生じる強直は強固であり，運動療法による改善が困難な場合が多い。一方，麻痺や固定に伴う不動によって生じる拘縮は，適切な運動によって改善・予防することが可能である。

　この拘縮を予防する目的のほか，筋の弾性・収縮性の維持・改善，循環状態の改善，関節軟骨の維持，痛みの軽減，運動感覚の維持・改善などを目的に行う訓練を**関節可動域訓練**（ROM 訓練）という。他動的にこの訓練を行う場合は，関節可動域だけではなく，関節運動の正しい理解が不可欠である。

2 筋力増強訓練

　運動は関節の可動性のみならず，十分な**筋力**を必要とする。筋力は，絶対安静によって筋収縮を行わなければ，1 週間でおよそ 10〜20% の割合で低下するといわれている。麻痺や固定に伴って筋力の低下が生じている，もしくは低下が予想される場合，それを回復・維持させることは重要である。

　運動の種類には，①**他動運動**（介助などにより身体の部位を動かす），②**自動介助運動**（一部介助にて自力で身体の部位を動かす），③**自動運動**（自分の意思と力で身体の部位を動かす）のほか，④**抵抗運動**（徒手_{としゅ}や器械などで負荷を与え，それに抵抗させることで運動量をより大きくする）がある。まず**徒手筋力テスト**（MMT[2]）による筋力評価（ 表 5-8）を行ったうえで，適切な運動方法を選択する。

 表 5-8　徒手筋力テストの評価と運動方法

筋力(%)	評価基準(筋の状態)	等級	運動方法
100	最大の抵抗を与えても，なお抵抗と重力に抗して完全に運動ができる	正常(5) normal	抵抗運動
75	若干の抵抗を与えても，なお抵抗と重力に抗して完全に運動ができる	優 (4) good	抵抗運動
50	抵抗を加えなければ，重力に抗して完全に運動ができる	良 (3) fair	自動運動
25	重力を除外すれば，完全に運動ができる	可 (2) poor	自動介助運動
10	関節は動かないが，筋収縮がわずかにみとめられる	不可(1) trace	他動運動
0	筋収縮がまったくみとめられない	ゼロ(0) zero	他動運動

1）ROM：range of motion の略。
2）MMT：manual muscle test の略。

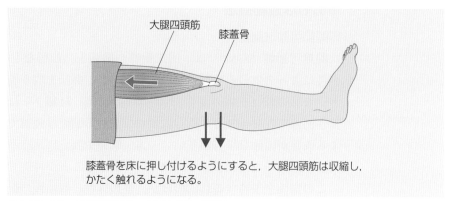

膝蓋骨を床に押し付けるようにすると，大腿四頭筋は収縮し，
かたく触れるようになる。

● 図 5-12　等尺性運動の例（大腿四頭筋）

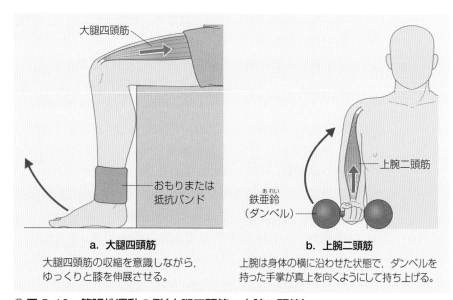

a. 大腿四頭筋
大腿四頭筋の収縮を意識しながら，
ゆっくりと膝を伸展させる。

b. 上腕二頭筋
上腕は身体の横に沿わせた状態で，ダンベルを
持った手掌が真上を向くようにして持ち上げる。

● 図 5-13　等張性運動の例（大腿四頭筋・上腕二頭筋）

　筋力の維持・増強を目的に訓練する場合，自力で（自動運動），必要に応じて負荷をかけた（抵抗運動），次のような運動を行う。
　①等尺性運動　関節運動を伴わずに筋収縮を行う運動で，ギプス固定時や関節の術後における筋の廃用性萎縮の予防に有効である（● 図 5-12）。
　②等張性運動　関節運動を伴って筋収縮を行う運動である（● 図 5-13）。最大筋力の 50% 以上の抵抗を加えることで筋力は増大し，それ以下であっても回数を増やすことで筋持久力が増大する。
　③等速性運動　専用の運動機器を用いて，運動に伴う筋出力に応じて抵抗を変化させ，一定の速度で行う関節運動をいう。比較的短期間に，痛みなく筋力の増強を得られる。

③生活習慣病予防のための運動療法

　生活習慣病の予防や治療には，歩行やジョギング，水中歩行や水泳など，患者の状況に応じた有酸素運動を継続的に行うことが有効である。また，特別な運動を行わなくても，エレベーターを使わない，自動車に乗らないなどの工夫によって，日常生活場面での活動量を増やすことも効果的である。

④心臓リハビリテーション(運動療法)

　心筋梗塞や心臓手術後などにおいて，急性期・回復期・維持期に応じて，心機能の早期回復や再発防止を目的に，適切な監視下での早期離床や積極的な運動療法，退院後の運動療法指導を行う。

⑤呼吸機能訓練

　慢性呼吸不全などの運動時の息切れや呼吸困難に対しては，身体状況に応じた適切な運動療法が有効である。自転車エルゴメーターやトレッドミル(床が動く歩行練習マシン)，ストレッチ，腹筋などの筋力トレーニングやウォーキングなどを，呼吸法(口すぼめ呼吸〔➡102ページ〕)に注意して行う。

⑥治療体操

　腰痛や肩こりなどの症状に対して，特定の筋群の強化を目的とした一連の運動を行うことで，症状の緩和と再発予防をはかる。

③ 運動療法を受ける患者の看護の実際

①適切な運動療法の実施と継続

　運動療法は理学療法士などのリハビリテーションスタッフが中心となって行うが，患者の療養生活の大半にかかわる看護師は，可能な範囲で患者の病棟での生活動作に運動療法を取り入れ，その継続をはかる。その際，訓練の場面において，どのような運動や動作を行っているのか，その自立の程度，患者の意欲などをリハビリテーションスタッフと共有し，病棟の中でなにをどの程度行えるのかを見きわめる。そのうえで，情報を病棟スタッフ間で共有し，患者の援助に反映させる。長期の安静を要している患者の場合，関節拘縮や筋力低下の防止に向け，適切な知識と技術をもってROM訓練や筋力増強訓練などを行う。

　生活習慣病予防を目的とした運動療法が必要な患者に対しては，一時的にがんばるのではなく，こつこつと長期的に継続することの必要性を認識してもらう。そのうえで，日々の生活場面で活動量を増やすための具体的な工夫や，万歩計で運動量を数値化して成果を楽しみながら記録すること，ウォーキングの仲間をつくることなど，患者の個別性に応じて具体的に助言し，その継続を支援する。

②運動療法への動機づけ

　筋力増強運動などは，患者の運動への取り組み方がその効果に影響するため，運動の必要性や意義を患者が理解したうえで正しく行う。たとえば等尺

性運動では，筋の収縮状態を患者自身の手で触れてもらい，適切な方法で確実に実践できていることを患者とともに確認することが効果的である。

　長期的に必要とされる運動療法の場合は，行う目的や目ざすゴールを患者が適切に認識している必要がある。患者や家族の思いを医療チーム内で共有し，必要に応じてゴール設定の確認や見直しを行う。また，医師の説明に対する患者や家族の理解状況の把握に努める。そのうえで，「がんばっていますね」という声かけや具体的な成果を示すことで，患者の意欲の維持をはかる。

❸運動療法による弊害の予防・早期発見

　①活動と休息のバランス　運動療法が効果的に行われるためには，活動と休息のバランスが重要である。病棟で患者と接している看護師は，疲労の状況について，身体症状の有無のほか，睡眠状況や表情，運動への意欲やADLの状況などからアセスメントする。疲労の蓄積がみられる場合には，温罨法や局所の安静，訓練時間の調整など，休息の促進を援助する。

　②運動療法中の全身への負荷　運動はよい効果をもたらす反面，心肺機能・腎機能・肝機能・関節機能などに負荷をかける結果，体調悪化の危険性を伴う。そのため，開始前の全身状態のアセスメント，運動負荷試験などによる運動への生体反応や体力，リスク評価が不可欠である。

　そのうえで行われる運動療法であるが，運動内容によっては心肺機能への影響が避けられない。高齢者や心肺機能の低下を伴う患者が実施する場合には，全身状態の変化に注意して対応する。運動負荷に伴う身体部位の痛みや筋疲労の状態にも注意し，筋肉痛や筋疲労がある場合は運動を中止する。また，表情や動きの変化などから患者の疲労度を観察し，疲労がみられたら中止する。疲労回復をしないまま運動負荷を継続しない。運動中や運動後に，足に力が入らない，激しい息切れ，脈拍数の大幅な増加，冷汗，頭痛，めまいなどの通常と異なる症状が出現した場合は，バイタルサインのチェックとともに医師らに報告し，運動療法の内容の再検討を依頼する。

●参考文献
1）日野原重明・井村裕夫監修：看護のための最新医学講座第27巻　リハビリテーション・運動療法．中山書店，2002．
2）箱野育子編：骨・関節系の症状・疾患の理解と看護．中央法規出版，2013．

まとめ

- 運動療法は，身体機能の維持・回復，動作の再獲得，生活習慣病の予防・治療などを目的として実施される。
- 運動は他動運動・自動介助運動・自動運動・抵抗運動に分けられる。筋力を評価したうえで適切な運動方法を選択する。
- 運動療法が適切に実施されるように，患者の全身状態・身体機能・生活習慣などに応じて具体的に助言し，その継続を支援する。

復習問題

❶ 〔 　〕内の正しい語に丸をつけなさい。

▶介助により身体の部位を動かす運動を，〔①抵抗・他動〕運動という。

▶関節運動を伴って筋収縮を行う運動を〔②等尺・等張〕性運動，関節運動を伴わず筋収縮を行う運動を〔③等尺・等張〕性運動という。

❷ 次の文章の空欄を埋めなさい。

▶関節を取り巻く軟部組織の変性による可動域制限を，〔①　　　〕という。

▶徒手筋力テストは筋力を〔②　　〕段階で評価する。筋収縮がまったくみとめられない場合は〔③　　〕と評価する。

G 救急処置を受ける患者の看護

1 救急処置の意義・目的

救急医療とは●　突然の外傷あるいは発病，患者の病態が急変したときなどに対応する医療を**救急医療**という。病院内の医療だけでなく，広義には病院前救護や救急搬送など，救急患者に対する一貫した医療が含まれる。

　急変した患者は心停止や呼吸停止などの生死にかかわる重篤な状態に陥っている場合が多い。救急時には患者の生命をまもり，維持することを目的に，呼吸・循環機能を確保できる知識と技術を身につける必要がある。

　また，突発的な事態に対して，患者の家族はなにがおきているか受けとめられず，冷静に対応することが困難な状況にある。患者・家族に対する身体的・精神的な配慮を怠ってはならない。

2 救急処置の特徴

　心肺機能が停止する原因は，冠動脈疾患，脳血管疾患，重度外傷，溺水，薬物中毒，大量出血などさまざまである。あらゆる場所で発生し，年齢を問わず誰もが対象となりうる。

　急変した患者のなかには，心停止に陥っても「心肺蘇生を行わない」場合がある。心肺蘇生を行わないという意思を表明している患者，医学的な判断に基づく説明のうえで家族が同意した場合などはカルテなどに DNAR（do not attempt resuscitation）と記載されている。この場合には優先的に DNAR に従うことになる。

1 救命蘇生法

　患者を救命するために行われる処置全般のことを**救命蘇生法**という。患者の呼吸・循環機能を維持し，1人でも多くの命を救うことが目的となる。

　心肺機能が停止して生体内の血流が途絶えると，組織や臓器は低酸素状態に陥る。**カーラーの救命曲線**に示されるように，緊急事態が発生したあとの経過時間と死亡率は関連する。①心停止から3分，②呼吸停止から10分，③多量出血から30分経過すると50%の人が死亡するといわれている（◉図5-14）。心停止で血流がとまると脳は低酸素状態となり，15秒以内に意識消失がおこる。血流が3〜4分停止すると不可逆性の変化をきたすため，緊急時には早急な救命処置を開始することが重要となる。

2 救命の連鎖

　生命の危機的状況に陥った，あるいは切迫している患者を救命し，社会復帰に導くためには，**救命の連鎖**が必要となる。救命の連鎖とは，①心停止の予防，②心停止の早期認識と通報，③一次救命処置（心肺蘇生と自動体外式

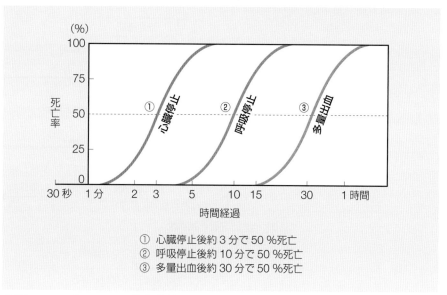

① 心臓停止後約 3 分で 50 ％死亡
② 呼吸停止後約 10 分で 50 ％死亡
③ 多量出血後約 30 分で 50 ％死亡

◇図 5-14　カーラーの救命曲線

除細動器〔AED[1]〕），④二次救命処置と心拍再開後の集中治療である。4 つ
の要素を途切れさせないことが重要である。

　心停止や呼吸停止の可能性のある事故や疾患を未然に防ぐには，小児では
交通事故や溺水などの不慮の事故を防ぐこと，成人では脳卒中発症時などの
初期症状に気づくこと，高齢者の窒息や熱中症などを予防することが重要と
なる。

③ 一次救命処置（BLS）

　一次救命処置（BLS[2]）は，一般市民など誰もがすぐに行えるもので，呼吸
と循環をサポートする一連の処置である。胸骨圧迫と人工呼吸による心肺蘇
生（CPR[3]），AED の使用が含まれ，心停止した患者の社会復帰に大きな役
割を果たす。医療者は医療用 BLS アルゴリズムに従い，患者に正常な呼吸
や目的あるしぐさがみとめられるまで CPR と AED を繰り返す（◇図 5-15）。

④ 二次救命処置（ALS）

　二次救命処置（ALS[4]）は，BLS だけで心拍が再開しない患者に対して，薬
物や医療機器を用いて行うものである。医療施設内では心肺蘇生法だけでな
く，心停止の原因に対する初期治療も行う。心拍が再開したら，必要に応じ
て専門の医療機関で集中治療を行うことにより，社会復帰の可能性を高める。

----

1 ）AED：automated external defibrillator の略。
2 ）BLS：basic life support の略。
3 ）CPR：cardiopulmonary resuscitation の略。
4 ）ALS：advanced life support の略。

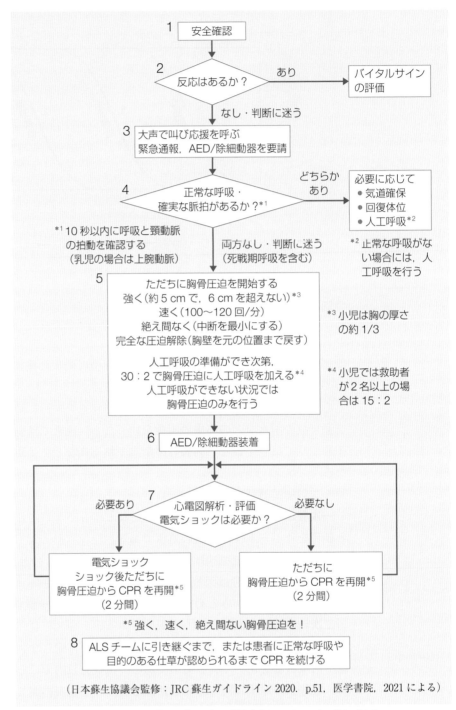

1　安全確認

2　反応はあるか？　→ あり → バイタルサイン
の評価

なし・判断に迷う

3　大声で叫び応援を呼ぶ
緊急通報，AED/除細動器を要請

4　正常な呼吸・
確実な脈拍があるか？*1　→ どちらか
あり → 必要に応じて
● 気道確保
● 回復体位
● 人工呼吸*2

*1 10秒以内に呼吸と頸動脈
の拍動を確認する
（乳児の場合は上腕動脈）

両方なし・判断に迷う
（死戦期呼吸を含む）

*2 正常な呼吸がな
い場合には，人
工呼吸を行う

5　ただちに胸骨圧迫を開始する
強く（約5cmで，6cmを超えない）*3
速く（100〜120回/分）
絶え間なく（中断を最小にする）
完全な圧迫解除（胸壁を元の位置まで戻す）

人工呼吸の準備ができ次第，
30：2で胸骨圧迫に人工呼吸を加える*4
人工呼吸ができない状況では
胸骨圧迫のみを行う

*3 小児は胸の厚さ
の約1/3

*4 小児では救助者
が2名以上の場
合は15：2

6　AED/除細動器装着

7　心電図解析・評価
電気ショックは必要か？

必要あり
電気ショック
ショック後ただちに
胸骨圧迫からCPRを再開*5
（2分間）

必要なし
ただちに
胸骨圧迫からCPRを再開*5
（2分間）

*5 強く，速く，絶え間ない胸骨圧迫を！

8　ALSチームに引き継ぐまで，または患者に正常な呼吸や
目的のある仕草が認められるまでCPRを続ける

（日本蘇生協議会監修：JRC蘇生ガイドライン2020．p.51，医学書院，2021による）

⭕ 図5-15　一次救命処置（BLS）の流れ（医療用BLSアルゴリズム）

5 心肺蘇生

　多くの場合，心停止した患者は血中に酸素がまだ存在しているため，胸骨
圧迫を行って全身に酸素を運ぶ。胸骨圧迫により正常な脳血流量の約1/3を
補うことができる。胸骨圧迫だけでは血中の酸素が消費されてしまうため，

患者の口を通して酸素を供給する。人工呼吸には口対口で行う方法(マウス-ツー-マウス法)，マスクとアンビューバッグを用いる方法などがある。

これまで CPR は「A(airway：気道確保)→B(breath：人工呼吸)→C(circulation：胸骨圧迫)」の手順で行われてきた。「JRC 蘇生ガイドライン 2010」の改訂により，現在は「**C→A→B**」に変更になり，**胸骨圧迫**がより重要視されている。

③ 救急処置を受ける患者の看護の実際

心肺機能停止からの経過時間によって死亡率が高くなり，回復や社会復帰への影響があることを理解し，迅速な行動に移らなければならない。急変はいつおこるかわからない。看護師は救急処置の流れを理解し，いつでも救急カートが使用できる状態になっているように点検と整備をする。

緊急事態が生じたときは，救命処置を受ける患者のプライバシー保護に努め，患者の尊厳がまもられるように配慮する。同時に，家族も不安や緊張のなかで過度なストレス状態にあることを忘れず，家族への精神的支援を行う。家族が少しでも安心して待機できる環境を整えたり，医師の説明に同席して内容を補足したり，家族が感じている苦痛を緩和することを心がける。

■一次救命処置の実際

二次救命処置(ALS)に引き継ぐことができるまで，一次救命処置(BLS)を継続する。

■1 反応の確認と安全確保

患者が倒れるのを目撃した，または倒れているのを発見したら，第一に周囲の安全を確認して近寄る。このとき，発見時間を確認しておくと記録する際に役だつ。

次に，患者の肩を軽くたたきながら大声で呼びかけ，なんらかの応答やしぐさがなければ「反応なし」とみなす。脊髄や脊椎損傷の可能性もあるため，反応を確認するときは強くゆすったり激しくたたいたりしてはならない。

反応がない場合はその場を離れず，大声で応援を呼ぶ。周囲の人に救急通報(119 番通報または院内救急コール)を依頼し，AED や救急カートの手配，人手集めなどの協力を求める。病院内では院内救急コールの方法が決められているため，緊急事態に備えて事前に把握しておく。

■2 呼吸確認と心停止の判断

反応なしと判断したら気道を確保し，患者の胸と腹部の動きから呼吸の有無を 10 秒以内で観察する。気道確保の際は枕を外して行う。**頭部後屈顎先挙上法**か，あるいは**下顎挙上法**で気道を確保する(⊕ 図 5-16)。一般市民は気道確保せずに呼吸の有無を観察してよい。胸と腹部の動きがなければ「呼吸なし」と判断する。心停止直後にはしゃくり上げるような不規則な呼吸が

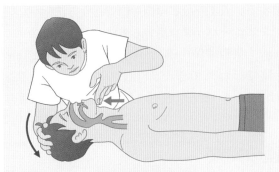

a. 頭部後屈顎先挙上法
片手を前頭部に置いて頭部を後屈させ，もう一方の手指を
顎の下にあてて顎先を持ち上げる。
舌が前方に移動するため，気道が開通する。

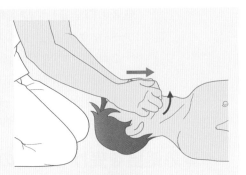

b. 下顎挙上法
頭側から両手で下顎角をつかみ，下顎を前方に
押し出すように持ち上げる。

◯ **図 5-16　気道確保**

しばしばみられる。この異常な呼吸（**死戦期呼吸**）は心停止のサインであるた
め，胸と腹部の動きがあっても心停止と判断し，ただちに CPR を開始する。
　CPR に熟練した医療者は，呼吸の確認と同時に頸動脈の脈拍を触知し，
心停止を判断してもよい。頸動脈の触知による確認も 10 秒以上かけずに行
い，脈拍の触知に自信がもてない場合は呼吸の確認に専念する。

■3 胸骨圧迫

　心停止と判断したら患者を仰臥位にして，ただちに胸骨圧迫を開始する。
効果的に圧迫するため，可能な限り患者をかたいものの上に寝かせる。ベッ
ド上で行う場合はマットレスの上にすみやかに背板を挿入する。
　患者の胸の横にひざまずいて体勢を整える。腕をまっすぐにのばし，患者
の胸の真ん中に片方の手掌基部をのせ，その上にもう片方の手を重ねる。
患者の身体に対して腕が直角であることを確認する。体重をのせてまっすぐ
下に向かって圧迫する（◯ 図 5-17）。圧迫の深さは胸が約 **5cm**（ただし，**6cm**
をこえない）沈むようにし，1 分間あたり **100〜120 回**のテンポで圧迫する。
毎回の胸骨圧迫のあとには，完全に胸郭をもとの位置に戻す必要があり，圧
迫と圧迫の間には胸壁に力がかからないように注意する。
　1 回の心拍出量は圧迫を開始してはじめのうちは少ないが，連続して行う
ことによって増加するため，中断しないことが重要となる。CPR 中に人工
呼吸や電気ショックを行うときも，胸骨圧迫の中断は最小限としてたえまな
く行う。実施者の疲労による胸骨圧迫の質の低下を最小にするため，複数の
救助者がいる場合は，交代にかかる時間に注意して，1〜2 分ごとを目安に
役割を交代する。

■4 胸骨圧迫と人工呼吸

　胸骨圧迫と人工呼吸を行う場合は **30：2** の割合で行う。人手があれば胸骨

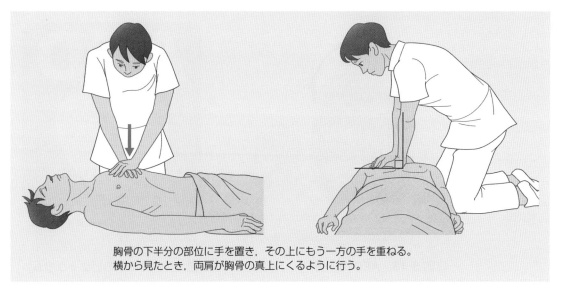

胸骨の下半分の部位に手を置き，その上にもう一方の手を重ねる。
横から見たとき，両肩が胸骨の真上にくるように行う。

○ 図 5-17　胸骨圧迫

圧迫と人工呼吸の役割を分担する。1 回換気量の目安は，人工呼吸により患者の胸の上がりを確認する程度とし，送気には約 1 秒かけて行う。

患者に危険な感染症があるとわかっている場合や血液汚染がある場合は，感染防護具を使用する。医療施設内で人工呼吸を行う場合，通常は救急カートに備えてあるマスクとアンビューバッグを優先して使用する。ない場合は胸骨圧迫のみを継続する，あるいは患者の口にフェイスシールド（感染防護具の 1 つ）をあててマウス-ツー-マウス法を行う。

5 AED/除細動

心臓の機能が停止したり，危険な不整脈がみられたりした際などに電気ショックを与えて心臓のリズムを正常に戻す治療を**除細動**という。除細動を行う際には，AED またはマニュアル除細動器が必要となる。適応となる危険な不整脈には，心室細動（VF[1]）と無脈性心室頻拍（PVT[2]）がある。また，心室頻拍（VT[3]）は心室細動に移行することもある不整脈で，除細動の適応となる可能性がある。

心電図波形で QRS 波に同期しないで電気ショックを与えることを除細動，QRS 波に同期して電気ショックを与えることをカルディオバージョンと区別する[4]。

① AED　装置が心電図を解析して電気ショックが必要かどうかを自動で判断し，電気ショックが必要と判断した場合はあらかじめ設定されたエネル

1）VF：ventricular fibrillation の略。
2）PVT：pulseless ventricular tachycardia の略。
3）VT：ventricular tachycardia の略。
4）不整脈や心電図の詳細は，『新看護学 9 成人看護 1』を参照してほしい。

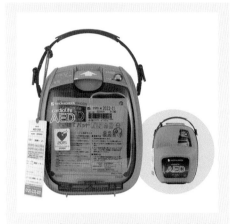

（写真提供：日本光電工業株式会社）

⊕図 5-18　AED の一例

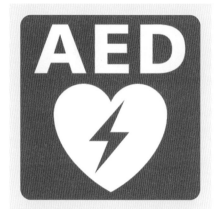

（画像提供：日本産業標準調査会，JIS
Z8210〔案内用図記号〕）

⊕図 5-19　AED のピクトグラム

ギーが自動的に充電され，除細動を行う。AED は病院などの医療機関，
駅・学校・官公庁などの公共施設，デパートや商業施設など，多くの人が集
まる場所に設置されており，持ち運びしやすいように小型化されている（⊕
図 5-18）。一般市民であっても心肺停止状態などで BLS が必要な人に対して
使用することができる。また，外国人にもひと目で AED の設置場所がわか
るように，2019 年に日本産業規格（JIS[1]）で AED マークが制定された（⊕図
5-19）。緊急時に使用できるように，AED の設置場所をふだんから把握する
ことが重要である。

　基本的に音声ガイダンスに従って操作をする。AED が到着したらすみや
かに電源を入れる。ふたを開けることで自動的に電源が入るタイプと電源ボ
タンを押すタイプがあるため，電源を確認する。AED を持ってきた人が電
源を入れる。

　AED を用いるときは，右前胸部と左側胸部に電極パッドを貼付する。電
極パッドには成人用と未就学児用がある。成人に未就学児用パッドを用いて
はならないが，未就学児に成人用パッドを使うことは可能である。AED の
効果を低下させないために，電極パッド装着部分の汗や水ぬれ，金属，湿布
薬，体毛，ペースメーカーがないことを確認する。ペースメーカーが埋め込
まれているときは，8 cm 以上離して電極パッドを貼付する。

　心電図解析が開始されたら患者に触れず，以降は音声ガイダンスに従う。
電気ショックが必要であるときは，周囲の人が誰も患者に触れていないこと
を確認し，ショックボタンを押す。電気ショックのあとは，すぐに胸骨圧迫
から CPR を再開する。電気ショックが必要でないときは，すぐに胸骨圧迫

1）JIS：Japanese Industrial Standards の略。日本の産業製品に関する規格や測定法などが定め
　られた国家規格のこと。

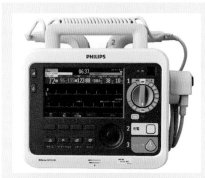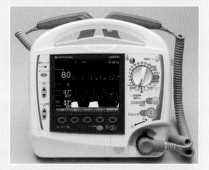

（写真提供〔左〕：フクダ電子株式会社，〔右〕：日本光電工業株式会社）

図5-20　マニュアル除細動器の一例

からCPRを再開する。

②**マニュアル除細動器**　マニュアル除細動器は医療施設内にのみ設置され，致死的な不整脈の治療に使われる医療機器である（**図5-20**）。医師だけが使用することができ，心電図から電気ショックが必要かどうか，必要であればどのくらいの強さの電気ショックを与えるかを判断する。救急外来・集中治療室・各病棟・手術室などに設置されており，除細動器・カウンターショック・DC[1]などさまざまな呼び方をされる。

心電図により除細動を必要とする波形かどうかを確認し，胸骨圧迫と人工呼吸を継続しながらマニュアル除細動器およびALSのために救急カートも一緒に準備する。マニュアル除細動器を用いる際は，効果的に通電できる除細動専用のペースト，または除細動専用ペーストのかわりに皮膚と電極の間におくシート状の使い捨てパッドが必要となる。除細動専用ペーストは超音波検査用のゼリーと形状が似ているが，成分が異なる。除細動の治療効果が低下し，患者がやけどすることがあるため，準備の際にペーストを間違えてはならない。電源やエネルギー設定，心電図ケーブルなど，除細動器の構造や使用方法を理解する。

すみやかに電源を入れ，電極パドルに専用ペーストを均一に塗布するか，電極パドルをあてる部位に使い捨てパッドを貼付する。通電時に電極パドルから火花が出て火災ややけどをおこす危険を避けるため，酸素吸入をしているときは酸素をとめる。電極パドルは心臓を挟むように，第2〜第3肋間胸骨右縁付近と心尖部付近（第5肋間鎖骨中央線上）にあてて密着させる。指示されたエネルギーを設定し，エネルギー充電ボタンを押して充電する。AEDを使用するとき同様に，充電ができたら誰も患者に触れていないことを確認し，左右のパドルショックボタンを同時に押して電気ショックを与え

1）DC：direct currentの略。臨床ではDCとよんでいることが多い。

る。電気ショックを与えたあとは心電図や患者の反応を観察し，電極パドルを所定の位置に戻して，ただちに胸骨圧迫からCPRを再開する。

■二次救命処置の実際

BLSから中断せず胸骨圧迫を実施することはALSが成功する条件となる。ALSにおいて看護師は医師が行う医療処置の介助が主となるが，医療チームの一員として主体的にかかわり，連携して蘇生を行う。

■1 原因の検索と治療

心停止にいたる状況や既往歴，身体所見から原因を検索する。患者に付き添う家族や友人などを通して情報を得る必要がある。突然の急変にとまどい，不安や緊張していることに配慮しながらも，原因究明や治療に関連して必要な情報を収集する。

また，電解質，動脈血ガス分析などの検査結果から原因が明らかとなり，治療に役だつことがある。検査結果から患者の状態をアセスメントし，看護に反映させる。

■2 静脈路の確保

蘇生に必要な薬物投与のため，すみやかに血管確保をする。新たに血管確保する場合は末梢静脈血管が第一選択となる。静脈確保の介助，刺入部の管理を行い，治療に必要な薬物が的確に投与できるように管理する。

■3 薬剤投与

血管収縮薬や抗不整脈薬などが静脈内投与されることが多い。医師の指示に従い，緊急事態であっても6つのRight(⊕182ページ，表5-5)を確認して投与する。

■4 気管挿管・気道確保

気管挿管は高度な気道確保の1つであり，看護師は医師の操作を援助する。必要物品を準備し，気管チューブのカフの空気もれ，喉頭鏡のライトの不備がないか点検を行う。患者に取り外し可能な義歯などあれば挿管前に取り外し，破損や紛失しないように家族に引き渡す。また，口腔内を吸引し，気管挿管の流れを理解した介助や，挿管後の気管チューブの固定や管理などを行う。波形表示ができる呼気CO_2モニタの準備や管理を行う。

■5 自己心拍再開後のケア

自己心拍再開後も引きつづいて原因の検索と治療が行われる。全身状態を観察して異常の早期発見に努め，状態が安定して回復につながるよう身体的・精神的ケアが必要となる。状態が安定するまで集中治療室に収容されることが多いため，集中治療が必要な患者の看護に準じて対応する(⊕250ページ)。

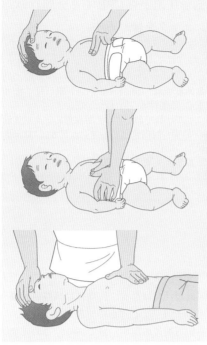

a. 乳児：2本指圧迫法
救助者が1人の場合に行う。
胸の真ん中を指2本で圧迫する。

b. 乳児：胸郭包み込み両母指圧迫法
救助者が複数の場合に行う。
胸部に両手をあて，指を広げて胸郭を包み込み，
両母指で胸の真ん中を圧迫する。

c. 小児
体格に応じて片手または両手で胸の真ん中を
圧迫する。

○ 図 5-21　乳児・小児の胸骨圧迫

■乳児・小児に対する BLS

　1歳未満を**乳児**，1歳〜思春期までを**小児**とする。成人の BLS アルゴリズムに従って CPR を行うが，医療者などは成人の BLS アルゴリズムに乳児・小児の特性を加味して行う。

　心停止と判断したら，気道確保を行ったうえで呼吸を観察し，脈拍の拍動を確認する。乳児は上腕動脈，小児は頸動脈または大腿動脈で確認する。乳児に胸骨圧迫を行う場合，救助者が1人のときは胸の真ん中を指2本で圧迫する(**2本指圧迫法**)。複数いるときは指を広げて両手で胸郭を包み，両母指で胸の真ん中を圧迫する(**胸郭包み込み両母指圧迫法**)。小児には体格に応じて両手または片手で胸骨圧迫を行う(○ 図 5-21)。圧迫の深さは胸の厚みの約1/3とし，100〜120回/分のテンポで中断を最小限に行う。人工呼吸を行う場合は，胸骨圧迫と人工呼吸を2人の場合は 15：2，1人の場合は 30：2で行う。小児の心停止は，呼吸状態の悪化や呼吸停止が原因であることが多い。心停止前に治療することが救命率に影響するため，成人よりも人工呼吸は重要となる。

　AED を用いる場合，小学校入学前の乳児・小児には**未就学児用パッド**を用い，小学生以上には**成人用パッド**を用いる。未就学児用パッドがない場合は成人用パッドを用いるが，パッドが重ならないように注意する。パッドは成人と同様の位置，あるいは胸部全面と背面に貼付する。電気ショックを1

回実施したらただちに胸骨圧迫から CPR を 2 分間行い，以後 2 分おきに心電図波形の確認と電気ショックを繰り返す。

●参考文献
1）伊藤暁子：除細動器のあるある場面．Emergency care 31（11）：42-48, 2018.
2）尾野敏明ほか：知ってて安心 急変対応．照林社，2013.
3）佐藤憲明監修：やるべきことが一目でわかる！　急変対応．ナツメ社，2019.
4）東京医科大学病院看護部：急変・院内救急対応マニュアル フローチャートでわかる看護ケアのポイント．中央法規出版，2013.
5）日本蘇生協議会監修：JRC 蘇生ガイドライン 2020．医学書院，2021.
6）吉永和正編：看護師・研修医必 救急・ICU ですぐに役立つガイドライン これだけ BOOK．メディカ出版，2014.

まとめ

- 救急医療には，病院内の医療だけではなく，広義には病院前救護や救急搬送も含まれる。
- 救命の連鎖とは，①心停止の予防，②心停止の早期認識と通報，③一次救命処置（BLS），④二次救命処置（ALS）と心拍再開後の集中治療であり，この 4 要素を途切れさせないことが患者の救命につながる。
- 救命処置は一次救命処置（BLS）と二次救命処置（ALS）に分けられる。BLS は一般市民でも実施可能であり，胸骨圧迫と人工呼吸による心肺蘇生と AED の使用が含まれる。

復習問題

❶ 〔 　〕内の正しい語に丸をつけなさい。

▶心肺蘇生は〔①人工呼吸・胸骨圧迫〕から開始する。

▶胸骨圧迫の際は，可能な限り〔②やわらかい・かたい〕ものの上に寝かせる。

▶人工呼吸の際は，送気を約〔③1・2・3〕秒かけて行う。

▶〔④心房細動・心室細動〕は除細動の適応となる。

❷ 次の文章の空欄を埋めなさい。

▶カーラーの救命曲線によると，心停止から〔① 　〕分，呼吸停止から〔② 　〕分，多量出血から〔③ 　〕分経過すると，50％ の人が死亡する。

▶成人の胸骨圧迫は，胸が〔④ 　〕cm 沈む深さで，〔⑤ 　〕回/分を目安に圧迫する。

▶成人の胸骨圧迫と人工呼吸の比は〔⑥ 　〕：2 である。

H 手術療法を受ける患者の看護

1 手術療法の意義・目的

手術療法とは●　**手術療法**は，医師がメスをはじめとする外科的器械を使って皮膚や粘膜を切開し，病巣の切除や摘出をしたり，患部を切断や修復をしたりするなどの外科的治療である。疾患を治癒し，患者の生命をたすけることを目的とする。

　手術には，①開胸・開腹・開頭などにより臓器を直接見て行う方法と，②モニタに映し出された病変部を確認しながら行う内視鏡手術がある。また，手術は操作範囲，緊急度，目的によって分類される。がんでは白血病やリンパ腫などの血液のがんを除いて，手術が治療の第一選択となることが多い。がんなどの疾患では計画的に予定された手術が適用されるが，交通事故や大動脈破裂・虫垂破裂などにより緊急に行われる手術もある。

　患者や家族が治療について十分に理解し受け入れているか否かによって，術後の回復が左右される。看護師は手術にいたるまでの経過，手術の目的などを事前に把握することによって，患者が安全・安楽に手術が受けられ，術後の順調な回復を支援できる。

2 手術療法の特徴

　手術は病巣を切除するだけではなく，臓器移植や人工的な代替物（人工関節・人工血管・人工弁など）の置換など，複雑で高度な手術が行われる。また，患者の生活スタイルやニーズが多様化し，入院期間に配慮した日帰り手術も多くなっている。QOL を考慮して生体に侵襲が少ない手術などもある。さらに，手術後の管理技術が発展したことによって，新生児から 90 歳以上の超高齢者まで，幅広い年齢の患者が手術を受けるようになった。

　手術が安全に行えるようになった背景には，麻酔学の発展，手術手技の向上，医療器材・機器の進歩，滅菌・消毒などの感染管理の徹底などがある。手術療法に関連した基本的知識をもとに，最新の情報に対応できるように研鑽しつづけながら患者を支援する。

　患者が最良な状態で手術を受けられるよう，チームで手術を遂行している。手術室では，執刀する外科医と助手をする外科医，麻酔科医，器械出し看護師（➡229 ページ），外まわり看護師（➡234 ページ），臨床工学技士がチームを構成する。さらに，入院から退院までを通して外来看護師，病棟看護師，栄養士，薬剤師，理学療法士，作業療法士などがチームメンバーとして加わり，患者の回復を支援する。

① 手術の種類

原疾患あるいはがんの進行度に応じて設定される標準的な外科治療法を**標準手術**という。切除範囲やリンパ節郭清範囲を広範囲に行う手術を**拡大手術**，患者の QOL を重視して標準手術と同等の根治性を保ちながら機能の温存をはかる手術を**縮小手術**という。ほかに，内視鏡手術や血管内手術など，従来よりも侵襲が少ない**低侵襲手術**もある。このように，手術は目的や適応などによって分類できる（⬇表 5-9）。

② 手術侵襲と生体反応

生体には，さまざまな環境の変化（光・気温・音など）に適応し，生体の内部環境を一定に維持する機能が備わっている。内部環境の恒常性（**ホメオスタシス**）を乱し，生命の維持をあやうくする刺激を**侵襲**という。手術は外科的に組織を傷つけるため，手術操作そのものが生体にとっては大きな侵襲である（⬇表 5-10）。

心臓や肺など生命維持に関連した臓器の手術，または組織損傷が大きい手術ほど手術侵襲が大きくなる。手術侵襲に対して，生体は恒常性をまもろうとして生理的な生体反応（**生体防御反応**）を示す。ムーアは，生体反応の時間的変化を第1相～第4相に分類している（⬇表 5-11）。ストレスが加わると，神経・内分泌系を中心とした全身的な変化が生じ，それに伴いバイタルサイ

⬇**表 5-9　手術の分類**

分類	名称	内容
操作範囲	標準手術	一般的であると判断されている術式で実施する手術。
	拡大手術	標準手術と比べて，切除する範囲などを広げて，より高い治療効果を目ざす術式で実施する手術。
	縮小手術	標準手術とほぼ同様の治療効果を目ざすが，切除する範囲などを狭めて，手術部位の機能を温存させる術式で実施する手術。
緊急度	救急手術	重篤性の高さから即座に実施する必要がある手術。
	緊急手術	30時間程度以内に実施する必要がある緊急性の高い手術。
	選択的手術	事前に予定している手術，緊急性の低い手術。
目的	診断的手術	診断に必要となる組織などを採取するために実施する手術（生検など）。
	試験手術	疾患の状態・進行度などを把握するために実施する手術。
	予防的手術	放置した場合におこりうる疾患や症状の予防を目的に実施する手術（ポリープの切除など）。
	治療的手術	病変部を切除するなど，疾患の治療を目的に実施する手術（腫瘍の切除など）。
	再建手術	身体の異常な（不ぐあいのある）部位を修正（再建）するために実施する手術。
	姑息手術	治療（疾患の根治）のためではなく，症状の緩和を目的に実施する手術。
	美容手術	疾患（異常）でない，美容などのために患者の要望に応じて実施する手術。

○表5-10　手術侵襲

- 手術操作による組織の損傷・変性・壊死
- 手術操作による痛み
- 出血
- 不安・恐怖・緊張・精神的ストレス
- 術前・術後の絶食による急性飢餓
- 偶発的または意図的な高体温・低体温
- 麻酔
- 感染
- 不感蒸泄の増加，水・電解質の異常

○表5-11　術後経過と生体反応（ムーアの分類）

相	生体反応の特徴
第1相（異化相）：傷害期 手術直後～数日	• 脈拍・体温の上昇 • 周囲への関心低下 • 神経・内分泌系 　・副腎皮質刺激ホルモンやコルチゾールの分泌亢進 　・ノルアドレナリンやアドレナリンの分泌亢進 　・抗利尿ホルモンや成長ホルモンの分泌亢進 　・グルカゴンの分泌亢進 • 循環器系：心拍数・心収縮力の増加 • 糖代謝系：糖新生の亢進
第2相（異化相）：転換期 手術後3日～1週間前後	• 脈拍・体温の正常化 • 周囲への関心戻る • 第1相でおこる各ホルモン分泌が正常化（水・電解質平衡が正常化）
第3相（同化相）：筋力回復期 手術後1週間～1か月前後	• 筋タンパク質の回復，体力の回復
第4相（同化相）：脂肪蓄積期 第3相終了後	• 脂肪の蓄積，体重の増加→日常生活へ

ンが大きく変動する（○図5-22）。高齢者や糖尿病・高血圧・貧血・栄養障害などがある患者では，生体反応がとくに低下しやすい。

❸ 麻酔

　手術は麻酔なしで行うことができない。麻酔なしでは患者は手術の激しい痛みに耐えられず，また，侵襲の大きさから恒常性が維持できずショック状態となって生命の危機的状態をまねく。麻酔は周手術期の患者の生命・機能をまもり，安全に手術を行うために必要不可欠である。麻酔には以下のような目的がある。

- 意識を消失させること（鎮静）
- 痛みを低減させたり，感じなくさせたりすること（鎮痛）
- 通常の神経反射を除去すること
- 骨格筋を弛緩させること，動かなくすること（不動化）
- 全身状態の安定を維持すること

　一般に麻酔をかけ，手術中の患者の状態を管理するのは麻酔科医である。看護師は術者（主治医）および麻酔科医と連携し，安全な手術が提供できるよ

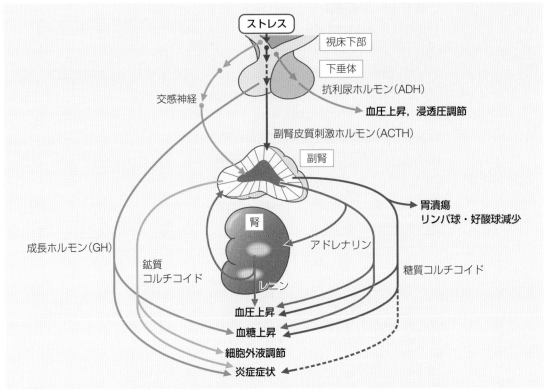

図 5-22　ストレスに対する神経・内分泌反応

う援助する。

　麻酔は，薬剤を中枢神経に作用させて麻酔効果を得る**全身麻酔**と，末梢神経に作用させて麻酔効果を得る**局所麻酔**に大別される。さらに投薬方法によって分類される。麻酔には適応と禁忌があるため，手術の種類や手術侵襲，患者の状態を考慮し，最適な麻酔方法が選択される（● 表 5-12）。

■全身麻酔

　患者の意識を消失させて記憶のない状態をつくり，生体に加わる侵襲刺激を感じないように鎮痛状態をつくる。薬剤を中枢神経に作用させて麻酔効果を得る。

■吸入麻酔

　麻酔導入や維持のため，ガスあるいは蒸気の形態で気管内チューブ（気管挿管）やマスクから気道内に投与される。肺胞から血液にとけ込むことによって中枢神経に作用させて麻酔状態とする。

■静脈麻酔

　静脈内に麻酔薬を投与し，中枢神経に作用させて麻酔状態とする。吸入麻酔薬と組み合わせることによって，すみやかに麻酔を導入できる。静脈麻酔

◎ 表5-12　麻酔の分類と特徴

	全身麻酔	局所麻酔
種類	• 吸入麻酔 • 静脈麻酔	• 局所浸潤麻酔 • 表面麻酔 • 伝達麻酔 • 脊髄クモ膜下麻酔 • 硬膜外麻酔
特徴	• 麻酔薬により中枢神経系を抑制させる。 • 患者の意識消失がおこる。	• 麻酔薬により末梢神経を一時的に麻痺させる。 • 患者の意識消失はおこらない。
利点	• 麻酔効果が確実である。 • 患者の管理がしやすい。	• 手技が比較的簡単である。 • 意識があるため，患者が自身の状態を訴えられる。
欠点	• 自発呼吸が減弱もしくは消失するため，厳重な呼吸管理が必要となる。 • 術後に覚醒するまで呼吸・循環状態の変化にも注意する必要がある。	• 麻酔がききにくいことがある。 • 長時間の手術の場合は患者の負担が大きい。

として用いられる薬剤にはたくさんの種類がある。

■局所麻酔

末梢神経に局所麻酔薬を投与して無痛を得るもので，意識は保たれている。身体の一部あるいは分節性に無痛を得ることができる。

1局所浸潤麻酔

手術部位またはその周囲に直接局所麻酔薬を注射して薬液を浸潤させる方法である。口唇や舌のしびれ・めまいなどの中毒症状，血圧低下，チアノーゼ，不整脈などの合併症がある。

2表面麻酔

皮膚・粘膜などの表面に局所麻酔薬を噴霧あるいは塗布する方法である。

3伝達麻酔（神経ブロック）

脊髄神経とその分枝に対して行われ，ブロックしたい神経のまわりに局所麻酔を作用させ，神経の興奮伝達経路を遮断することで麻酔効果を得る。神経損傷や血管内注入による中毒，気胸などの合併症がある。

4脊髄クモ膜下麻酔

腰椎麻酔（腰麻），脊椎麻酔ともよばれる。脊柱管の中を通っている脊髄は，内側から外側に向かい「脊髄→軟膜→クモ膜下腔→クモ膜→硬膜→硬膜外腔」という構造になっている。脊髄クモ膜下麻酔は，クモ膜下腔に局所麻酔薬を注入し，脊髄神経根と脊髄を麻痺させる方法である。下半身の手術に適応され，少ない麻酔薬の量で広範囲の麻酔効果が得られる。体動が制止できない患者，気道確保の必要が考えられる患者，穿刺部の感染がある場合などには禁忌となる。血圧低下，呼吸抑制，吐きけ・嘔吐が三大合併症である。

①穿刺体位と穿刺部位　穿刺時の体位は，手術部位，手術時の体位，麻酔の必要範囲，局所麻酔薬の比重（高比重・等比重・低比重）などによって決ま

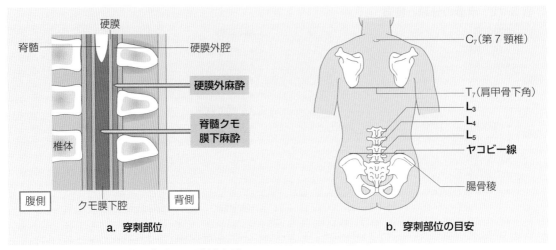

a. 穿刺部位
b. 穿刺部位の目安

● 図 5-23　脊髄クモ膜下麻酔と硬膜外麻酔

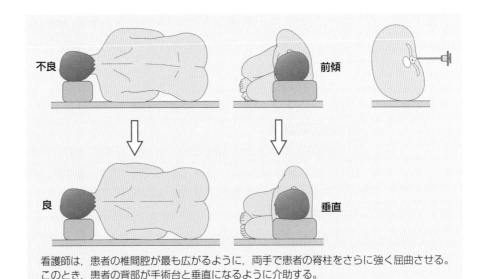

看護師は，患者の椎間腔が最も広がるように，両手で患者の脊柱をさらに強く屈曲させる。このとき，患者の背部が手術台と垂直になるように介助する。

● 図 5-24　穿刺時の体位

る。一般的には側臥位で穿刺することが多いが，座位で行う場合もある。

　側臥位で穿刺する場合，手術台は水平にする。患者の脊柱が水平で，背部が手術台に対して90度になるように整える。

　腰椎 L_2 まではクモ膜下腔に脊髄があるため，L_2 より上で穿刺してはならない。腰椎 L_3〜L_5 はクモ膜下腔が広く，麻酔部位として選択される。成人ではヤコビー線（左右の腸骨稜を結んだ線）を目安に穿刺部位が決められており，腰椎 L_3〜L_4 間に行われることが多い（● 図 5-23）。

　②穿刺方法　椎間腔が十分に開くように，患者の姿勢を整えることが重要となる（● 図 5-24）。手術台の上で側臥位になり，患者には膝をかかえてもらい，自身のへそを見るように背中を丸めた前かがみの姿勢をとってもらう。

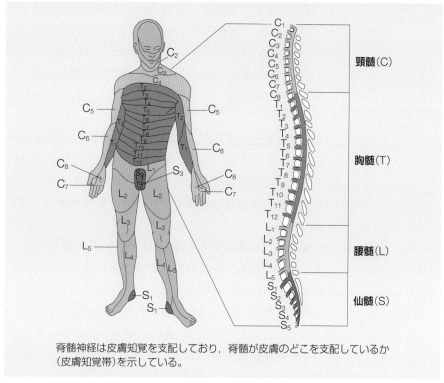

脊髄神経は皮膚知覚を支配しており，脊髄が皮膚のどこを支配しているか（皮膚知覚帯）を示している。

○図5-25　皮膚分節

　看護師は患者の腹部側に立ち，前かがみになっている患者の椎間腔が最も広がるように，さらに強く屈曲させる。このとき，患者の背部が手術台と垂直になるように介助し，穿刺時に患者の身体が動かないように支える。麻酔科医が腰部に穿刺し，穿刺針がクモ膜下腔に達していれば脳脊髄液の流出を確認できる。

　穿刺の際，足先に異常な痛みがひびく感じがしたら，麻酔科医に口頭で伝えてもらう。麻酔の効果があらわれると，足先からあたたかさやしびれを感じ，足が動かなくなる。下肢の痛覚は消失するが，触られている感覚が残ることが多いため，事前に説明して不安を与えないようにする。

⑤硬膜外麻酔

　硬膜外腔に局所麻酔薬を注入して脊髄神経を遮断する方法で，頸部以下の手術（頭部と顔面を除く）に用いられる。脊髄に出入りする神経は必ず硬膜外腔を通るため，硬膜外腔に局所麻酔薬を注入することで麻酔効果が得られる。麻酔レベルが調節しやすく，希望する脊髄分節の麻酔を行うことができる（○図5-25）。カテーテルを硬膜外腔に留置する**持続硬膜外麻酔**は，全身麻酔に併用されることが多く，手術後の疼痛管理が容易となる。交感神経遮断による血圧低下，血管内注入による中毒や全脊椎麻酔，硬膜外血腫などの合併症がある。

①**穿刺体位と穿刺部位**　穿刺部位は内臓の支配神経を確認し，必要な麻酔高[1]になる部位が選択される。脊髄クモ膜下麻酔に準じた体位で穿刺する（➡212ページ，図5-24）。体位により穿刺針が硬膜外腔に円滑に到達できるか左右されるため，患者の協力および看護師の介助が重要となる。

②**硬膜外腔の確認**　硬膜外腔に穿刺できたかどうか2種類の確認方法がある。

（1）**抵抗消失法**：穿刺針が棘間靱帯（きょくかん）に達したら内筒（ないとう）を抜き，生理食塩水を2〜3 mL 入れた5 mL の注射器を接続する。注射器の内筒に圧をかけながら針を進め，硬膜外腔に達すると急に抵抗がなくなり，生理食塩水が硬膜外腔に流入する。注射器の内筒を引き，脳脊髄液や血液の逆流がないことを確認する。

（2）**滴下法**：穿刺針が棘間靱帯に達したら内筒を抜き，外筒針基に水滴をつけ，針を進める。硬膜外腔は軽度陰圧になっているため，硬膜外腔に達すると水滴が針の中に吸い込まれる。

③**硬膜外カテーテル留置**　穿刺針が硬膜外腔に到達したら，カテーテルを15〜16 cm（硬膜外腔へは5〜6 cm）挿入し，カテーテルが抜けないように保持しながら穿刺針を抜去する。カテーテルの刺入された長さ，脳脊髄液や血液の逆流がないことを確認して固定する。

■麻酔薬の特徴

1 吸入麻酔薬

麻酔薬自体がもつ血液や組織への溶解度，吸入濃度，肺の換気など，さまざまな因子の影響を受けて作用する。作用の発現は静脈麻酔よりも遅いが，吸入を中止すれば呼気からすみやかに排泄され，麻酔深度の調節にすぐれている。

①**ガス麻酔薬**　亜酸化窒素（笑気ガス（しょうき））は，無色無臭（しゅう）で酸素と区別しにくい。麻酔作用は弱いが鎮痛作用は強い。通常はほかの麻酔薬と併用される。

②**揮発性麻酔薬**（きはつ）　イソフルラン，セボフルランなどがある。イソフルランには刺激臭がある。セボフルランは早い導入・覚醒（かくせい）が特徴で，気道刺激性が少ない。

2 静脈麻酔薬

投与する手技が簡便で即効性があり，種類も多く，吸入麻酔薬を補う目的で用いられる。

①**バルビツール酸系薬剤**　チアミラール（イソゾール®），チオペンタール（ラボナール®）はおもに全身麻酔の導入薬として使用される。手術後の呼吸抑制や不整脈の出現，咽頭痙攣（いんとうけいれん）や気道閉塞，低酸素などを観察する。

1）麻酔高：脊髄クモ膜下麻酔や硬膜外麻酔で麻酔薬が効果を示した範囲をいう。

②非バルビツール酸系薬剤　プロポフォール（ディプリバン®）は蓄積性がほとんどなく，鎮痛効果はない。早くきいて，投与を中止すると10分程度で意識が戻る。深い呼吸抑制が出現することがあるため，気道確保が必要である。

③ベンゾジアゼピン　ジアゼパム（セルシン®）は全身麻酔の導入に，ミダゾラム（ドルミカム®）は麻酔の維持や鎮静のためにも使用される。高齢者では過鎮静やめまいのリスクが高くなる。

④解離性麻酔薬　ケタミン塩酸塩（ケタラール®）は幻覚を誘発して錯乱を生じるため，小児以外の投与はまれである。

⑤麻薬（オピオイド）　フェンタニルは強力な鎮痛効果がある。モルヒネは鎮痛・鎮静効果があり，多幸感がある。硬膜外投与ですぐれた鎮痛効果を発揮し，外科手術の疼痛管理をするためにも用いられる。

3 筋弛緩薬

骨格筋の緊張をゆるめて，一時的な筋弛緩をおこす麻酔の補助薬である。

①脱分極性筋弛緩薬　スキサメトニウム塩化物水和物（レラキシン）は，1〜2分で効果が発現し，4〜5分で消失する。麻酔導入時によく使用されるが，手術後の筋痛の原因となる。

②非脱分極性筋弛緩薬　薬剤により効果の発現時間や持続時間が異なる。ロクロニウム臭化物（エスラックス®）がある。持続時間が30分程度であるため，鎮痛をやめたいときや効果が残るときは拮抗薬（薬剤の作用や効果を弱めるようにはたらく薬）を用いて回復させる。

4 局所麻酔薬

アミド型とエステル型に分類され，さらに作用時間によって分類される（→表5-13）。局所浸潤麻酔・表面麻酔・伝達麻酔（神経ブロック）・硬膜外麻酔・脊髄麻酔に使用される。

■麻酔合併症

手術直後におこる麻酔合併症として，循環器合併症，呼吸器合併症，覚醒遅延，吐きけ・嘔吐，末梢神経障害，体温障害，局所麻酔合併症などがある（→表5-14）。全身麻酔時では気管挿管や抜管時の操作によって歯列損傷や術後の咽頭痛・嗄声が生じることがある。また，麻酔薬や術前の抗菌薬でアレルギー反応やショックが生じることもある。さらに，手術用手袋に対するラテックスアレルギーがおこる場合もあるので，術前に確認しておく。

硬膜外麻酔時に誤って大量の局所麻酔薬が注入されたり，脊髄クモ膜下麻酔時に不適切な体位をとったりした場合，全脊髄麻酔（全脊麻）となることがある。すべての脊髄神経に麻酔がかかった状態で，呼吸停止や血圧下降，意識消失などをきたす。

致命的な合併症は予期せずにおこる場合もあるため，患者の状態を観察し，

○表5-13　作用時間による局所麻酔薬の分類

分類	薬物名
長時間作用性	ブピバカイン，ロピバカイン，テトラカイン
中間作用性	リドカイン，メピバカイン
短時間作用性	プロカイン

○表5-14　麻酔合併症と治療

おもな合併症		特徴	治療
循環器合併症	低血圧	● 循環血液量が少ない場合，麻酔薬により手術中に心収縮力が低下した場合におこる。	● 輸液・輸血 ● 血管収縮薬の投与 ● 原因に対する治療，モニタリング
	高血圧	● もともと高血圧がある，痛みが原因となることが多い。 ● 危機的高血圧(低酸素血症，高二酸化炭素血症，頭蓋内圧亢進が原因)と識別する。	● 呼吸状態の改善(人工呼吸器など)
	不整脈	● 痛み，血液ガス不良，電解質異常，頭蓋内圧亢進，薬物の影響など。	● 種類に応じた抗不整脈薬の投与
	心筋虚血	● 術中の循環動態の変動(血圧低下や血圧上昇)で心筋への酸素供給バランスがくずれた結果，おこる場合がある。	● 狭心症・心筋梗塞の治療に準ずる
呼吸器合併症 (低酸素血症・高二酸化炭素血症)		● 気道が通っていない，換気がうまくできない，ガス交換がうまくできない場合におこる。	● 酸素投与 ● 上体の挙上(可能であれば)，上気道閉塞の有無の確認
覚醒遅延		● 多くは麻酔薬の効果が続くことによるが，肝・腎機能障害や高齢などさまざまな要因でおこる。	● 呼吸障害があれば人工呼吸器が必要
吐きけ・嘔吐		● 吸入麻酔薬や麻薬の副作用，腹腔鏡手術後，脱水，低血圧などで多くみられる。	● 制吐薬の投与
末梢神経障害		● 手術中の不適切な体位が原因でおこることが多い。 ● 長時間の手術では発生率が高まる。	● 手術中から身体の圧迫部位を観察し，クッションなどで除圧 ● リハビリテーション
体温障害(悪性高熱)		● 吸入麻酔で引きおこされる致命的な合併症をいう。 ● 40℃以上の高熱，15分間に0.5℃以上の体温上昇，筋硬直がおこる。	● 麻酔投与の中止 ● ダントロレン(筋弛緩薬)の投与 ● 患者の冷却 ● アシドーシス，高カリウム血症の補正
局所麻酔合併症 (尿閉・硬膜穿刺後頭痛)		● 硬膜外麻酔・脊髄クモ膜下麻酔は，最初に知覚神経が頭側から尾側のほうに回復し，その後運動神経が回復する。 ● 腹部や下肢の手術で持続硬膜外麻酔を行うと尿閉がおこる場合がある。 ● 穿刺孔から髄液がもれて低髄圧になると髄膜の血管や神経が引っぱられて頭痛がおこる。	● 回復遅延や穿刺部出血，感染徴候がみられたら，主治医または麻酔科医に報告 ● 尿閉に対しては，投与薬剤の濃度を薄くする，ほかの方法に変更するなど ● 頭痛に対しては，十分な輸液と安静(なにもしなくても1週間程度で回復する)

　異常の発見に努める。また，合併症が生じた場合はすみやかに適切に対応する。

③ 手術療法を受ける患者の看護の実際

　手術が決定してから退院後の外来通院にいたるまでの一連のプロセスを周手術期という（⮕表5-15）。手術前期・手術期・手術後期にわたって看護師により行われる行為を周手術期看護という。周手術期看護は，患者が手術を効果的に受けられるよう全人的に援助することであり，患者の気持ちに寄り添い，患者・家族との信頼関係を築きながら，一貫した看護を提供することが重要となる。

■周手術期患者の特徴

　多くの患者は手術を決断し，手術を受ける覚悟を決めて入院する。しかし，美容整形などの一部の手術を除き，患者・家族が積極的・主体的に手術方法や切除範囲を決めることはほとんどなく，手術療法は医療者の意見に左右されて決めるのが現状である。覚悟を決めてきても，過去に手術経験があっても，ほかの治療法はないか，この時期に手術を受けたほうがよいか，麻酔からさめないのではないかなど，患者・家族の不安や葛藤はつきない。手術後も手術侵襲による身体的ストレスに加え，食事・排泄・清潔など基本的ニードを充足できない，自立して行えない心理的ストレスをかかえることになる。

　悪性疾患の場合には手術に対する期待が大きい半面，ときに数年たっても転移の不安と恐怖が続き，患者の気持ちは大きく揺れ動く。身体機能を失う手術では，手術によって形態や機能の変化が生じ喪失感が大きくなる。女性特有の臓器である乳房切除術や子宮摘出術，排泄経路を変更する人工肛門造設術，身体の一部を失う下肢切断術などでは，永久的なボディイメージの変化を余儀なくされ，自分の価値を見失う場合がある。ボディイメージの変化を受け入れなければならない状況に追い込まれる患者のショックは大きく，患者を支える家族にも大きく影響を与える。

　ほかにも，交通事故や脳出血などの突然の緊急事態で手術が必要な患者もいる。とくに，緊急手術を受けることになった患者は，自分自身になにがおきたのか理解する余裕もなく，混乱状態で手術にのぞむ。家族もまた冷静な判断ができない状況であり，患者の生命の危機に遭遇して激しい心理的ストレスを感じ，危機的状態に陥っていることを忘れてはならない。

⮕表5-15　周手術期の区分

区分	範囲
手術前期	手術決定から手術室に搬送されるまで
手術期	手術室入室から術後回復室に移送されるまで
手術後期	術後回復室入室から回復し，社会復帰するまで

２ 看護師の役割

　周手術期には１人ひとり個別の問題を明確にして看護計画を立案して看護を提供できるような信頼関係を築き，身体的・心理的支援をすることが重要となる。周手術期にかかわる**外来看護師・病棟看護師・手術室看護師**は，手術の適応となった患者が不安なく安心して手術を受け入れられるように，入院前から退院まで支援する役割がある（◎表5-16）。周手術期の患者は身体的・心理的状態が刻々と変化するため，看護師には変化を予測して的確に対応できる専門的で幅広い知識と技術が求められる。

　また，在院日数が短縮化したことにより，看護師の役割も変化してきている。継続した看護を提供するために，それぞれの部署において連携をはかる必要がある。最近では手術が決まると外来で必要な検査を終わらせ，手術前日あるいは手術２日前に入院することが多くなっている。したがって，術前オリエンテーションや術前処置などの手術に必要な準備を担当する役割は，病棟看護師から外来看護師へと移行しつつある。

　①**外来看護師の役割**　患者の手術に対する意思決定の支援を行う。十分な情報提供を行い，医師によるインフォームドコンセントが行われる場に同席して患者の理解をたすけ，手術の自己決定を支える。

　②**病棟看護師の役割**　限られた手術前の期間で術前準備や処置を行い，心身ともに最良の状態で手術が受けられるように援助する。身体的なアセスメントを行い，必要な指導や訓練を行う。患者は手術・麻酔などに対して漠然とした不安をいだいているため，家族を含めて心理的・社会的な援助を行う。入院後に行われるインフォームドコンセントへの同席，手術の同意書などの書類管理も重要な役割となる。手術後は順調な回復過程に向けて援助し，退院生活を視野に入れた退院指導も実施する。

　③**手術室看護師の役割**　安全管理が最重要課題となる。できる限り良好な手術結果を導き，手術侵襲を最小限にとどめ，患者の生命をまもる役割をもつ。患者が安心して手術を受けられるよう，患者・家族に対してきめこまやかに説明し，手術チームの調整役となる。

◎ 表5-16　周手術期の看護師の役割

経過	入院前	術前	術中	術直後	術後回復期	退院後
担当	外来看護師	病棟看護師	手術室看護師	病棟看護師 （ICU 看護師*）	病棟看護師	外来看護師 （訪問看護師）
役割	●術前検査 ●術前オリエンテーション	●術前準備・処置 ●身体・心理アセスメント	●安全管理 ●手術チームの調整	●身体機能の安定化 ●回復過程の促進	●合併症予防 ●退院指導	●手術後療法 ●生活指導

＊侵襲が大きい手術の術後や合併症のある患者は，ICU に入室する。

1 術前の患者の看護

　手術に備えて身体的・心理的・社会的な準備を行う時期である。手術を受ける患者は身体にメスを入れる恐怖，手術が成功するかどうかの不安，術後の経過に対する不安，家族・生活・仕事・学業などへの影響に対する不安など，多岐にわたるさまざまな感情をいだいている。患者自身が不安や感情をどのようにとらえているかを把握し，ストレスや不安を緩和する。また，手術にいたるまでの患者の背景を理解して支援する。

■インフォームドコンセント

　治療や手術を受ける際，医師（主治医）から前もって病状や治療方針，おこりうる危険性などについてわかりやすく説明を受け，十分に理解したうえで患者みずからの意思で同意することを**インフォームドコンセント**という[1]。ふに落ちない説明をされたり，納得できない治療を受けることになったりすれば，医療者への不信感をいだく。患者の尊厳をまもり，知る権利や自己決定権を尊重したインフォームドコンセントが求められる。

　医師は説明しながら説明内容をカルテなどに記録し，そのコピー（複写のこともある）を患者に渡す。患者や家族は緊張しながら説明を受けていることが多く，あいまいに理解してしまったり，思い違いを生じたりする場合もある。患者の治療の受けとめ方や理解度，準備状況などを把握するうえでインフォームドコンセント内容を理解しておく。また，看護師も看護援助に関してインフォームドコンセントを行う必要がある。医師が行う手術に関するインフォームドコンセントは，おおよそ以下のような内容である。

- 病名・病状
- 予定している術式と麻酔方法，手術の必要性
- 予定している手術の危険性，おこりうる合併症とその対処法
- 術前・術後に必要な検査や処置
- 手術後の経過，入院期間
- 手術後の身体的変化，日常生活への影響
- ほかの術式や治療法の可能性
- 検査や手術の費用

　外来におけるインフォームドコンセントのほか，患者・家族は手術前に再度，主治医と麻酔科医からインフォームドコンセントに関する説明を受け，**手術承諾書**（手術同意書）と**麻酔承諾書**（麻酔同意書）にサインする。看護師はこれらの同意書がそろっているか，サインがあるかを確認して保管する。

---

[1] 医療者は，インフォームドコンセントを IC と言うことが一般的である。IC は informed consent の略。

■術前検査

　手術や麻酔が安全に実施できる状態かどうか，患者の身体予備能力を把握する必要がある。手術の危険因子となる虚血性心疾患や糖尿病などの状態を評価する検査は**一般検査**といわれ，手術を受ける患者全員を対象に行われる。呼吸機能・循環機能・血液凝固機能・肝機能・腎機能などの結果を把握し，手術中・手術後の合併症を予測する（❍表5-17）。また，血液型検査（ABO型，Rh因子），血液や体液に曝露（ばくろ）する危険性が高くなるため感染症検査も必要となる。感染症はB型肝炎（HBs抗原[1]），C型肝炎（HCV抗体[2]）・梅毒（TPSP[3]）・エイズ（HIV[4]）を検査するが，検査前には患者の同意を得る。一方，病巣の大きさや転移の有無を検査し，手術の適否や術式などの方針を決定するために行われる検査を**特殊検査**といい，CT検査・MRI検査・内視鏡検査・造影検査・超音波検査などがある。

　看護師は限られた日程のなかで検査が確実に効率よく行われるようにしなければならない。検査日時の確認やスケジュール調整のために，検査部門や放射線部門などと連絡をとる。苦痛を伴う検査，絶飲食や禁飲食が必要な検査が重なると，手術前の身体に影響を及ぼす可能性もある。患者に負担がかからないようにスケジュールを調整する。とくに，飲食の制限が必要な検査はいつから・なにを・どのように制限するかを，具体的に口頭および文書で説明し，患者の理解を確かめることが重要である。頻度の高い検査項目と看護のポイントを以下に示す。

◼X線検査

　女性の場合は妊娠の有無を確認する。

◻CT検査

　腹部CT，造影剤使用のCTでは，検査の4時間前から食事（固形物）の摂取を禁止する。水やお茶であれば水分を摂取することは可能であることを説明する。造影剤を使用する場合は，造影剤のアレルギーの有無を確認する。造影剤を使用した場合，尿から造影剤の排泄を促すために，検査後は水分（水・お茶・ジュースなど）をいつもよりも多めに摂取するよう指導する。ただし，飲水制限がある患者では主治医の指示を確認する。

◻MRI検査

　強力な磁気による検査であり，時計や貴金属類は破損や事故のおそれがあるため外すように説明する。とくに心臓ペースメーカーを使っている患者には禁忌であり，脳動脈瘤（りゅう）クリップ・人工関節などの金属製異物を装着して

1）HBs抗原が陽性であればB型肝炎ウイルスに感染していることを示し，HBs抗体が陽性であればB型肝炎ウイルスに対する免疫ができていることを示す。
2）HCV抗体が陽性の場合，抗体価が高いと現在C型肝炎ウイルスに感染していることを示し，抗体値が低いと過去の感染が疑われる。
3）TPSP：梅毒トレポネーマ *Treponema pallidum* subsp. *pallidum* の略。
4）HIV：ヒト免疫不全ウイルス *Human immunodeficiency virus* の略。

◯ 表 5-17　手術前の一般検査

手術・麻酔による影響		検査の種類	検査項目・目的
呼吸機能	• 全身麻酔による手術後は呼吸が抑制され，最大換気量は術前の 50% 程度に減少する一方，酸素消費量は 20% 程度増加する。 • 気管挿管や吸入麻酔により気道内分泌物が増加する。 • 術後は創痛，咳嗽反射の低下により，痰の排出が困難になる。	胸部 X 線検査	• 肺炎，気管支炎，肺気腫，肺結核，胸水の有無
		呼吸機能検査	• 拘束性換気障害・閉塞性換気障害の有無
		動脈血ガス分析	• 酸塩基平衡(PaO_2，$PaCO_2$ など)の状態の評価
循環機能	• 麻酔薬の作用により循環抑制が生じる。 • 輸液・輸血の過剰投与により心負荷が増大し，血圧が上昇する。 • 酸素不足による心筋虚血がおこる場合があり，心筋虚血から不整脈がおこる。	心電図	• 不整脈の有無 • 心筋虚血の有無や部位
		胸部 X 線検査	• 弁膜症，心不全の有無 • CTR(心胸郭比)
		心臓超音波検査	• 弁膜症，心内血栓，心嚢液の有無 • 心収縮力
血液凝固機能	• 貧血は低酸素血症につながる。 • 血液凝固能が低下すると，術中・術後の出血の原因となる。	血液一般検査	• 貧血の有無・種類・程度 • 出血傾向の有無：出血時間，プロトロンビン時間(PT) • 炎症の有無・程度
肝機能	• 肝機能が低下していると，麻酔からの覚醒や創傷の治癒が遅れたり，術後の出血の原因となる。	血液生化学検査	• アスパラギン酸アミノトランスフェラーゼ(AST〔GOT〕)，アラニンアミノトランスフェラーゼ(ALT〔GPT〕)，乳酸脱水素酵素(LDH)，総ビリルビン(T-Bil)，直接ビリルビン(D-Bil)，アルブミン(Alb)，総タンパク質(TP)，総コレステロール(TC)
腎機能	• 腎機能が低下していると，体内の水分が貯留し，うっ血性心不全などの合併症や高カリウム血症にかかりやすくなる。	尿検査	• 尿タンパク，尿糖
		血液生化学検査	• 尿素窒素(BUN)，クレアチニン(Cr)，ナトリウム(Na)，カリウム(K)，塩素(Cl)，24 時間クレアチニンクリアランス(Ccr)
栄養状態	• 術後はふだんより多くのエネルギーを必要とする。 • 低タンパク血症になると，身体の回復過程が遅れる場合がある。 • 原疾患として糖尿病や肝硬変などがある場合は栄養状態により注意する。	血液生化学検査	• 赤血球数(RBC)，ヘモグロビン(Hb)，ヘマトクリット(HCT) • アルブミン(Alb)，総タンパク質(TP)
内分泌	• 術後はストレスホルモンが増加し，高血糖となる。	血液検査	• 血糖値，ヘモグロビン A1c(HbA1c)
感染症	• 手術室内の感染管理や医療者への感染予防からも検査を行う必要がある。	血液検査	• HBs 抗原・抗体，HCV 抗体，HIV 抗体 • 梅毒血清反応 • C 反応性タンパク質(CRP)
必要情報	• 麻酔薬の使用量の決定に備えて，手術当日の体重を測定する。 • 輸血が必要になる場合に備えて，血液型を検査する。 • 安全な手術のために，術前のバイタルサインが安定している必要がある。	計測	• 身長，体重 • 体温，血圧，脈拍
		血液検査	• 血液型(ABO 型，Rh 型)

いる患者も検査できない場合がある。検査の予約の際，検査直前にも金属製異物の有無を確認する。

◢ 内視鏡検査

検査前日の21時までに食事をすませておくことが一般的である。水分は水やお茶は摂取可能であるが，牛乳やジュース・コーヒーなどの濃い色がついたものは避ける。胃内視鏡では検査当日は水分の取りすぎにより検査中の嘔吐を誘発する場合があるため，摂取可能時間や摂取量を確認し指導する。胃内視鏡では咽頭粘膜の麻酔を行うため，検査終了から2時間は飲食できない。飲食開始時間になったら少量の水を飲み，誤嚥しないことを確認する。大腸内視鏡では検査前の食事は低残渣食とし，検査当日は大量の下剤を服用して腸管に便がない状態にすることを説明する。

◢ 消化管造影検査

検査前日の21時から検査終了まで禁食とする。水やお茶に限り検査の2時間前まで摂取可能であることが一般的であるが，指示を確認する。検査後は積極的に水分を摂取するよう説明する。バリウムを使用したときは，検査後に便が白色から茶色に移行し，バリウム便が完全に排泄されたことを確認する。

◢ 血管造影検査

造影剤に対するアレルギーの有無を把握する。動脈を穿刺するため，安静が保てなかったり止血が不十分だったりすると大量出血をおこす危険がある。検査後は安静を保ち，カテーテル刺入部からの出血や血腫の有無を観察し，異常の早期発見に努める。

◢ 超音波検査

消化器系の検査の場合は検査前の食事を禁止とし，水分摂取する際はなるべく水を摂取する。消化器系以外では飲食は可能である。泌尿器系など下腹部臓器の検査では，排尿をがまんして膀胱に尿がたまった状態で検査することを説明する。

■ 入院時の情報収集

看護師は患者・家族にとって最も身近な存在であり，入院時からコミュニケーションをはかり緊張を緩和することが重要となる。情報収集を行うときから信頼関係を築き，患者のニードにそった看護を提供できるようにかかわり，患者の問題を明確にする。

患者が術後合併症に関連する基礎疾患をもっていれば，できる限り術前の状態を整えて手術にのぞめるよう看護計画に反映させる。抗凝固薬や抗血小板薬を服用していると術後出血を引きおこすため，これらの薬剤を服用していないか，または確実に中断されているか把握する。

❶呼吸器疾患

呼吸器疾患の種類と呼吸機能の重症度を把握する。気管支喘息や肺気腫などの既往，喫煙歴がある場合には呼気機能が低下し，呼吸器合併症のリスクが高くなる。呼吸困難の重症度の評価には，ヒュー-ジョーンズの分類が用いられる（⮕98ページ，表4-33）。

❷循環器疾患

手術によって身体侵襲を受けるとストレスホルモンが強力に分泌され，血圧上昇や頻脈をおこす危険がある。降圧薬や抗凝固薬を内服していると，血圧が変動したり出血しやすくなるため，注意が必要である。術中・術後のモニタリングを重視する。

❸糖尿病

一般に手術侵襲により肝グリコーゲンが分解され，解糖・糖新生の促進がおこり血糖値が上昇する。また，インスリン感受性の低下によって末梢組織での糖利用も低下する。もともと糖尿病で高血糖であるにもかかわらず，手術によってさらに血糖値が上昇することになる。血糖コントロールが不良であると創傷治癒過程に影響を及ぼし，手術部位感染[1]（SSI[2]）の原因にもなる。術前からの血糖コントロールが重要となる。

❹高齢者

加齢に伴い身体生理機能が低下し，予備能力も減少する。高血圧や心疾患，脳血管疾患などを有していることが多く，さまざまな術後合併症のリスクを考慮する。また，術後の安静や環境の変化でせん妄をおこすこともあるので患者の言動の変化に注意する。

❺小児

あらゆる臓器が未完成で機能が未熟であるため，小児の解剖生理の特徴を理解することが重要である。患児本人から情報を引き出すことが困難な場合が多いため，保護者からの正確な情報を得てアセスメントする。既往歴，アレルギーの有無，服薬状況などを確認する。

■術前オリエンテーション

手術に対する不安や恐怖を軽減し，手術に対して主体的に取り組めるように心の準備を整えることを目的に術前オリエンテーションを行う。十分な情報提供により患者が知識を得ることができれば，手術や術後の状態をイメージしながら回復過程を理解することにつながる。術前オリエンテーションは手術を受けることが決定した時点から開始することが望ましく，外来看護師もかかわる必要がある。

1）手術部位感染：手術に直接関連して発生する術野の感染をいう。
2）SSI：surgical site infection の略。

　術前オリエンテーションを単なる情報提供にしないためには，患者の理解力に合わせて計画的に実施することが重要となる。患者自身が理解できたことがらと疑問点を整理する時間が必要であり，患者が疲労せず理解できるように時間配分や実施回数を工夫する。また，落ち着いた環境のなかで時間的余裕をもち，表情や態度から患者の理解を確かめながら実施する。必要な情報をパンフレットにしたり，ビデオ・DVD などを用いたりするとよい。パンフレットは何度も読み返せるため，患者だけでなく家族の理解をたすけることにもなる。

　基本的な術前オリエンテーションの内容を以下に示す。

- 手術そのものに関すること：手術日，開始時間(所要時間)，術式，麻酔方法など
- 術前経過と手術の準備：手術までの生活の調整，術前経過の見通し，術前検査の内容・スケジュール，手術に必要な物品，麻酔科医の診察・手術室看護師の訪問，手術前日の処置・準備，手術当日の準備，家族への説明(連絡先の確保，術後の面会など)など
- 術直後の状況と術後経過：術後の状態(疼痛)，術後の見通し，術後合併症など
- 術後合併症予防のための練習：術前訓練の目的と方法

■術前訓練

　術後の状況に適した行動や合併症予防のための行動を患者みずからが行う必要がある。しかし，術後になってから必要な行動を学習するのは困難であり，必要に応じて適切に行動することもできないため，術前から術後を見すえた行動を練習する必要がある。入院時の患者情報から身体面をアセスメントし，患者ごとに必要な練習を明らかにする。

　術前訓練(術前練習)は，術後の回復促進や術後合併症の予防を目的に，手術に向けて行う**身体的な準備**である。手術までに練習内容ができるようになることで自信がつき，手術に対する心構えもできてくる。患者が練習を思い出して実施できるように，術後の状態を想定して実際に行う患者個々に合ったやり方で指導する。

◼1呼吸訓練

　麻酔による意識レベルの低下，術後疼痛(創痛)などにより患者の呼吸は浅くなりやすい。呼吸が浅いと肺が十分に拡張せず，肺換気量が低下して肺合併症が生じる。深呼吸により肺の拡張を促すことが重要である。呼吸の方法には，横隔膜を上下させて肺を拡張する**腹式呼吸**，胸郭を外側に広げて空気を肺に取り込む**胸式呼吸**がある。また，口をすぼめたまま息を吐き出すと気道内圧が高まり，気道の閉塞を予防できる(**口すぼめ呼吸**)(◯102ページ)。

　呼吸訓練では器具を使うことによって，患者自身が視覚的・聴覚的に目標

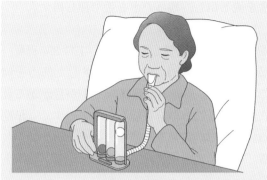

a. トリフロー®
①一度息を吐いてからマウスピースを口にくわえ，口からゆっくりと息を吸う。3 つのボールが持ち上がるように練習する（ただし，患者の呼吸筋の状態を考慮して目標とするボール数を設定する）。
②目標とするボール数が持ち上がったら，そのままの状態を 3～5 秒維持し，ゆっくりと息を吐く。
③1 セット 5～10 回とし，1 日 3～5 セット練習する。

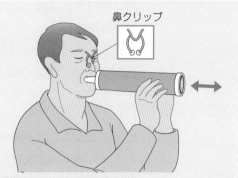

鼻クリップ

b. スーフル®
①鼻孔を鼻クリップではさみ，鼻から息がもれないようにする。
②マウスピースをくわえ，「ブー」と音が鳴るように息をゆっくり長く吐き出す。
③1 セット 20 回，1 日 5 セットを目標に練習する。

◆図 5-26 呼吸訓練器具の使用法

を確認でき，呼吸機能の回復状況を把握できる。トリフロー® やスーフル®などが用いられる（◆図 5-26）。看護師は，呼吸訓練器具の特徴や使用方法を理解し，患者に適切な指導を行う。

①**トリフロー®** 持続的にゆっくりと深く息を吸いこむことにより肺胞を拡張させ，肺に刺激を与えて換気を改善するために用いる。ボールの色によって異なる吸気流量が設定されている。

②**スーフル®** 容器の中の二酸化炭素を多く含んだ自分の呼気を再呼吸することにより，血中二酸化炭素濃度を上昇させ，呼吸中枢を刺激する。これにより 1 回換気量，分時換気量を増加させる。

2 咳嗽訓練

痰が貯留しても創痛のために喀出することは苦痛であり，痰の貯留は無気肺の原因となる可能性がある。咳嗽により効果的に痰を喀出できるように咳嗽練習を行う。胸腹部に置いた枕の上で手を組み，軽く押さえて少しずつ痰が上がってくるように小さく咳をする。痰が咽頭付近に上がってきたら深く息を吸い，一気に強い咳をして喀出する。

3 含嗽練習

術後すぐには食事や飲水はできない。術後は口腔内が乾燥しやすく，乾燥していると口腔内に細菌が繁殖する。また，痰の粘稠性が高くなり，痰が喀出できず肺合併症となる。臥床のままでも含嗽できるように練習する必要がある。仰臥位になって顔を横に向け，吸い飲みで水を口に含む。含嗽をしたら再び顔を横に向け，下側の口角にガーグルベースンをあてる。軽く口を

開いて口角から静かに口内の水を流し出し，残った水を舌で押し出す。

◢ 離床訓練

　術後，ベッド上安静で筋肉を使わないで過ごしていると，1日3%程度，1週間で10〜20%の筋力低下がおこるといわれている。低下した筋力を回復するには，1日の安静臥床で1週間，1週間の安静臥床で1か月かかるといわれている。関節拘縮や起立性低血圧などの合併症もおこしやすく，早期離床をはかることが重要となる。しかし，創痛や点滴などのチューブ類が装着されて体動困難な状態にある。術後の創痛やチューブ類を想定し，起き上がり方や動き方などを練習する。

◢ 床上排泄の訓練

　術後の床上安静が必要な時期には，排泄は尿器・便器を使って行う必要がある。しかし，大部分の患者は床上で排泄する経験がないだけでなく，床上で排泄することに抵抗感があり，排泄の練習には消極的になりやすい。患者の気持ちを受けとめながら，床上排泄の必要性と尿器・便器の使い方を説明する。臥床のまま尿器・便器をあてる体験をするだけでも，患者は床上排泄についてイメージできる。

■手術前日の準備

　手術前日は安全で確実に手術が受けられるよう準備する。術前処置，麻酔科医や手術室看護師の術前訪問，最終的な手術・麻酔のインフォームドコンセントが行われるため，病棟看護師はチームの一員として連携しながら身体的・心理的側面から包括的なケアを提供する。

◢ 手術室持参物品の準備

　電子カルテに入っていない検査データや書類の見落としに注意する。

持参物品●　IDカード，リストバンド，手術説明書と各種同意書（手術・麻酔・輸血など）の有無とサインの記載，術前血液検査データ一式，特殊検査結果（CT・MRIなど），術前指示書，手術室申し送り書。

必要物品●　吸い飲み，タオル・バスタオル，腹帯（開腹術），T字帯，ティッシュペーパー，持参物品チェックリスト。

◢ 全身の清浄化

　皮膚のよごれや垢（あか）は手術部位感染（SSI）の起炎菌となることが多いため，入浴（清拭），洗髪，爪切りを行う。体毛（剛毛（ごうもう））に付着する細菌を除去し，手術部位の消毒を確実にするために**除毛**する。切開する部位を中心に支障をきたす体毛を除去すればよく，広範囲な除毛は不要といわれている（● 図 5-27）。除毛クリームか電気クリッパー（バリカン）を用いることが一般的である。かみそりによる剃毛（ていもう）は皮膚に小さな傷をつけ，SSIの可能性を高めるため行わない。腹部の手術の場合はSSI予防のため**臍処置**を必ず行う。オリブ油でやわらかくした臍垢（さい）を綿棒で取り除く。術後の観察に支障をきたすため，マニ

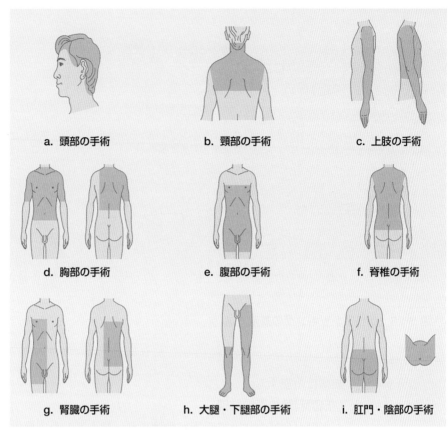

a. 頭部の手術　　b. 頸部の手術　　c. 上肢の手術

d. 胸部の手術　　e. 腹部の手術　　f. 脊椎の手術

g. 腎臓の手術　　h. 大腿・下腿部の手術　　i. 肛門・陰部の手術

○ 図 5-27　手術時の除毛範囲

キュアは除去する。

3 消化管の清浄化

　吐物の誤嚥防止や術後の腸閉塞予防，術中の腸内容物による汚染防止や縫合不全予防などのため，経口摂取が制限される。手術前日の夕食後より絶食，21 時以降絶飲食とするのが一般的である。口渇を訴えることが多いため，含嗽を促す。また，就寝時の**下剤**内服や手術当日の**浣腸**によって腸内容物を除去する。

4 深部静脈血栓症の予防

　弾性ストッキングを着用して深部静脈血栓症（○247 ページ）を予防する。一般的にはハイソックスタイプのものを着用することが多い。足首，下腿の最も太い部分を測定して着用サイズを決める。正しく着用しないと血行障害や皮膚障害を生じるため，着用方法を指導する（○図5-28）。

5 睡眠の確保

　手術前日は緊張が強く不眠となりやすい。十分に休息をとり，安定した状態で手術にのぞめるように処置などを手ぎわよく終わらせる。必要なときに与薬できるよう睡眠薬の指示を確認する。睡眠薬を内服したときは，転倒・

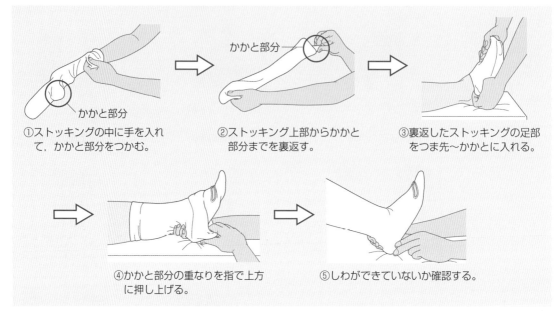

①ストッキングの中に手を入れて，かかと部分をつかむ。

②ストッキング上部からかかと部分までを裏返す。

③裏返したストッキングの足部をつま先〜かかとに入れる。

④かかと部分の重なりを指で上方に押し上げる。

⑤しわができていないか確認する。

◆図 5-28　弾性ストッキングの着用方法

転落に注意する。

6 麻酔科医の術前訪問

　患者が良好な状態で手術が受けられ，最も適した麻酔方法を検討するために麻酔科医が情報収集と診察を行う。前投薬の指示を確認する。

7 手術室看護師の術前訪問

　患者の誤認を防止し，患者との信頼関係を構築するために手術室で患者を担当する看護師が病室を訪問する。情報収集を行い，手術における看護計画を立案する。また，患者・家族の心理状態を把握し，疑問や質問に答えて不安の軽減をはかる。

■手術当日の援助

　患者の状態を良好に保ち，最終的な準備を整えて手術室看護師に患者を引き継ぐ。一般状態を把握するためバイタルサインを測定し，38℃以上の発熱がないこと，収縮期血圧が 180 mmHg 以上でないことを確認する。消化管の手術では当日の朝にグリセリン浣腸が指示されることが多い。前日には下剤を内服しているため，浣腸によって血圧低下や気分不快を訴えることがあるので注意して実施する。

　手術室の入室時間に間に合うよう，術衣に着がえて手術室に向かう。洗面をすませ，弾性ストッキングを着用して身支度を整える。飲食をしなくても歯みがきは必ず行うよう説明する。義歯や装飾品を外し，貴重品などを家族に渡す。輸液や輸血のために 18〜20G（ゲージ）の留置針で血管確保を行い，

術前の輸液を開始する。トイレ歩行時の注意点などを説明し，点滴速度を管理する。近年は，術前の輸液にかえて，経口補水液を摂取することもある。処置の際は必ず説明して安心感を与え，落ち着いて過ごせるような環境調整とコミュニケーションを通して不安を軽減する。

　前投薬には鎮静薬や精神安定剤などが用いられることが多く，前投薬を行った場合はストレッチャーで患者を移送する。前投薬を行わない場合，患者は徒歩で手術室に入室することもある。

　手術室に到着したら，病棟看護師と手術室看護師で患者の氏名を確認する。本人にフルネームを答えてもらうとともに，リストバンドで患者本人であることを確かめ，引き継ぎを行う。患者の基本情報，身体的・心理的準備状況，持参物品などをチェックリストにそって申し送る。

② 術中の患者の看護

■手術室看護師の役割

　手術室看護師は，器械出し看護師と外まわり看護師に分けられる。手術室看護師には，清潔と不潔の知識と技術が必要となる。自身の身だしなみ，手術室環境，滅菌物の取り扱い，手術野を清潔に保つための行動などについて正しく理解し，実施することが求められる。手術では滅菌された器材を使用するため，洗浄・消毒・滅菌の違いを理解しなければ滅菌物の質が保証できないだけでなく，器材の劣化や破損にもつながる。

１器械出し看護師

　器械出し看護師は，手術時手洗いを行い，執刀医の横に立って手術の進行に合わせて外科医に必要な器械を渡す役割をはたす。手術展開を予測して円滑で効果的な手術進行になるように介助する。使用する器械を適切に取り扱い，器械を手渡すタイミングや方向に配慮する。感染予防を徹底し，無菌操作による手術器械の準備，術中の清潔維持を行う。術前に準備した器械・医療材料の数と使用した物品数を数えて一致させ，体内への異物残留防止に努める。

　①手洗い　手洗い前に爪・髪・マスクを確認し，整える。手術時手洗いでは指先の清潔を重視し，指先を上にして肘関節をこえて洗う。上腕へと洗い進めたら指先に戻らないことを原則とし，流水で洗うときも指先から上腕へと流す。手洗い方法にはラビング法とスクラブ法がある（⟳表5-18）。ラビン

⟳表5-18　手術時手洗い

方法	洗浄	手ふき	所要時間
ラビング法	石けん＋流水	未滅菌（ペーパータオル）	3～4分
スクラブ法	手指用消毒薬＋滅菌ブラシ＋流水	滅菌（ペーパータオル，タオル，ガーゼなど）	6～10分

グ法は石けんをもみ込んで流水で流し，未滅菌のペーパータオルで水分をふきとる。スクラブ法は手指消毒薬を手に取り，やわらかいブラシでこすり洗いしてから肘関節までもみ込んで流水で流し，滅菌ペーパータオルなどで水分をふきとる。こすり洗いの際に，ブラシで全体をこすると皮膚損傷をおこし，SSIの発生リスクが高まるため，ブラッシングは爪の間や爪周囲・指の間のみとする。いずれかの手洗い後に，手指から肘関節まで速乾性手指消毒薬を乾くまですり込む。最初は指先から手関節，次に左右交互に手関節から上腕まで，最後に再び指先から手関節の順番で手指消毒する。1か所ごとに適量の速乾性手指消毒薬を手に取り，適切にすり込む。

　②ガウンテクニック　手洗い後の手は消毒レベルの状態である。素手で触ったものは不潔となるので，滅菌手袋装着が完了するまで十分に注意して身じたくを行う。滅菌ガウンは外まわり看護師の介助が必要であり，スペースを確保して互いに接触しないように声をかけ合って着用する。滅菌ガウンと滅菌手袋の着用が終わるまでは術野に使用するすべての物品に触れてはならない。すべての身じたくが整ったら，清潔範囲と不潔範囲の区別を意識して行動する。滅菌ガウン着用後の胸部から腰までの前面，肘から前腕，滅菌手袋を着用した手は清潔範囲である。腰より下に手を下げる，胸より高く手を上げる，腕組みをするなどの動作をしてはならない。

滅菌ガウンの着用●　　滅菌ガウンの着用方法の例を以下に示す（● 図 5-29）[1]。

(1) 滅菌されたガウンの表面（外側）に触れないように持ち，スリット部分に両手を入れて手を広げる。介助者に襟ひもを渡す動作がなく，互いの手が交差しないので，器械出し看護師の手先の清潔がより保たれる[2]。

(2) 袖に腕を通す。滅菌手袋装着まで両手指先は袖口から出さないようにする。

(3) 介助者はガウンの表面に触れないように襟ひもを引き寄せながら結び，内側の腰ひもを結ぶ。

(4) ベルトガイドを右手に持って左手で一方の腰ひもを外し，介助者にベルトガイドを渡す。介助者はベルトガイドを持ちながら腰ひもを背面にまわす。

(5) 左手の腰ひもを右手に持ちかえ，介助者が背面をまわしたベルトガイドからもう一方の腰ひもを引き抜いて前面で結ぶ。

(6) 滅菌手袋を装着する。滅菌手袋は腰ひもを結ぶ前に装着することもある。

(7) マスクつきガウンの場合は，マスクのひもを介助者に渡し，後頭部で結

---

1) 滅菌ガウンの着用方法に関しては，『新看護学6　基礎看護技術Ⅰ』を合わせて参照してほしい。

2) 両手で襟もとを持って静かに下に広げ，襟ひもを介助者に渡して袖を通す方法もある。右の襟ひもの先端を保持して介助者に渡し，介助者はガウン表面や手に触れないように襟ひもの真ん中をつかむ。介助者が襟ひもをつかんだことを確認して右袖を通し，同様に左の襟ひもを渡して左袖を通す。

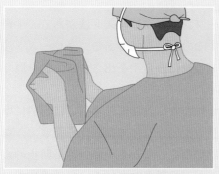
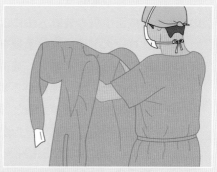

1. 滅菌ガウンのスリット部分に両手を入れて広げ，袖に腕を通す。

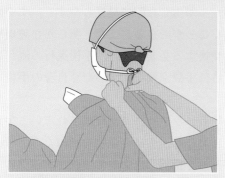
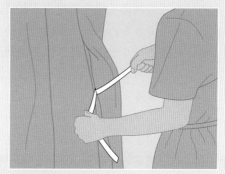

2. 介助者は襟ひもを引き寄せながら結び，内側の腰ひもを結ぶ。

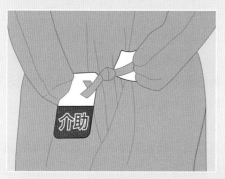
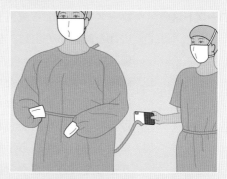

3. ベルトガイドを右手に持って左手で一方の腰ひもを外し，介助者にベルトガイドを渡す。
   介助者はベルトガイドを持ちながら腰ひもを背面にまわす。

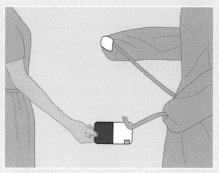
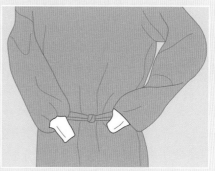

4. 左手の腰ひもを右手に持ちかえ，介助者が背面にまわしたベルトガイドからもう一方の腰ひもを
   引き抜いて前面で結ぶ。

⬇ 図 5-29　滅菌ガウンの着用方法

んでもらう。

滅菌手袋の装着●　滅菌手袋の装着方法には，**オープン法**と**クローズド法**がある。手術時にはクローズド法で滅菌手袋を装着するのが一般的である。クローズド法は手袋を装着しおえるまで，滅菌ガウンの袖口から手を出さずに手袋を取り扱わなければならず，練習が必要である。

　手術中には滅菌手袋と器械がすれたり，長時間の手術では自然に摩耗したりして手袋にピンホールが発生しやすくなり，無菌操作を徹底できなくなる。患者のSSI発生や医療者の職業感染にもつながるため，感染防止の点から**二重手袋**(ダブルグローブ)にすることが推奨されている。二重手袋では色違いの滅菌手袋を着用するとピンホールが生じた際に発見しやすく，すぐに交換できるため，手術野の汚染を防ぐことができる。また，明らかな破損やピンホールがない場合にも定期的に交換する必要があり，手術進行の流れを見ながら交換用の手袋を準備し，術者に手袋交換をすすめたり自身の手袋を交換する。

　ラテックスアレルギーのある患者にラテックスが使用されている手袋を使用すると，アレルギー症状を引きおこし，生命の危機をまねくこともある。患者のラテックスアレルギーの有無を把握し，アレルギーがある患者には全員がラテックスフリーの滅菌手袋を装着する。

クローズド法●　クローズド法による滅菌手袋の装着方法の例を以下に示す(◐図5-30)。
(1) 広げた滅菌布の上に，外装から無菌的に取り出した滅菌手袋を事前に準備しておく。
(2) 滅菌ガウンを着用したら，袖口から手を出さずに滅菌手袋の包みを開く。
(3) 片側の手袋を取り，ガウン袖口と手袋の折り返し部分およびガウン内の母指と手袋の母指を合わせる。
(4) ガウン袖の内側から手袋の折り返し部分をつかみ，反対の手で逆側の折り返しを持ってガウン袖口にかぶせる。
(5) ガウンの袖と手袋の折り返し部分を一緒につかみ，袖を引きながら指先を少しずつ袖口から出して手袋の各指に合わせて入れる。
(6) 手袋を装着した手で反対側の手袋を取り，(3)〜(5)の手順で装着する。二重手袋にする場合は，クローズド法のあとにオープン法で装着する。

オープン法●　オープン法による滅菌手袋の装着方法の例を以下に示す[1]。
(1) 片側の手袋の折り返し部分を持って手首まで入れる。滅菌手袋の外側には触れてはいけない。
(2) 反対側の手袋の折り返し部分に指を入れてすくい上げて手を入れ，そのまま折り返し部分をすべてのばす。

---

1) 滅菌手袋の装着方法(オープン法)に関しては，『新看護学6　基礎看護技術I』を合わせて参照してほしい。

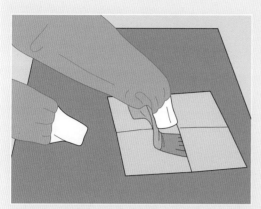

1. ガウンの袖口から手を出さずに滅菌手袋の包みを開き，片側の手袋を取る。

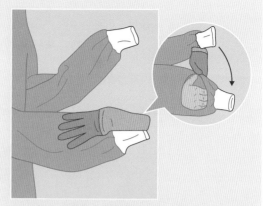

2. ガウンの袖口と手袋の折り返し部分，ガウン内の母指と手袋の母指を合わせる。

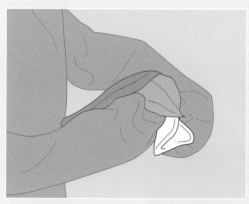

3. ガウンの袖の内側から手袋の折り返し部分をつかみ，反対の手で逆側の折り返しを持ってガウンの袖口にかぶせる。

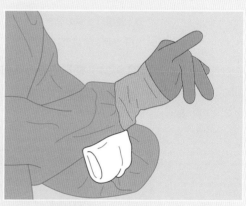

4. ガウンの袖と手袋の折り返し部分を一緒につかみ，袖を引きながら指先を少しずつ袖口から出して手袋の各指に合わせて入れる。

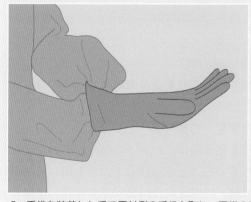

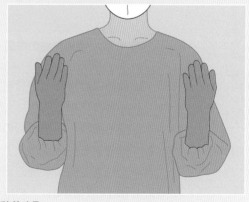

5. 手袋を装着した手で反対側の手袋を取り，同様の手順で装着する。

⇨ 図 5-30　滅菌手袋の装着方法（クローズド法）

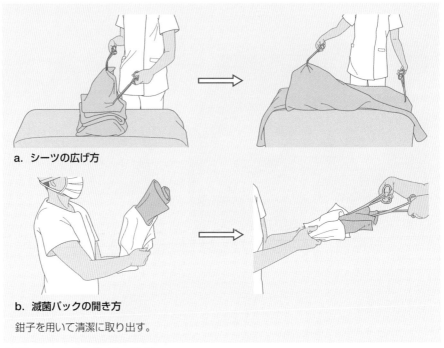

a. シーツの広げ方

b. 滅菌パックの開き方
鉗子を用いて清潔に取り出す。

⬆ 図 5-31　使用物品の準備

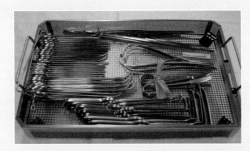

手術操作に必要な
手術器械一式をそ
ろえる。術式によ
り異なる。

（写真提供：国立病院機構東京医療センター　小林佳郎氏）

⬆ 図 5-32　手術器械の準備

（3）最初に着用した手袋の手首折り返し部分を全部のばして両方の指をきち
んとおさめる。

③**使用器械・医療材料の準備・管理**　器械を広げる十分なスペースを確保
して準備する。滅菌パックから取り出す際は，パックの破損の有無やインジ
ケータによる滅菌状態が保証されていることを確認して鉗子を用いて清潔に
取り出す（⬆ 図 5-31）。使用する器械・医療材料は滅菌状態を確認して器械台
に移し，効率よく手術が進行できるように配置する（⬆ 図 5-32）。手術の種類
や術式によって必要な器材・医療材料が異なるため，それらの不良や破損が
ないかを確かめながら準備する。また，器材・医療材料の体内遺残を防ぐた

めに，術前に準備した物品や数をカウントして記録しておく。手術中に使用する物品の管理は器械出し看護師の責任となるので，つねに把握して適切に取り扱う。

❷外まわり看護師

外まわり看護師は，術前・術中・術後を通して患者の代弁者となって安全をまもり，手術を外からサポートする。術中の看護記録の記入，病棟看護師への申し送りなど，患者が継続した看護を受けられるようにする。手術の進行や患者の状態を把握し，手術が安全で円滑に行われるよう優先度を考慮して対応する。

①**手術前日まで**　担当する手術が決まったら，病室を訪問して患者の情報収集を行う。皮膚損傷や大量出血の可能性，コミュニケーションの障害などを把握する。執刀医，器械出し看護師，麻酔科医の指示に対応できるように，手術の手技や進行を確認する。

②**手術当日**　術中の体位を保持する物品や必要な器材のもれがないように準備し，手術で使われる機器類の使用方法を理解しておく。患者の状態や術式によって低体温をおこす場合があるため，患者が入室する前に室温を26℃前後に保ち，ベッドを加温する。患者がリラックスできるよう音楽をかけ，手術室内の大きな機器類で圧迫感を感じないよう配慮する。

③**手術中**　手術の進行が予定どおりか，どの進行段階にあるか把握する。出血量を麻酔科医に報告し，循環状態の保持に努め，手術野を観察しながら無影灯[1]の角度（術野を照らせているかどうか）を確認する。体位による圧迫や関節の過伸展などがないか十分に確認して記録する。手術体位の影響で褥瘡や麻痺が生じないように観察し，変化があれば報告して対処する。術中迅速検査を必要とする標本は確実に病理検査室などに提出する。また，人工血管・人工関節などの人工物は製造番号を記録して保管し，病棟看護師に申し送る。器械出し看護師と協力して清潔野と不潔野にある物品・数量を数え，体内残存がないことを確認する。不潔野に落ちた器械などはすべてすぐに回収し，紛失しないように注意する。

④**手術後**　看護情報としての手術中の記録をもとに病棟看護師に申し送る。手術中に生じた皮膚の発赤や神経損傷などの見える部分の変化は，病棟看護師と一緒に観察し，病棟での継続した観察と対応を依頼する。また，術中の看護を評価することを目的に，手術翌日か患者の状態が落ち着いたころに担当の手術室看護師が病棟を訪問する。

■手術室の特徴

手術室は，高度清潔区域（バイオクリーン手術室など），清潔区域（一般手

1）無影灯：手術時に術野を照明する器具をいう。

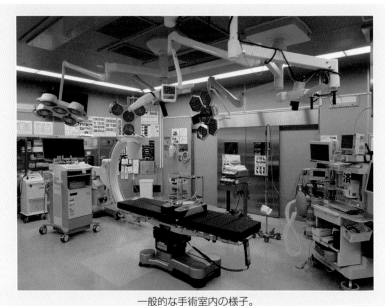

一般的な手術室内の様子。
（写真提供：国立病院機構東京医療センター　小林佳郎氏）

◯ 図 5-33　手術室

術室），拡散防止区域（汚物処理室）などにゾーン区分され，区域に応じた空調換気が行われている。日常の清掃を確実に行ってよごれやほこりを取り除き，手術後には清潔な環境に戻すように清掃する。塵埃に付着して浮遊する細菌を除去し，新鮮な空気を供給するためのフィルタが設置され，清浄な空気を天井から供給し，床に近いところから排気している。空気の流れは手術室から廊下に向かって一方向になるように**陽圧**に保たれ，手術室に汚染された空気が入ってこないしくみになっている。

　手術室内には手術に必要なさまざまな器材がある。一般的には 1 部屋に 1 台の手術台が設置され，麻酔器や心電図モニタ，薬品棚などがある。術者やスタッフがゆとりをもって活動できるような広い空間が設けられ，空調・照明・電源などに特徴がある（◯ 図 5-33）。

　人の出入りやドアの開閉で室内の清浄度が低下するため，人の入室を制限して通常はドアを閉めておく。患者が入室する前には室温 22〜26℃，湿度 50〜60% に設定する。ただし，新生児や高齢者など体温調節に支障をきたしやすい患者には個別に調節する。

　手術野はつねに一定の明るさと色調が必要であるため，手術野の照明には 20,000 ルクス以上の無影灯が使用される。手術では麻酔器や人工心肺装置などの生命維持管理装置を使用するため，停電時の緊急事態に備えて電源を確保することが重要である。停電の際に 0.5 秒以内に復旧する電源と，いったんは停電しても 40 秒以内に自家発電装置で復旧する電源があり，医療機器

に応じて使い分けている。

■滅菌と消毒

手術室では厳重に無菌操作が行われる。使用される器械や器材がなにに使用されるのか，どの部位に使用されるのかという観点から，感染の危険性を考慮して滅菌・消毒法を選択する。滅菌や消毒前には汚物などを除去するための洗浄を行い，消毒あるいは十分乾燥させてから適切な方法で滅菌する。

①滅菌　細菌の芽胞(がほう)を含むすべての微生物を除去することである。生体内部の無菌域に挿入する器材が対象となる。物品が確実に滅菌されているかどうかは見た目ではわからないため，インジケーターテープ[1]などによって滅菌状態を確認する。

(1)高圧蒸気滅菌法：高圧蒸気滅菌装置(オートクレーブ)を用いて行う。残毒性はなく安全であるが，非耐熱性のものには実施できない。

(2)エチレンオキサイドガス滅菌法：酸化エチレン(EO)ガスによる滅菌で，低温で滅菌できるため材質の変化が少なく，プラスチック製の器具やゴム製品などに用いられる。残毒性があるため，使用前には空気にさらして(エアレーション)，ガスが残留しないようにする。

(3)過酸化水素ガスプラズマ滅菌法：非耐熱性のものも滅菌でき，残毒性がない。劣化がおこる場合もあるため，器材との適合を確認して滅菌する。

②消毒　細菌芽胞を除く，多くの病原体を殺菌することである。対象とする微生物に有効な薬物を用いる。消毒する器材によっては腐食や変色が生じるため，消毒前に確認する。

③手術野の消毒　皮膚切開部を中心に，患者の皮膚を広範囲に消毒する。切開部から外側に向かってムラがないように同心円状に消毒薬を塗布する。30秒以上放置し，再度，同様に消毒する。手術部位によって異なるが，ポビドンヨードなどが用いられることが多い。

■麻酔導入時の看護

患者の不安緩和に努め，麻酔導入時におこる危険性を予測しながらバイタルサインなどを観察し，麻酔科医の処置を介助する。また，手術中に観察するためのモニタ類が装着されたら，随時観察をして記録し，異常の早期発見に努める。

■1 手術体位の固定

手術時の体位は術式によって多様である。基本的体位として，仰臥位・腹臥位・側臥位・座位・砕石位(さいせき)などがある(● 図5-34)。手術野を十分に確保し，術中の操作を容易にし，麻酔管理がしやすく，患者にとって安全で安楽な体

---

1) インジケーターテープ：滅菌状態を確認するためのテープで，滅菌処理されるとテープの色がかわる特殊な素材でできている。

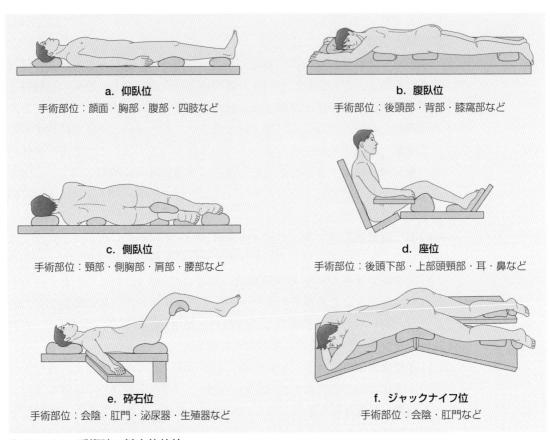

a. 仰臥位
手術部位：顔面・胸部・腹部・四肢など

b. 腹臥位
手術部位：後頭部・背部・膝窩部など

c. 側臥位
手術部位：頸部・側胸部・肩部・腰部など

d. 座位
手術部位：後頭下部・上部頭頸部・耳・鼻など

e. 砕石位
手術部位：会陰・肛門・泌尿器・生殖器など

f. ジャックナイフ位
手術部位：会陰・肛門など

◯図5-34　手術時の基本的体位

位である必要がある。しかし，術中の体位は患者にとって必ずしも安楽な体位とは限らず，身体的影響を及ぼすことがある。全身麻酔では患者が体位による苦痛を訴えることができないため，体位による以下のような合併症をおこさないよう配慮する。

　①**呼吸器合併症・循環器合併症の予防**　横隔膜運動を制限するような体位や肺を圧迫する手術操作が原因で，低酸素血症や高二酸化炭素血症をきたしやすい。仰臥位でも肥満患者などでは腹腔内臓器が横隔膜を挙上するため換気が抑制されやすく，呼吸器合併症をおこす。術中に体位変換などを行うときは，麻酔科医に伝え，モニタ類を観察する。

　②**褥瘡予防**　長時間の手術，血管を遮断する手術などでは，褥瘡好発部位に体圧がかかり，手術中に褥瘡が発生しやすい。体圧分散用具を使ったり，ズレが加わる部分の皮膚には摩擦予防のドレッシング材を貼付したりして，褥瘡発生を予防する。

　③**神経麻痺の予防**　神経の圧迫と牽引（けんいん）によって神経損傷を引きおこす。腕神経叢（そう）麻痺，橈骨（とうこつ）・尺骨（しゃっこつ）・坐骨・腓骨（ひこつ）神経麻痺などがある。神経の圧迫を避け，手術台の手台（手を置く台）に上肢を固定する際には90度以上外転さ

せない。

❷術中に生じる問題

　麻酔による合併症の危険があるため，手術中には頻回に観察する必要がある。気管挿管時の嘔吐や誤嚥，歯牙・口唇などの損傷，麻酔導入時の血圧異常や体温低下に注意する。術中に生じた問題が術後の回復に影響を及ぼすため，点滴ルートやAライン（動脈ライン）などのトラブルや手術台を操作する際の身体各所の圧迫・伸展を避け，感染予防の点から手術室の環境や使用物品の管理を行う。

■手術室における手術終了後の看護

❶抜管時の看護

　麻酔薬や筋弛緩薬の投与を中止して覚醒する際に，人工呼吸器から自発呼吸へ移行する。抜管前に麻酔科医が手ぎわよく気管内や口腔内の吸引を行えるように介助する。このとき，患者が不穏状態になることがあるため，患者のそばで転落防止に努めながら観察する。

❷抜管後の看護

　気道確保の状態を確認し，指示量の酸素を投与する。必要に応じて吸引を行う。自発呼吸が不十分のこともあるため，パルスオキシメータの数値に注意して観察する。

■内視鏡手術時の看護

　内視鏡は，人体内部を観察できる医療機器である。細長い形状のものが一般的であり，先端のカメラを体内に挿入することで内部の状態を手もとのモニタ画像で観察することができ，撮影も可能である。食道から十二指腸までの上部消化管，小腸から大腸までの下部消化管，気管支，膀胱などの検査で用いられることが多い。組織の生検や異物摘出，切開・薬剤注入などができ，手術にも利用されている。

　内視鏡手術は，内視鏡を挿入し，モニタ画像を見ながら手術を行う方法で，腹腔内や胸腔内の臓器を切除することもできる（◯図5-35）。従来の手術に比べて，数か所の小さな手術創から器具を入れて行うため身体への負担が小さく，**低侵襲手術**ともいわれている。

　近年，腹腔鏡下胆嚢摘出術や内視鏡下胃・大腸ポリープ切除術，胸腔鏡下手術，膀胱腫瘍や前立腺肥大症の経尿道的手術などでは，広く内視鏡手術が行われている。

❶内視鏡手術の利点

　術後の疼痛が少なく，鎮痛薬の投与回数が少なくなる。腹腔鏡下手術では早期に腸蠕動が回復し，翌日には離床可能となり早期の社会復帰が可能となる。在院日数も短くなるため医療費が少なくなり，経済性にすぐれている。

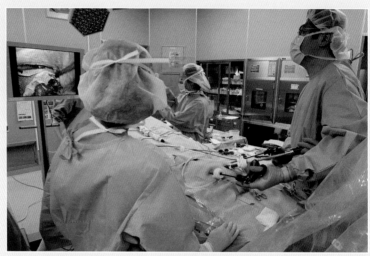

腹腔鏡（内視鏡の種類の1つ）を用いた手術風景である。腹腔鏡を挿入し，中の様子を
モニタに映し出している。モニタで確認しながら，病巣部を摘出する。

（写真提供：国立病院機構東京医療センター　小林佳郎氏）

◐ 図5-35　内視鏡手術の様子

手術創が小さいため美容的にもすぐれており，術後感染の危険も少ない。

2 内視鏡手術の欠点

通常の手術とは異なる合併症がおこる可能性がある。腹腔鏡下手術では，十分な手術空間を確保するため，通常は炭酸ガスを送気して腹壁をふくらませ，腹腔内に空間を得る（気腹）。炭酸ガスによる高炭酸ガス血症，炭酸ガス塞栓，皮下気腫などの合併症がおこる可能性がある。

また，手術野が狭いことから手術操作時に病変部以外の他臓器を損傷する可能性がある。損傷しても気づかないことがあるため，術後の出血や腹膜炎症状などに注意する。状況により開腹手術に変更することもあるため，インフォームドコンセントを十分に行う。

3 内視鏡手術時の看護

術前・術後の準備およびケアは通常の手術に準じて行うが，内視鏡手術の特徴を考慮する。状況により内視鏡手術から通常の手術に変更になることを考慮して術前処置を行い，患者・家族に説明する。術後は横隔膜の伸展で放散痛が出現することがある。また，気腹により横隔膜が挙上するとガス交換が妨げられるため，呼吸器合併症予防の援助を怠ってはならない。放散痛は2～3日で消失することを説明して不安を除去し，鎮痛薬や局所的に湿布を貼用するなどで苦痛を緩和する。術後1日目には膀胱留置カテーテルを抜去し，肺塞栓症が発症しないよう注意しながら早期離床を進める。

手術室では医療機器を点検して作動状況を確認し，厳重に管理することが重要となる。気腹や手術体位によって深部静脈血栓症がおこりやすくなるた

め，術中から間欠的空気圧迫装置を使用する場合がある。出血量が多く術野が確保できないと術式が変更されるため，血圧低下に注意しながら対応する。

③ 術後の患者の看護

■手術室における術直後の看護

1 回復室（リカバリー室）への移送

抜管後，患者の状態が安定したら清拭を行いながらバイタルサインと皮膚障害の有無を観察する。清拭によってシバリング（ふるえ）が生じないように手ばやく実施するが，血液や消毒薬が付着していると瘙痒感を生じるので，十分にふきとる。患者に触れて末梢の冷感やチアノーゼを観察し，電気毛布などを使って保温する。狭い手術台で行うため，安全面に十分に配慮する。

2 退室の条件

回復室を退出できる基準を満たせば，麻酔科医から退室許可が出る。麻酔覚醒，呼吸の安定，循環動態の安定などで評価する。

麻酔覚醒の評価は，指示により開眼・開口・握手ができるなど意思疎通が可能であり，痛みや苦痛が訴えられるか確認する。呼吸は呼吸音が正常で気道閉塞がなく，自然呼吸で 10 分以上チアノーゼがないこと，十分な換気量があり動脈血酸素飽和度が基準値内に維持できていること，深呼吸ができて痰が喀出できることなどで評価する。循環動態は体温が正常範囲でシバリングがなく，血圧・脈拍数が安定し，危険な不整脈がないことで評価する。ほかにドレーンや創部から出血が少ないことを確認する。

■病棟における術後の看護

疾患や手術によって術後に集中治療室（ICU，○ 250 ページ）に入室する場合と病棟に帰室する場合がある。手術室から病棟に帰室する場合，全身麻酔で手術を受けた患者はナースステーションの一番近くにある病棟の回復室で経過を観察する。帰室直後には多くのドレーン類やモニタ類が装着され，生命維持のために全身状態のアセスメントを行う（○ 図 5-36）。

患者は呼吸や循環機能が不安定で，生命維持に重点をおいた処置や看護を提供することになる。また，術後には創部からの出血や排泄物などによってベッドが汚染されやすいことを考慮し，術後の患者を収容するベッドや病室を適切に準備する。どの手術にも共通する物品準備や病室準備の基本をふまえ，術式から術後の創や挿入されるドレーンなどの状態を理解し，準備する。

1 手術後ベッドの準備

術後の低体温から回復し，ドレーンなどを管理するための準備を行う。全身麻酔の手術では気道確保のために枕を用いてはならない。

術後ベッドは患者が手術室に入室してから準備を開始する。ベッドを整える際には患者のバスタオルや T 字帯・腹帯などを使うため，事前に患者か

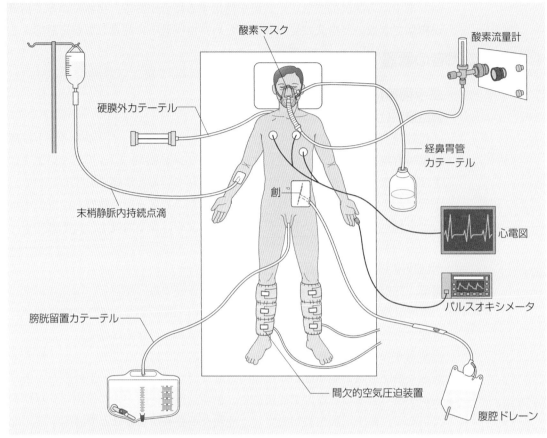

酸素マスク

酸素流量計

硬膜外カテーテル

経鼻胃管
カテーテル

末梢静脈内持続点滴

創

心電図

パルスオキシメータ

膀胱留置カテーテル

間欠的空気圧迫装置

腹腔ドレーン

◯ 図5-36　術後の患者の状態（治療環境）の例

ら預かり保管しておく。

実施方法●(1) 清潔なリネンでベッドメーキングをした通常のベッドを用意する。あらかじめ術後の安静期間が長くなることが予測される術式や褥瘡発生の危険がある患者には，マットレスを体圧分散機能のあるものに変更してベッドメーキングする。

(2) ベッドメーキングしたシーツの上に防水シーツを敷き，分泌物や排泄などによる汚染対策をする。

(3) 術後に着用する病衣を広げたあと，患者の体格を考慮して腹帯およびT字帯を広げる。術後の体位変換などを安楽に介助するため，バスタオルを縦に1枚敷いてから病衣を広げることもある。

(4) 広げた病衣の上に電気毛布を掛け，さらに通常の掛け物を広げる。電気毛布の電源を入れてベッドを保温する。

(5) 術後輸液のための移送用点滴棒をベッド上に置く。必要に応じてドレーン鉗子も準備する。

(6) ベッドのヘッドボードに酸素ボンベ用の架台（かだい）を掛け，酸素ボンベと酸素

マスクを準備する。帰室途中に酸素不足にならないよう，酸素ボンベの残量を必ず確認する。

2 病室の準備

帰室してからの観察に必要な物品，生命維持に必要な物品，合併症予防および順調な回復を促すための物品などを準備する。物品には医療機器も含まれるため，正しく作動するかを点検したうえで設置する。患者が帰室したらこれらの物品を手ぎわよく装着し，観察を開始できるように病室を準備する。

基本的な物品● ・体温計，血圧計，聴診器
・経過表
・心電図，ベッドサイドモニタ（送信機，ディスポーザブル電極）
・パルスオキシメータ
・滅菌蒸留水を入れた加湿器と酸素流量計（酸素流量が 4 L/分以下の場合，滅菌蒸留水は不要）。
・吸引びんと口腔・鼻腔吸引用の物品（吸引用カテーテル，アルコール綿，手袋〔未滅菌〕，水道水または蒸留水，ごみ袋）
・胃管チューブ接続用の排液バッグ
・点滴架台
・間欠的空気圧迫装置（フットポンプ）
・各種ドレーン固定用テープ
術式によって低圧持続吸引器などのさまざまな物品を用意する。

■術後 24 時間の看護

1 手術室から病室へ

手術室看護師からの引き継ぎをいかして帰室後の看護が始まる。患者は全身状態が変動しやすく，生命の危機に陥る危険性がある。異常の早期発見に努めながら術前訓練をいかして援助する。

2 術後の観察

帰室したら心電図モニタや必要な医療機器を装着し，引き継ぎ事項を確認する。全身状態は 24 時間の記録ができる経過表を用いて，帰室時，15 分後，30 分後，1 時間後，以降 2 時間ごとと徐々に観察する間隔をのばす。

観察内容は，意識レベル，バイタルサイン，創の部位と大きさ，創部からの出血の有無，創痛・苦痛の有無，吐きけ・嘔吐の有無，ドレーン挿入部位と本数，排液の色・性状・量，全身の皮膚の状態（冷感，チアノーゼ，褥瘡など），水分出納（in-out バランス）などである。全身麻酔後は循環動態が安定していても，術後 2～3 時間は呼吸状態が不安定となりやすい。

①**意識レベルの観察**　術後 24 時間以内には気道狭窄や気道閉塞がおこる可能性があるため，意識レベルの観察が重要となる。意識レベルはジャパン-コーマ-スケール（JCS，3-3-9 度方式）またはグラスゴー-コーマ-スケー

ル（GCS）を用いて観察する（⊕147ページ）。意識レベルの評価から麻酔の覚醒状況を**全覚醒・半覚醒・未覚醒**と評価する。

　②**呼吸管理**　呼吸管理のためには疼痛コントロールも必要である。創痛や苦痛などで呼吸は浅くなる。指示された鎮痛薬を投与して積極的に鎮痛をはかりながら深呼吸を促して肺胞を拡張する。さらに，麻酔の影響で気道内分泌物が増加するため，体位変換や含嗽で痰の自己喀出を促す。自己喀出が困難であれば吸引を行う。

　③**循環管理**　循環管理も基本的で重要な援助であり，生体内のバランスを取り戻すため，輸液や輸血を確実に行う。循環動態は脈拍・血圧・尿量・中心静脈圧によってアセスメントし，心電図モニタ上の不整脈や患者の訴えから異常の早期発見に努める。尿量は循環動態の影響を受けやすく，腎機能の評価の指標になる。in-out バランスがくずれると心不全や肺水腫をおこすことがある。基本的には手術後，1時間に体重1kgあたり1mL（1mL/kg/時）の尿量確保が必要といわれており，1時間ごとの尿量（**時間尿**）を観察する。出血により血圧低下やショックをおこすことがあるため，時間ごとに創部やドレーン類も観察する。ドレーンから100mL以上/時の排液量が続くときは医師に報告する。

■セルフケア支援の看護

　手術や麻酔の影響によって患者の自立は妨げられている。術後は身のまわりの世話を行い，ADL を術前に近づけるように援助する。感染，転倒・転落，ドレーン類の事故抜去などをおこさず，援助を通して気分転換をはかりながら患者のニードを満たす。

■1 清潔の援助

　術後は発熱による発汗や滲出液などで身体が汚染されやすい。皮膚を清潔にする目的は，感染予防や新陳代謝の促進，心身のリフレッシュ効果を高めることである。挿入されているドレーン類を抜去しないよう，安全に洗面，全身清拭・口腔ケア・整容などを行い，ケアの後はドレーン類の屈曲や閉塞がないように管理する。

　全身清拭の際に体位変換によって創痛が増強することは清潔援助の妨げとなる。清拭の目的と方法を説明し，短時間で実施できるよう複数の看護師で実施する。疼痛の状況に応じて鎮痛薬を投与することもある。身体を動かしたときにドレーンからの排液が一気に排出されることがあるため，清拭の前後に観察を行う。麻酔の影響で口腔内が乾燥し，気道内分泌物の増加で汚染されやすいため，口腔ケアを行うことが重要である。術前の含嗽練習を活用し，歯牙・歯肉・舌を清潔にする。

■2 排泄の援助

　術後であっても他人から排泄の援助を受けることは苦痛である。膀胱留置

カテーテル挿入中，患者はカテーテルの違和感や排尿バッグに貯留する尿が他者の目に触れることを苦痛に感じている。床上では患者が安心して援助を受けられるように配慮し，適切な時期に膀胱留置カテーテルを抜去してトイレに誘導する。カテーテル抜去をきっかけに離床に前向きになる場合もある。ただし，持続硬膜外麻酔カテーテル挿入中は麻酔の影響で尿閉となり，膀胱留置カテーテルを再挿入しなければならないことがある。

　排泄が自立できるようになっても，1日の排尿量が十分か，排尿困難がないかを観察する。また，腸蠕動の回復が遅れて飲食ができなかったり，術式によって便秘や下痢になったりする。腸蠕動を促すために効果的な腰背部の温罨法やマッサージを取り入れ，排便しやすい姿勢の調整，陰部・殿部の清潔を保つなどの援助を行う。

③転倒・転落予防

　生体の内部環境の変化や精神的不安，さまざまなドレーンが挿入されていることで動きにくく，術後の転倒・転落のリスクが高まる。転倒・転落によって術後の回復が遅れたり，高齢者では離床できずに寝たきりとなることがある。入院時の情報や術式などから転倒・転落の危険性を予測し，術前から対応を検討しておく。

　また，ベッド柵の取りつけ位置，ナースコールの場所，はき物などを工夫する。自分では危険を判断できずナースコールを押せないなど，事故につながる行動をとる患者には，離床センサーの設置や，安全確保のための身体拘束を検討する。身体拘束をする際は，家族の同意を得る必要がある。

④創部の管理

　手術創はドレッシング材でおおわれていることが多く，異常がなければ抜糸まで開放せずに管理するのが一般的である。看護師の視覚・嗅覚・触覚を使って，ドレッシング材の上から，あるいは周囲の皮膚の色・腫脹・熱感などから感染徴候をアセスメントする。

　ドレーン類は，開放式ドレーンと閉鎖式ドレーンの2種類に分けられる。開放式ドレーンはガーゼでおおわれ，滲出液を吸収する。汚染されたガーゼは感染源となるため，適宜ガーゼ交換を行う必要がある。閉鎖式ドレーンはドレナージ用のバッグに接続し，排液がバッグ内にたまるように管理しなければならない。接続部位が外れないようにテープで固定し，バッグはドレーン挿入部よりも低い位置に置き，適宜ドレーンのミルキング[1]を行いながら排液を促す。また，歩行や移動の際には，ドレーン鉗子で一時的に遮断して排液の逆流を防ぐ。

1）ミルキング：ドレーン中にたまる液体（血液や排液）をもみ出すことで流れをよくすることをいう。

⑤離床の援助

　早期離床には，呼吸器合併症の予防，腸蠕動運動の促進，循環の促進，静脈血栓の予防などの目的がある。手術後24時間以上経過すると，一般状態が安定するといわれており，安静時の脈拍や血圧も落ち着いてくる。呼吸状態，循環動態，疼痛コントロールが良好な場合は，離床の必要性を説明し，手術侵襲を考慮しながら段階的に離床を進めていく。

　積極的に離床が進められるように，疼痛コントロールと深部静脈血栓予防を行う。痛みがあると患者は不安になり，ベッド上での体位変換も動く意欲もなくなり，離床を拒否する。持続硬膜外麻酔のカテーテル挿入中は疼痛がコントロールされるため，離床を促しやすい。刺入部のもれがないか，薬液の残量があるかを観察し，持続硬膜外麻酔を管理する。

　深部静脈血栓予防のために弾性ストッキングを着用し，帰室したら間欠的空気圧迫装置を装着する。これらの使用による皮膚損傷やしびれなどがないか，清拭の際に毎日下腿を観察し，弾性ストッキングを正しく着用する。離床時には起立性低血圧や不整脈，肺塞栓症などの合併症がおこりやすいので，看護師は必ず付き添い安全確保を行う。

実施方法●(1) 仰臥位で体位変換，足関節の屈曲と伸展，下肢の屈曲，腰上げなど，関節や筋肉を動かして離床の準備をする。

(2) 頭部挙上または端座位へと援助する。頭部挙上中は患者の意識・顔色・訴えなどに注意し，徐々にベッドの角度を上げる。

(3) 端座位では倒れないようにベッド柵につかまり，足踏み運動を行う。足踏み運動によって患者は足底の感触やバランス感覚を確かめることができる。

(4) 下肢の筋肉を慣らして立位から歩行へと進める。

(5) 初回歩行時に肺塞栓症をおこして生命の危機的状態に陥ることがある。パルスオキシメータを装着し，数値の低下や胸部症状の有無，心電図モニタをチェックする。

(6) 病室内またはベッド周囲を付き添いながら2〜3周歩き，廊下，トイレなど歩行範囲を広げていく。

(7) 離床の援助中に肺塞栓症が疑われる場合は，ただちにベッドに戻して安静にし，医師への報告と全身状態のアセスメントを行う。

■術後合併症の予防

　合併症は術後の回復を遅らせるだけでなく，生命維持が困難となる重篤な状態を引きおこす。術前から合併症を予防し，術中・術後の情報から予測的にアセスメントして合併症を予防することが重要となる。術後におこりやすい合併症を示す。

1 呼吸器合併症

①**無気肺**　換気が不十分で大量の気道分泌物が貯留すると，肺胞が虚脱してガス交換ができず，無気肺となる。無気肺となっている肺領域では呼吸音が減弱または消失する。術後3日以内に，また長期臥床によっておこりやすいといわれており，早期から体位変換を行うことが重要となる。覚醒時は1時間に1回は深呼吸を行い，含嗽やネブライザーで口腔内を加湿し，痰の喀出を促す。

②**肺炎**　なんらかの病原菌が侵入して肺実質に炎症をおこす。無気肺になると細菌が増殖しやすく肺炎となる。また，口腔・鼻腔内分泌物には常在菌や一過性に定着した細菌などが含まれ，気管挿管中は誤嚥性肺炎をおこしやすい。肺炎では抗生物質などの薬剤投与，肺理学療法，人工呼吸管理などの治療が必要になる。看護では呼吸状態を観察し，肺炎を予防する援助を行う。

2 循環器合併症

①**不整脈**　頻脈型と徐脈型の不整脈がある。バイタルサインを観察し，胸痛や呼吸などの患者の訴え，心電図モニタの波形の変化を観察する。不整脈は心疾患，体液バランス異常や電解質バランス異常，低酸素血症，加齢などでみられる。酸素投与や電解質の補正，抗不整脈薬の投与などが行われ，重篤な場合には心肺蘇生が必要となる。

②**術後出血**　体内・体表面の手術部位からの出血は術直後〜術後48時間くらいにおこりやすい。通常は止血機構のはたらきにより3〜4日でほぼ止血するが，なんらかの要因で出血が持続すると出血性ショックとなり生命がおびやかされる。出血傾向，手術時の不十分な止血，術後高血圧などが原因となる。創部やドレーンからの出血を観察し，四肢冷感やチアノーゼ，呼吸困難，意識レベルの低下からアセスメントする。出血量が多量のとき，動脈からの出血がある場合は再手術となる。輸液や輸血，昇圧剤・降圧剤などの治療を確実に実施する。

3 深部静脈血栓症

骨盤・下肢の深部静脈には血栓が形成されやすく，下肢の血栓がはがれ落ちて肺動脈を閉塞させると重篤な**肺塞栓症**を引きおこす。術中・術後の長期安静臥床や静脈のうっ滞，術中操作による血管壁の損傷などが原因となって血栓ができる。呼吸困難感，胸痛の出現，皮膚の黒ずみや冷感，疼痛・しびれ，患肢の腫脹や緊満などの症状がみとめられたら主治医に報告する。

血栓予防のために術前から弾性ストッキングを正しく着用し，かつ間欠的空気圧迫装置を使用して静脈還流を促進する。また，患者自身がベッド上で下肢の筋肉を収縮・弛緩する運動を行うのも下肢の血流改善につながる。深部静脈血栓症や肺塞栓症が出現した場合には，ベッド上安静にして酸素投与，モニタリング，ヘパリン投与などが必要になる。

◢ 術後腸閉塞（術後イレウス）

　全身麻酔後は一時的に腸蠕動運動が停止し，腸管麻痺状態となる。通常は術後2〜3日で腸蠕動運動が回復して排ガスがみられるが，なんらかの原因で術後4〜5日以上腸管麻痺が続いた場合，イレウスを疑う。開腹操作，腸管の虚血，鎮痛薬や麻酔による腸蠕動運動の抑制，術後の活動制限などが要因となる。

　腹痛，吐きけ・嘔吐や腹部膨満などの腹部症状および胃管チューブの排液量と性状，腹部X線などを観察し，腸蠕動運動を促すために体位変換や早期離床，腹部や腰背部の温罨法を行う。

◢ 術後せん妄

　術後に発生するさまざまな精神症状で，明らかな精神疾患が否定される場合を**せん妄**という。身体的要因（高齢・手術侵襲・麻酔の覚醒遅延・疼痛コントロール不良），術後の治療と環境の変化などに関連しておこりやすくなる。発症因子を取り除き，不安や不快を軽減し，十分な休息をとれるように援助する。危険な行動を示す場合もあり，安全確保に努めながら生活リズムを整える。

◢ 縫合不全

　手術で吻合[1]した組織が癒合せず，縫合部位の一部または全部が離開することをいう。吻合部の血行障害，感染，不適切な縫合，低栄養，貧血，代謝異常などによっておこる。発熱や白血球数増加，創部の離開や疼痛・発赤などの炎症症状があらわれる。術前から栄養状態を整え，手術部位感染（SSI）をおこさないよう清潔の援助を行う。術後は全身状態，創部，ドレーンなどを十分に観察し，身体・創部の清潔を保ち，ドレーン管理を行う。

●参考文献
1）石黒美裕紀ほか：器械出し看護師が使用する手袋のピンホール発生状況に関する調査．手術医学 31（4）：339-341，2010.
2）川本利恵子・中畑高子監修：ナースのための 最新術前・術後ケア．学研，2012.
3）木村チヅ子編：周手術期看護ガイドブック．中央法規出版，2005.
4）末永直美：感染対策のポイント 26．OPE nursing 25（4）：34-45，2010.
5）南淵明宏編：手術看護 手術室のプロをめざす．中山書店，2012.
6）安江真澄：オペナースの基本 感染対策・手洗い・ガウンテクニック・手袋装着．OPE nursing 30（4）：20-31，2015.
7）山本千恵：周手術期看護 はじめの一歩．照林社，2019.

1）吻合：臓器や神経などを縫合によりつなげることをいう。

まとめ

- 麻酔は，全身麻酔（吸入麻酔・静脈麻酔）と局所麻酔に分けられる。
- 周手術期には，外来看護師・病棟看護師・手術室看護師（器械出し看護師・外まわり看護師）などの複数の看護師がかかわる。
- 術前は，患者の不安軽減などを目的としてオリエンテーションを行い，術後の回復促進などを目的に呼吸や咳嗽の訓練を行う。
- 器械出し看護師は，手術の進行に合わせて外科医に必要な器械を手渡す役割をはたす。感染予防対策を徹底し，術中の清潔維持を行う。
- 外まわり看護師は，患者の代弁者となって安全をまもり，手術を外からサポートする役割をはたす。
- 術後は，患者の意識レベルやバイタルサインなどを観察し，異常の早期発見に努める。離床に向けてセルフケアを支援し，合併症の予防のために適宜アセスメントを行う。

復習問題

❶ 〔　〕内の正しい語に丸をつけなさい。

▶ 患者の意識消失がおこるのは，〔①全身・局所〕麻酔である。

▶ 表面麻酔・伝達麻酔は，〔②全身・局所〕麻酔である。

▶ 脊髄クモ膜下麻酔のおもな穿刺体位は，〔③仰臥・側臥・腹臥〕位である。

▶ 一般的な手術室は，〔④陽圧・陰圧〕が保たれている。

▶ 手術中に使用する物品の準備・管理は，〔⑤器械出し・外まわり〕看護師が行う。

▶ 手術中の看護記録の記入や病棟看護師への申し送りは，〔⑥器械出し・外まわり〕看護師が行う。

▶ 手術後は可能な限り〔⑦長期入院・早期離床〕となるよう援助する。

❷ 次の文章の空欄を埋めなさい。

▶ 脊髄クモ膜下麻酔の穿刺部位は，〔①　　　〕線を目安に決定される。

▶ 術前から〔②　　　〕ストッキングを着用し，深部〔③　　　〕血栓症を予防する。

Ⅰ 集中治療を受ける患者の看護

1 集中治療の意義・目的

集中治療とは● 外科系・内科系疾患を問わず，重篤な急性機能不全に陥った重症患者を1か所に集めて治療する場所を**集中治療室（ICU[1]）**という。ICU に収容される患者は生命をおびやかす潜在的・顕在的健康問題をもっている。24 時間体制で強力かつ集中的に管理し，効果的に治療・看護することを目的とする。

　集中治療を要する病態によって，さらに細分化して対応する場合がある。心臓血管系の疾患を対象とする CCU[2]，脳卒中を対象とする SCU[3]，呼吸器疾患を対象とする RCU[4]，集中治療を必要とする新生児を対象とする NICU[5]，ハイリスク妊娠などの妊婦を対象とする MFICU[6]である。

2 集中治療の特徴

1 入室基準

　ICU には，重篤な生命の危機的状態にあって回復の見込みがある患者を収容する。全身状態が変化しやすく，1つの機能が悪化すると連鎖的にほかの機能を悪化させる状態の患者である。ただし，原則として伝染性疾患や精神疾患患者は除外される。

- 手術後の患者（とくに合併症がある）
- 呼吸管理を必要とする患者
- 心筋梗塞および重症不整脈のある患者
- 心不全または心停止があった患者
- 意識障害・昏睡がある，または痙攣が頻発する患者
- 急性腎不全のある患者
- 急性大量出血患者
- 臓器移植をした患者

2 治療環境

　ICU では局所治療よりも全身管理が主体となる。治療を強化して提供するために必要となるさまざまな医療機器が設置されている。医療機器はME[7]機器ともいわれ，検査や診断・治療，監視などに用いる電子機器の総

1）ICU：intensive care unit の略。
2）CCU：coronary care unit の略。冠疾患集中治療室。
3）SCU：stroke care unit の略。脳卒中集中治療室。
4）RCU：respiratory care unit の略。呼吸器疾患集中治療室。
5）NICU：neonatal intensive care unit の略。新生児集中治療室。
6）MFICU：maternal fetal intensive care unit の略。母体・胎児集中治療室。
7）ME：medical engineering の略。

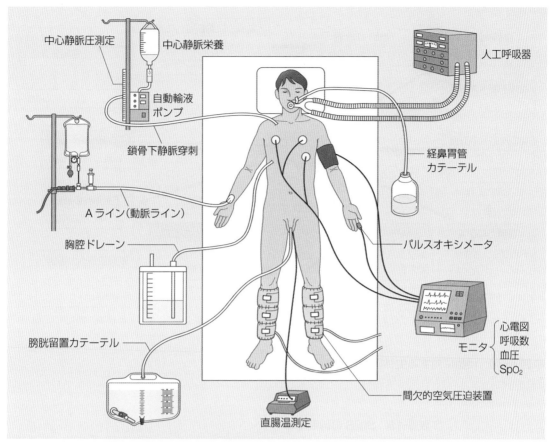

中心静脈圧測定
中心静脈栄養
自動輸液ポンプ
鎖骨下静脈穿刺
Aライン（動脈ライン）
胸腔ドレーン
膀胱留置カテーテル
直腸温測定
人工呼吸器
経鼻胃管カテーテル
パルスオキシメータ
間欠的空気圧迫装置
モニタ ｛心電図 呼吸数 血圧 SpO₂｝

○ 図 5-37　ICU 入室患者の状態（治療環境）の例

称である。人工呼吸器，透析装置，心電図モニタ，輸液ポンプなどがある。
1 人の患者に同時に複数の ME 機器を使用することが多く，患者は機器類に
取り囲まれている。さらに，各種ドレーンや膀胱留置カテーテルなどが挿入
されており，患者は拘束感が強い環境におかれている（○ 図 5-37）。

❸患者の特徴

　生命の危機的状況にある患者には，なんらかの**侵襲**がある。疾患や病態に
よる影響，恐怖や興奮などの精神的刺激，手術や治療などにより，生体内の
恒常性（ホメオスタシス）を乱される。恒常性を取り戻すために生体防御反応
を示す（○ 図 5-38）。また，侵襲によって炎症反応が全身に及んだ状態を**全身
炎症反応症候群（SIRS[1]）**という（○ 表 5-19）。

　患者は医療機器のたすけがないと生命を維持できず，状態の変化も早い。
自分で身体の異常を知らせることができない場合が多く，医療機器の装着や
体動制限などから安楽が阻害された状態にある。安静による筋力低下や関節

1）SIRS：systemic inflammatory response syndrome の略。

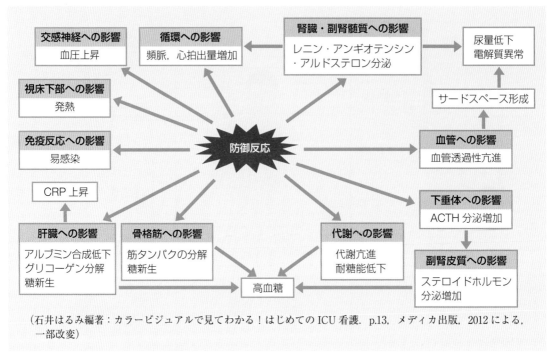

（石井はるみ編著：カラービジュアルで見てわかる！はじめてのICU看護. p.13, メディカ出版, 2012による, 一部改変）

◆図 5-38 侵襲に対する生体防御反応

◆表 5-19 SIRS の診断基準

項目	基準
体温	36℃以下または 38℃以上
脈拍	90 回/分以上
呼吸	呼吸数 20 回/分以上または $PaCO_2$ 32 mmHg 以下
白血球数	12,000/mm³ 以上または 4,000/mm³ 以下または幼若白血球 10% 以上

上記の 2 項目以上を満たすときに診断される。

拘縮などが生じ，セルフケア能力が低下する。気管挿管中の患者は発声できず，言語的コミュニケーションが障害されやすい。さらに，死への恐怖や不確実な未来，特殊な環境におかれたことなどによって心理的危機状態にある。家族も同様に心理的危機状態にあり，ケアを必要としている。

3 集中治療を受ける患者の看護の実際

■ICU の看護師の役割

看護師は集中治療を受ける患者の特徴を理解し，身体面だけでなく心理面・社会面にも目を向けて看護を実践する役割がある。ICU における看護の目的は，患者の生命力を高めて回復を支援し，QOL の向上をめざすこと

である。
- 生体防御反応や治療効果を集中的に観察する。
- 高度な身体ケア技術を習得し，医療機器を適切に取り扱う。
- 安楽を重視したケアを行い，日常生活を維持できるようかかわる。
- 標準予防策を遵守し，易感染状態の患者の感染を予防する。
- 強い不安をもっていることを理解し，支持的にかかわる。
- 患者・家族を 1 つのシステムとしてとらえてケアを行う。
- 多職種からなるチーム医療を提供するためのさまざまな調整を行う。

■患者の全身状態の把握

　血圧(収縮期血圧/拡張期血圧，脈圧)，心拍数(脈拍)，呼吸，体温を確認する。バイタルサインは循環作動薬などの薬剤の影響や医療機器の設定変更などの影響で変化する可能性があるため，これらの要因を考慮して患者の状態を把握する。

　また，SIRS の徴候を確認するため，血液検査データの血球数もバイタルサインと合わせて確認する。さらに，臓器・系統別のフィジカルアセスメントにより，患者の状態を評価する。

1 呼吸器

　視診，聴診，触診，打診の順で観察する。咳嗽・喘鳴(ぜんめい)・呼吸困難・分泌物貯留の有無，血液ガス値，胸部 X 線写真なども確認してアセスメントする。

2 循環器

　視診，触診，聴診を行い，胸痛・息切れ・起座呼吸・浮腫・動悸・チアノーゼ・冷感の有無なども確認する。

3 消化器

　視診，聴診，打診，触診の順で行う。腹痛の有無や皮膚の色の変化，腹部の大きさや左右差などを確認する。

4 神経

　意識レベルの変化，頭痛・めまい・痙攣・麻痺・不随意運動・せん妄の有無などを観察する。意識レベルはジャパン-コーマ-スケール(JCS，3-3-9 度方式)またはグラスゴー-コーマ-スケール(GCS)で評価する(◎ 147 ページ)。

5 体液・電解質

　水分出納，尿量を確認する。

6 血液状態・感染

　出血時間，血小板，凝固能，発熱の有無などを確認する。

■ベッドサイドケア

　身体的・心理的側面からアセスメントを行い，必要なケアを随時実施する。基本的なベッドサイドケアに加え，治療・処置のベッドサイドケアを行う。

■1 呼吸管理

　患者は低酸素血症をきたしやすいため，早期発見と酸素不足の改善が必要なケアとなる。バイタルサインの変動に注意し，血液ガスデータなどをモニタリングしながら，気管挿管を含めた急変時の対応ができるよう準備する。気管内吸引や口腔・鼻腔内吸引，排痰ケア，口腔ケア，早期離床などを行う。

■2 循環管理

　患者は出血などによって循環血液量減少性ショックに陥ったり，心疾患や心臓血管外科術後では心原性ショックをおこしたりすることがある。循環動態を維持する輸液は複数の輸液ポンプを使って厳重に管理し，輸液が過度になっていないか中心静脈圧をモニタリングする。尿量やバイタルサイン，末梢の冷感などの変化を見逃さず，変化を医師に報告する。

■3 栄養・代謝管理

　患者はストレスホルモンの影響を受けて基礎代謝が亢進し，重度の栄養障害，免疫能低下，創傷治癒の遅延などの合併症を引きおこすことがある。経口摂取できない場合が多いため，高カロリー輸液や経腸栄養によって栄養を補給する。長期にわたる高カロリー輸液は高血糖などの代謝障害や中心静脈カテーテルからの感染をおこす可能性があるため，血糖値を観察し，カテーテル感染を予防する。経腸栄養を行うときは頭部を30〜45度挙上し，逆流予防と注入速度に配慮する。

■4 鎮痛・鎮静管理

　患者は多くの苦痛があり，快適性と安全性を確保するために鎮痛・鎮静が行われている。麻薬や向精神薬など，厳重に保管や投与法を管理しなければならない薬剤も多く用いられている。薬剤の基本的な知識を身につけ，副作用の有無など患者の状態を観察しながら投与する。

■5 ドレーン管理

　治療や手術後の管理の目的で挿入されているさまざまなドレーンを適切に管理する。設定や固定位置を確認し，体位変換時などに事故抜去しないように危険を予測しながらケアを行う。適宜，挿入部位や排液量・色・性状などを観察して異常を早期発見し，異常があれば医師に報告して対処する。

■6 精神的援助

　ICUの環境が精神の不安定をまねき，患者が突然に暴れだしたり無気力な状態になったりすることがある。安全管理の側面でも危険が多くなり，患者の予後にもかかわってくる。自分のおかれた事態を理解できず受けとめられない患者の不安，生命の危機にある患者を支える家族の不安を理解する。患者が現実を受け入れられるように，支持的でおだやかな環境をつくり，家族の支援などを行う。

④ 集中治療室の弊害

　　ICU では治療・処置をするための照明によって昼夜の区別がつかなくなったり，時間の観念を失ったりする。また，身体に装着された医療機器の音や医療者の声などが騒音となって睡眠障害を生じるなど，患者はつねにストレスと不安をいだいている。家族も多くの不安をもっている。

　　不安やストレスにより身体的な苦痛が増すだけでなく，治療に協力が得られずドレーン類を抜去するなど，生命の危機につながることもある。治療への協力を得られるように患者・家族とコミュニケーションをはかり，信頼関係を築くことで不安を緩和し，身体的な苦痛軽減に努めていく。

●参考文献
1）石井はるみ：カラービジュアルで見てわかる！　はじめての ICU 看護. メディカ出版, 2011.
2）宇都宮明美編：写真＆図解で完全マスター！　ICU のベッドサイドケア. メディカ出版, 2014.
3）道又元裕監修：ICU ビジュアルナーシング. 学研メディカル秀潤社, 2014.
4）早川弘一ほか編：ICU・CCU 看護. 医学書院, 2013.

まとめ

- 集中治療室(ICU)は，外科・内科系疾患を問わず，24 時間体制で急性の重症患者を治療する場所をいう。特定の疾患や新生児・妊婦などを対象とする細分化された ICU を設置している病院もある。
- ICU では患者 1 人に複数の ME 機器が使用され，患者は機器類に取り囲まれて拘束感の強い環境におかれている。
- 患者は原疾患や手術等の治療に伴う侵襲によって生体内の恒常性が乱され，その代償としてさまざまな防御反応を示す。
- ICU の看護師は，患者の生命力が高まるように，身体的・心理的側面からアセスメントを行い，必要とされるケアを実施していく。

復習問題

❶ 〔　〕内の正しい語に丸をつけなさい。

▶ ICU は回復の見込みの〔①ある・ない〕患者を収容する。

▶ ICU では〔②局所治療・全身管理〕が主体となる。

❷ 次の文章の空欄を埋めなさい。

▶ 新生児を対象とする ICU を〔①　　　　〕という。

▶ 侵襲により炎症反応が全身に及んだ状態を，〔②　　　　　　〕症候群という。

放射線療法を受ける患者の看護

1 放射線療法の意義・目的

放射線療法とは● 　放射線療法は，病巣部（がん）に放射線を照射し，がん細胞を死滅させ，腫瘍を消失・縮小させることを目的として行われる。手術療法や化学療法とともに，がんの3大治療法の1つであり，それぞれの治療を単独，あるいは組み合わせた集学的治療が行われる。近年の放射線治療装置や治療技術の進歩により，放射線治療の適応の拡大は目ざましく，大きな効果をあげている。

　放射線は，細胞のDNAに作用し，細胞の分裂・増殖する機能を消失させ，アポトーシスという機能[1]を増強することで細胞を破壊する。がん治療において，放射線は正常細胞に対しても同じ作用をもつが，がん細胞より正常細胞の障害の程度は軽く，照射前の状態に回復するまでの時間も短いとされる。放射線治療は，こうした正常細胞とがん細胞の放射線に対する感受性・反応性の差を利用し，細胞・組織・臓器に対する効果をふまえて行う治療であり，根治治療のほか，手術療法の補助的治療，再発予防，症状緩和などを目的に行われる。

2 放射線の特徴

■1 放射線の種類

　放射線は，物質を形成する原子がもつ原子核が，みずからが安定するために放出した過剰なエネルギーのことである。放射線は目に見えないが，私たちは宇宙や大地から絶えず放出される自然放射線を受けながら生活をしている。放射線は，**電磁放射線**と**粒子放射線**の2種類に大きく分けられ，さまざまな種類がある（●表5-20）。

　電磁放射線は，空間を波のように伝わっていく高いエネルギーをもった放射線で，一般的に**電磁波**とよばれている。電波や可視光線も電磁波であり広義の放射線であるが，周波数が低くエネルギーが低いため，一般的にはほかの放射線と区別される。

　粒子放射線は，物質の粒子（原子を構成する原子核や電子）の高速な動きから生じる，高い運動エネルギーをもつ放射線である。このうち，電子の流れを電子線，原子核の流れを陽子線や重粒子線などとよぶ。

　放射性物質が放射線を出す能力のことを**放射能**とよび，その強さを**ベクレル**（Bq）という単位であらわす。治療によって放射線からどれだけのエネル

1）アポトーシス：生物の細胞に本来備わっている，みずからを死滅させる（細胞死）機能のことをいう。生命維持や成長発達の過程において，役目がなくなった細胞や異常が発生した細胞などでおきるとされ，がん組織ではこの機能がうまくはたらいていないといわれている。

⬇ 表 5-20　放射線の種類

電磁放射線（電磁波）	X線，γ線，電波，光（赤外線，可視光線，紫外線）など
粒子放射線（粒子線）	電子線，陽子線，重粒子線（おもに炭素線）など

⬇ 表 5-21　放射線の単位

単位（読み方）	意味	医療への適用
Bq （ベクレル）	放射線を出す能力（放射能）の強さ	● 核医学での投与量
Gy （グレイ）	放射線からどの程度のエネルギーを受けたか（吸収線量）	● 放射線療法の治療計画 ● 放射線診断の線量評価 （通常使用される単位：mGy，μGy）
Sv （シーベルト）	放射線を受けたとき（被曝）の人体への影響	● 医療関係者や一般人の被曝管理 （通常使用される単位：mSv，μSv）

＊m（ミリ）は 1/1,000，μ（マイクロ）は 1/1,000,000 を示す。

ギーを受けたか（吸収線量）をあらわす単位は**グレイ**（Gy）が用いられる。医療関係者などの被<ruby>曝<rt>ひばく</rt></ruby>管理には，放射線の種類やエネルギーに関係なく，**シーベルト**（Sv）を用いる（⬇ 表 5-21）。

■ 放射線の性質と作用

放射線の性質のうち，おもに次の特性が活用されている。

①**透過力**　強いエネルギーによって物質を透過する（通り抜ける）力をいう。透過力は放射線の種類によって異なる。そのため，<ruby>遮蔽<rt>しゃへい</rt></ruby>が可能な物質も放射線によって異なる。

②**電離作用**　放射線が物質を透過する際，物質を構成している原子にエネルギーを与え，電子を分離させる作用をいう。

生体に放射線が照射されると，細胞内を透過する際に水分やタンパク質などと衝突し，電離作用をおこす。分離されはじき出された電子はほかの物質と衝突することで電離が連鎖的におこる。その結果，がん細胞の DNA が損傷を受け，細胞分裂ができなくなったがん細胞は増殖できず死滅する。

治療で用いられる放射線は，電磁波の **X線・γ線**と**粒子線**である。電磁波は粒子線に比べて生体内の透過力にすぐれている。一方，粒子線は生体のある深さまでしか到達しないという特徴があり，X線に比べてがん病巣周囲の組織に強い副作用をおこすことなく，標的となる病巣に十分な線量を照射することが可能となる。粒子線のうち，重粒子線はほかの放射線の 2〜3 倍の生物学的効果（細胞殺傷率）を有し，先端的な放射線療法に用いられている。

■ 放射線感受性

細胞や組織・臓器によって異なる放射線の影響の受けやすさを**放射線感受性**という。<ruby>哺乳<rt>ほにゅう</rt></ruby>動物の細胞の放射線感受性は，その種類と状態によって異なり，次の法則をふまえて放射線療法が行われている（**ベルゴニー–トリボンドーの法則**）。

- 細胞の分裂頻度の高いものほど感受性が高い
- 将来行う細胞分裂の数が多いものほど感受性が高い
- 形態および機能が未分化のものほど感受性が高い

　つまり，正常な組織と比較して腫瘍の増殖のスピードは速い（分裂頻度が高い）ため，感受性は高い。また，造血器（骨髄）や生殖腺，成長段階にある小児（胎児も含む）も感受性が高いといえる。

3 放射線療法の特徴

1 目的に応じた放射線療法

　放射線療法は以下の目的で行われる。通院治療が可能であり，一般的に化学療法よりも全身への影響は少ないとされる。

　①根治的治療　完全に腫瘍（がん）を消失させることを目的に行う。病巣部を切除しないので，形態や機能を温存できる。また，手術できない部位でも治療（照射）できる。頭頸部がん，網膜芽細胞腫，悪性リンパ腫，子宮頸がん，肺がん，食道がん，前立腺がん，皮膚がんなどで行われる。

　②手術療法の補助療法　手術によってがん細胞が散らばる可能性がある場合，腫瘍を縮小して手術しやすくするために，手術前に放射線照射を行う。手術後には，切除しきれなかった可能性があるがん細胞を標的に，再発予防を目的に行う。乳がんの乳房温存術後の残存乳房への照射が代表的である。

　③再発治療（手術後の再発に対する治療）　手術した部位から再発した一部のがんでは，遠隔転移がなければ放射線治療で治癒する可能性があり，適用される。化学療法と併用する場合もある。また，再発したがんによる症状を緩和する目的でも行われる。

　④緩和的治療　腫瘍の状況から治癒が見込めない場合，腫瘍の縮小による延命，身体症状の軽減による QOL の向上を目的に行う。骨転移による疼痛，腫瘍増大による出血，血管閉塞，気道狭窄，消化管や尿路の通過障害などの緩和をはかる。

2 放射線の照射方法

　照射方法には，**体外照射**（外部照射法）と**密封小線源治療**がある。一般的には，放射線療法は体外照射のことと認識されている。

　①体外照射　身体の外から治療用装置を用いて放射線を照射する方法である。正常組織と腫瘍組織の放射線感受性の差を利用し，正常組織の回復を待ちながら，短時間・何回にも分けて分割照射を行う。一般的には，約4〜6週間行われるが，途中で休止すると効果が低下してしまう。なお，体外照射は局所（腫瘍）への分割照射がほとんどであるが，白血病の骨髄移植前や小児の場合には全身照射を行うこともある。

　②密封小線源治療　放射性物質を針やカプセル状の個体に加工したもの（放射線源）を直接身体の組織（舌や前立腺など）や体腔内（子宮や食道など）に

◎ 表5-22　放射線療法に伴う有害反応の例

部位	急性有害反応	晩発性有害反応
全身	放射線宿酔(倦怠感, 吐きけ・嘔吐, ふらつき, 食欲不振, 味覚変化など)	(放射線誘発がん)
造血器	白血球の減少, 血小板の減少	—
粘膜・皮膚	粘膜刺激症状(鼻汁, 流涙など), 皮膚炎, 紅斑, 落屑, びらん, 脱毛	皮膚壊死, 潰瘍, 肥厚, 色素沈着
消化管	消化管炎(食道炎, 胃炎, 腸炎など), 吐きけ・嘔吐, 出血, 下痢, 肝機能低下	消化管潰瘍, 穿孔, 消化管狭窄, 腸閉塞, 肝機能低下
腎・泌尿器	尿道炎, 頻尿, 血尿	膀胱萎縮, 頻尿, 血尿, 腎機能低下, 腎不全
生殖器	精子減少, 月経異常	不妊
骨	—	骨壊死, 骨粗鬆症, 骨折, 成長障害(小児)

挿入して治療する。一定期間留置して治療を行うため, 鉛材などで遮蔽した病室での入院が原則となる。

❸放射線療法に伴う有害反応

　放射線療法に伴って, 照射部位の正常細胞も影響を受ける。とくに分裂が盛んな正常細胞が影響を受けやすく, その死滅が原因で組織の機能低下がおこり, 部位(臓器)によってさまざまな症状がみられる。有害反応には, 治療開始後3か月以内に出現する**急性有害反応**と, それ以降の数か月もしくは年単位の時間経過ののちに出現する**晩発性有害反応**がある(◎ 表5-22)。急性有害反応には, 照射された臓器・組織に由来する局所性の有害反応と, 原因不明の全身性の有害反応があり, 治療を中断・中止すると改善する。晩発性有害反応は, 局所性のみで全身性はなく, 一般的に改善が困難である。

❹ 放射線療法を受ける患者の看護の実際

■放射線療法への不安のアセスメントと援助

　放射線療法にかかわる不安には, ①被曝に関する漠然とした不安[1], ②副作用(有害反応)に対する不安, ③治療の後遺症に対する不安, ④機械や治療室に対する不安, ⑤治療中の隔離に対する不安などがある。まずは, 患者や家族がどのように理解し, 感じているのか, 傾聴的なかかわりを通して具体的に把握する。放射線への誤解や偏見がある場合には, 正しい知識を提供し, 治療選択の意思決定と安心して治療に向き合えるための援助をする。

1) 欧米諸国のがん患者の6割が放射線療法を受けているのに対し, わが国ではがん患者の2〜3割に過ぎない。その背景の1つに, 世界唯一の被爆国であることから放射線への関心や副作用への懸念が強い可能性があると推測されている。

■確実な治療とその継続，安楽のための援助

　体外照射では，毎回同じ範囲に照射をすることが重要である。そのため，照射時の体位固定を正確に行うとともに，枕やサポート用具を活用して身体的苦痛の軽減に努める。また，皮膚に照射部位を示すためのマーキングがある場合は消失しないよう，多量の発汗や入浴中に強くこすることを避けるよう指導する。

　照射中の患者は，1人になることの孤独感，狭い台の上で体位を保持していることへの緊張感，機器類の音による苦痛などを感じている。治療室や治療時間に関する説明のほか，操作室からモニタで観察しておりマイクを通した会話が可能であることなどを事前に伝えておく。そして，照射の際には，残り時間を伝える，励ましの言葉をかけるなどのコミュニケーションをはかりながら，精神的な苦痛の軽減に努める。

　その他，体外照射は短時間の治療で期間が長いため，患者や家族は治療を休むことの影響を軽視しがちである。治療継続に伴う負担感に理解を示しながら，正常細胞とがん細胞の回復力の差をいかした分割照射が有効であることをていねいに説明し，休まずに継続することの治療効果について，患者が正しく認識できるよう援助する。

■有害反応の予防・緩和とセルフケアの援助

◼1全身性に生じる急性有害反応と看護援助

　①放射線宿酔（しゅくすい）　治療初日から数日に発症することが多く，乗り物酔いにも似た，倦怠感，吐きけ・嘔吐，ふらつき，食欲不振などの症状がおこる。原因は不明で，狭い範囲の治療ではほとんどおこらない。一過性の反応であることを伝え，十分な休息をとることや気分転換による症状の軽減をはかる。

　②骨髄抑制　化学療法と併用している場合に高頻度で生じる造血機能の抑制である。白血球や血小板の生成が少なくなる。血液データを把握し，感染や出血，貧血症状などに注意した日常生活の過ごし方を具体的に指導する。

◼2照射部位に生じるおもな急性有害反応と看護援助

　①放射線粘膜炎　咽頭・口腔・鼻腔や消化管粘膜などへの照射後に，鼻汁，流涙，下痢などの粘膜刺激症状がおこる。禁煙・禁酒の徹底や，安静に努めるよう説明する。

　②放射線皮膚炎　皮膚は必ず照射を受け，角化（かくか）細胞の機能低下によって脆弱化する傾向にある。そのため，治療開始前からスキンケアに関する知識と技術を提供し，継続して援助していく。治療開始直後の乾燥や発赤に始まり，悪化すると紅斑（こうはん），落屑（らくせつ），色素沈着，二次感染などがおこる。愛護的にスキンケアを行い，衣服やアクセサリーによる摩擦を避ける，ガーゼやテープをはらない，触れないなど，具体的に指導する。一過性の症状であり，回復力を高めることの意義を説明する。

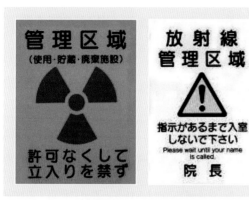

図 5-39　放射線管理区域の標識例

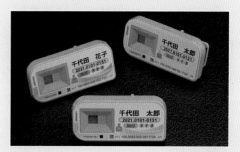

原則として女性は腹部，男性は胸部に装着する。
頭部に装着する場合もある。

（写真提供：株式会社千代田テクノル）

図 5-40　個人被曝線量計（ガラスバッジ）

3 晩発性有害反応の早期発見とセルフケアの援助

　晩発性有害反応は，治療後 4 か月以降に発症するもので，血管内膜の肥厚（ひこう）や変性に伴い，消化器潰瘍や穿孔（せんこう），脳浮腫などを発症する。また，結合組織の線維化により，肺線維症や腎硬化症，腸閉塞などを引きおこす。数年後に発症する場合もあるので，定期的に診察を受けて，出現の有無を確認することの必要性を伝え，早期対応につなげる。発症の頻度は高くはないが，一度発生すると，患者の QOL を長期または一生にわたり低下させる。看護師は急性有害反応と接する頻度が高いが，一過性ではない晩発性有害反応の発生を予防・減少させることも重要であることを認識する。

■放射線被曝からの防護

　病院の中で診断や治療のために放射線が取り扱われている区域を**放射線管理区域**（ 図 5-39）といい，医師や診療放射線技師，看護師らが従事している。この区域で作業する際には，放射線防護への正しい知識をもつ必要がある。

　放射線防護の 3 原則は，①**時間**（被曝時間はできるだけ短く），②**距離**（線源からなるべく距離をとる），③**遮蔽**（線源と身体の間に遮蔽物を置く）である。一般的な体外照射では，照射中以外は防護の必要はない。密封小線源治療などで放射性物質を扱う場合は，医療者は不要な被曝を避けるための防護が不可欠である。

　放射線治療に従事する医療者は，個人被曝線量計（フィルムバッジ，ガラスバッジなど， 図 5-40）を装着し，被曝量を管理することが義務づけられている。なお，胎児の被曝を避けるため，女性の医療者や患者においては，妊娠の可能性について留意する必要がある。

●参考文献
1）唐澤久美子・藤本美生編：がん放射線治療 パーフェクトブック．学研メディカル秀潤社，
2016．
2）久米恵江ほか編：がん放射線療法ケアガイド，新訂版．中山書店，2013．

まとめ

- 放射線療法は，手術療法や化学療法と並んでがんの3大治療法の1つであり，治療技術の進歩により適応の拡大が目ざましい。
- 放射線は電磁放射線（電磁波）と粒子放射線（粒子線）に分けられる。治療で使用する放射線は，電磁波のX線・γ線と粒子線である。
- 放射線の感受性は細胞や組織によって異なり，ベルゴニー–トリボンドーの法則がなりたつ。

復習問題

❶ 〔　〕内の正しい語に丸をつけなさい。

▶ 放射線感受性は〔①正常・腫瘍〕組織，〔②小児・成人〕のほうが高い。

▶ 放射線宿酔は〔③急性・晩発性〕有害反応である。

❷ 次の文章の空欄を埋めなさい。

▶ 放射線の吸収線量をあらわす単位は，〔①　　〕である。

▶ 放射線防護の3原則は，〔②　　　〕・〔③　　　〕・〔④　　　〕である。

透析療法を受ける患者の看護

1 透析療法の意義・目的

透析療法とは● 　腎臓は，血液を濾過して不要な水分や電解質(ナトリウム・カリウム・リンなど)，老廃物(尿毒素)などを尿として体外に排泄し，必要なものを再吸収するというはたらきをしている。この機能が低下すると，尿が生成されなくなり，水分・電解質のバランスや酸塩基平衡の調整がくずれ，生命維持に影響を及ぼす。**透析療法**は，機能が低下した腎臓の役割の代替を目的に，本来は尿として排泄されるべき物質を，機器や薬液を用いて人工的に除去する方法である。

2 透析療法の特徴

　腎機能低下の代表的な原因に**慢性腎臓病(CKD[1])**がある。慢性的に持続(3か月以上)する腎疾患をさし，生活習慣病(糖尿病・高血圧など)や慢性腎炎がそのおもな原因とされる。日本の CKD 患者は約 1330 万人(成人の 8 人に 1 人)と推計され，新たな国民病といわれている。腎機能低下が進行し，正常のおよそ 15% 以下になると，透析や移植などの腎代替療法の適応とされる。透析療法の適応となった疾患の約 4 割が糖尿病性腎症，約 2 割が慢性糸球体腎炎である。

　腎機能低下に対する根本的な治療は**腎移植**であり，透析療法は**対症療法**として位置づけられる。透析療法には**血液透析**と**腹膜透析**があり，腎移植を受けない限り一生継続する必要がある。2019(令和元)年末のわが国の慢性透析患者数は約 34 万人であり，その 97% が血液透析，3% が腹膜透析を行っている[2]。

■血液透析

　血液透析は，血液を体外へ取り出し，**ダイアライザー**という半透膜などでつくられた血液透析器に通すことで血中の老廃物や余分な水分を取り除く方法である(◯ 図 5-41)。これには血管に針を刺して血液を連続的に取り出す装置(**バスキュラーアクセス**)が必要であり，手術によって前腕の動脈と静脈を皮下でつなぎ合わせて**シャント**(血液の取り出し口)を作成する(緊急時は大腿静脈カニューレを挿入して透析を行う方法もある)。

　透析療法には,血液と透析液との濃度の差を利用した「拡散」の原理と,透

---

1) CKD：chronic kidney disease の略。
2) 日本透析医学会：わが国の慢性透析療法の現況. (https://docs.jsdt.or.jp/overview/index.html)(参照 2021-11-01)

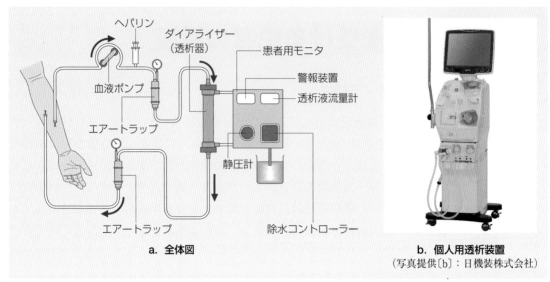

へパリン
ダイアライザー
（透析器）
患者用モニタ
警報装置
透析液流量計
血液ポンプ
エアートラップ
静圧計
エアートラップ
除水コントローラー

a. 全体図

b. 個人用透析装置
（写真提供〔b〕：日機装株式会社）

○ **図 5-41　血液透析のしくみ**

析液の圧を高めることによる「濾過」の原理が用いられる。標準的には1回あたり4〜5時間を要し，週2〜3回行う必要がある。

■腹膜透析

　腹膜透析は，自身の腹膜を透析膜として用いて，腹腔内に浸透圧が高い透析液を一定時間(20〜60分程度)停留させ，腹膜を介して血液を浄化して排液する方法である。透析液の入ったバッグを1日数回(4回程度)交換して行う**連続携行式腹膜透析**(CAPD[1])が主流であるが，夜間就寝中に機械で自動的に透析液を交換して行う**自動腹膜透析**(APD[2])という方法もある。自宅や職場など社会生活のなかで行うことが可能で，血液透析に比べて身体への負担が少ないが，毎日行う必要がある。

③ 透析療法を受ける患者の看護の実際

　透析療法の開始を余儀なくされた場合，血液透析と腹膜透析のいずれかを患者が選択する。その際，それぞれの特徴や違いを患者が正しく認識し，自身の生活状況などをふまえ，適切に選択できるよう支援する。
　以下，血液透析を受ける患者への看護を中心に述べる。

1）CAPD：continuous ambulatory peritoneal dialysis の略。
2）APD：automated peritoneal dialysis の略。

■透析導入期の看護

❶腎機能低下に伴う苦痛の緩和

　透析導入の時期は，尿毒症による吐きけ・嘔吐，食欲不振，浮腫，呼吸困難，皮膚の瘙痒感などの苦痛症状が出現し，ADL も低下傾向にある。患者の症状を把握し，安楽な体位の保持，指示された薬物の適切な投与，食事内容の工夫などを行い，症状の緩和に努める。

❷シャントの造設と管理

　患者の動脈と静脈とを外科的に吻合すると，静脈に動脈圧の血液が流れ込み，静脈が発達して太くなる。皮膚のすぐ下に高流量の血管（シャント）を作成し，これをバスキュラーアクセスとして血液透析を行う。通常，利き手と反対側の前腕につくられる。シャント造設後は，その保護と狭窄・閉塞の予防が重要であり，シャント肢の圧迫，打撲・外傷を避け，シャント部のスリル（振動）の触診と血流音の聴診によって血流の状況を定期的に確認する。

❸セルフケアの支援

　患者の多くは，これまでの経過のなかで長期的に食事制限や水分管理などを行ってきている。その状況を把握するとともに，透析導入後も自己管理が不可欠であることを患者や家族に説明し，その継続を支援する。

❹精神的支援

　患者は透析という治療そのものへの不安のほか，社会生活や経済的問題への不安などをかかえている。また，患者の多くは透析だけは避けたいとの思いで闘病してきており，透析導入という事態に精神的ショックを受け，今後を悲観的に考えている場合がある。患者の訴えを傾聴するとともに，尿毒症による身体症状が落ち着いた段階を見はからい，透析治療のしくみや実際に関する説明，社会復帰の状況や社会資源の活用に関する情報提供などを行う。

■透析実施時の看護

　透析を行う日は，実施の前後で体重測定や血液検査を行い，水分除去量の目標設定や治療効果の判定がなされる。透析開始時には，血圧測定と身体症状の有無，シャント部位の観察を行う。

　透析療法中は，血圧が変動しやすいため，適宜バイタルサインを測定する。また，頭痛・吐きけ・嘔吐などを呈する不均衡症候群（導入初期におこりやすい）や，胸部症状，呼吸困難などの有無を確認する。透析終了後も継続して全身状態を観察するとともに，抜針後のシャント部の止血状況を確認する。

■透析維持期の看護

　透析治療開始後は，それまで行ってきたタンパク質制限や安静療法は不要となるが，水分・電解質の制限と体重管理をより厳密に行う必要がある。長期的な合併症のおもなものは心不全や高血圧であるが，これらの予防におい

ても適切な食事療法と体重管理が重要となる。また，透析患者は抵抗力が低下しており，感染症をおこしやすい。シャント部位の感染はもちろん，口腔内や全身の清潔保持を心がけ，肺炎などの感染症を予防する必要がある。

　近年の医学と透析療法の技術進歩によって，患者の透析期間は何十年という単位で長期化している。個々の患者の生活状況を把握し，社会復帰や就業の継続に必要な支援を検討するなど，患者のQOL向上を目ざしたかかわりが不可欠である。

●参考文献
1）渋谷祐子編：はじめてでもやさしい 透析看護. 学研メディカル秀潤社, 2015.

まとめ

- 透析は対症療法であり，腎移植を受けない限り一生涯継続する必要がある。
- 透析には血液透析と腹膜透析があるが，日本の患者の大半は血液透析を選択している。
- 透析維持期では水分・電解質の制限と体重管理を行い，心不全などの合併症を予防する。

復習問題

1〔　〕内の正しい語に丸をつけなさい。

▶ シャントは，〔①利き手・利き手の反対側〕の前腕に作成する。
▶ 不均衡症候群は，透析の〔②導入初期・維持期〕におこりやすい。

2 次の文章の空欄を埋めなさい。

▶ 透析療法の目的は，機能が低下した〔①　　　〕の役割を代替することである。
▶ 血液透析で作成する血液の取り出し口を，〔②　　　〕という。

精神療法を受ける患者の看護

1 精神療法の意義・目的

精神療法とは● 精神療法は，なんらかの心理的問題をもつ患者と治療者の心理的交流を通して症状や障害の改善を目ざす治療のことである。薬物を用いた薬物療法や身体に物理的にはたらきかける身体療法などに対して，精神療法では心理的な手段を用いて患者の心身にはたらきかけるため，**心理療法**ともよばれる。

精神療法の対象は，おもに神経症性障害や心身症の患者であるが，統合失調症や双極性障害(躁うつ病)・アルコール依存・薬物依存・自閉症・精神発達遅延などの患者にも有効である。また，その基本手法は，精神疾患患者に限らず，一般患者の心理的問題の解決にも応用できる。

2 精神療法の特徴

精神療法は，その基本となる**支持的精神療法**(一般精神療法)と，特定の理論に基づく**特殊精神療法**に大きく分けられる。治療者(一定のトレーニングを受けた医師，心理士，看護師，ソーシャルワーカーなど)と患者が1対1で向き合うかたちで実施されることがほとんどだが，集団や家族を対象に実施されることもある。

言葉を介したやりとり(対話)がおもな手段になるが，音楽や絵画などによる非言語的な交流も精神療法に含まれる。患者と治療者との**信頼関係**がなければ，精神療法は成立しない。また，心理的交流を介して行われる治療であるため，精神療法を行う治療者はもちろん，診察室の環境やほかの医療スタッフの存在など，治療におけるさまざまな因子の影響を受ける。

精神科医にとっての精神療法とは，外科医にとっての手術と同じだといわれ，侵襲性が高い一方で期待される効果は大きく，精神科医療において重要な治療技術である。治療者の言葉や態度が治療効果に大きな影響を与えることを念頭にかかわる必要がある。

■支持的精神療法(一般精神療法)

精神療法の基本であり，支持的対応を基本にしてかかわることによって，心理的問題の解決を目ざす治療方法である。カウンセリングの概念と共通する部分をもち，明確に区別されない場合もある。一般的には，精神療法が神経症性障害を主とする心の 病 の治療を意味するのに対して，カウンセリングはより健康度の高い人々を対象とした，心の成長の促進や自己洞察・問題解決への支援を意味するものとして区別されることが多い。

双方とも，患者を理解・共感し，励まし，悩みを解決する方法を発見する

ヒントを提示するまでが治療者の役割で，患者自身が解決法を発見し実行することを原則としている。いずれの場合も，患者を1人の人間として尊重し，その訴えに耳を傾けることから始まる。患者は本当の思いをすなおに話すことで，自分の本当の心に気づき，かかえる問題を客観的にとらえることが可能となる。このような支持的なかかわりは，精神疾患に限らず，日常の看護場面における患者との関係形成に応用できる。

支持的精神療法は，次の要素から構成される。

①**傾聴**　患者の気持ちにすなおな関心を向け，表現をたすけながらていねいに話を聴く。このとき，一方的に意見を言ったり説得したりせず，沈黙の場合も患者からのメッセージの1つとして，その意味を考えながら，患者の状況を理解しようと努めることが重要である。

②**共感**　患者に感情移入し，あたかも自分が同じような経験をしたようにそのときどきの感情を感じることをいう。ただし，「同情」ではなく，あくまでも客観的な観察者として心理的な距離を保つとともに，自分の価値観と照らし合わせ，患者と異なる視点で考察することが求められる。

③**患者の自己洞察と対処方法の支援**　患者は治療者に本当の思いをすなおに話すことで，自分の本当の心に気づき，自分の心がかかえる問題と現在の苦境に自分がどのように対処しているのかを認識する（自己洞察）。治療者はその過程を見まもり，患者が行っている対処方法や行動を支えるよう援助を試みる。

■特殊精神療法

特定の理論に基づいた治療法であり，認知行動療法，森田療法，催眠療法，箱庭療法，精神分析療法など多様な種類がある。たとえば，認知行動療法は，認知のゆがみ（思いつきを信じ込む，なんでも自分をせめる，白黒をつけずにいられない，自分の関心のあることだけを大きくとらえるなど）によって感情や行動に異常があらわれるという考えに基づき，現実にそって対応できるようにそれを修正しようとする治療法である。患者の感情や悩みではなく，認知と行動にはたらきかける点が特徴とされる。うつ病や不安神経症をはじめとするさまざまな精神障害および心身症に有効なことが知られ，今後の展開の可能性への期待が大きいことから，近年注目されている。

■対象者の人数による精神療法の分類

①**個人精神療法**　患者と治療者の1対1の関係のなかで行われる。代表的なものは前述の支持的精神療法であるが，その他に自律訓練法，催眠療法，内観療法，森田療法，認知行動療法，芸術療法，精神分析療法などがある。

②**集団精神療法**　集団（グループ）で，おもに言語的なかかわりを通して行われる。同じ場所や時間，目的を共有することで生まれるさまざまな相互作

用を通し，自分が社会的な存在であることや，人とのかかわり方などを学ぶ。4〜6人の小グループ，7〜10人の中グループ，それ以上の人数は大グループに分類される。治療者が1人の場合は小グループが適当とされる。

治療内容は，教育的なものや自己啓発的なものなど，集団を構成する患者の目標によって異なる。統合失調症の患者や引きこもりなど，他人と接する場面での適切な行動に困難をかかえる人に対するトレーニング（社会生活技能訓練）や，心理劇などがある。

③**家族精神療法**　個人を取り巻く家族関係や家族員全体を対象として行われる。家族とともに問題解決をしたり，家族自身の力で問題解決していくことを援助する。精神的に障害のある患者に対して，症状や原因を本人のみならず家族との関係にも関連したものとしてとらえ，患者を含む家族全体を対象として行う治療法である。

❸ 精神療法を受ける患者の看護の実際

精神療法はおもに言語を媒介とした面接によって行われる治療であり，看護師が治療者として携わる場合には，看護師自身が精神療法的支援の基本的な理論と方法を習得する必要がある。当然のことながら，治療に直接携わらない場合であっても，患者と適切にコミュニケーションをとることが看護師には求められる。

精神療法を必要とする患者の場合，疾患や薬物療法の影響によって，患者のコミュニケーションの手段や内容が影響を受けることも多い。そのようななかで，傾聴や共感といった意識的なかかわりを通して患者との関係形成を進める必要がある。この際，看護師によって態度が異なったり，そのときの感情によって患者への対応が異なることは望ましくない。チームで看護方針を統一することはもちろん，医師の治療方針との一致も確認し，一貫した態度で対応する。患者にとって，医療者側の対応にズレがないことが重要である。

◼1 相手に関心をもつ

患者をよく知ろうとするには，看護師が自分中心に考えることなく，患者がなにを感じているのか，その状況や気持ちに関心を向けることが必要である。このとき，看護師自身の「こうあるべき」という価値観を外し，患者の話をありのままにすなおに聴くことが重要である。患者が用いた言葉を別の言葉でおきかえて表現することは，精神療法においては患者に関心をもっていないというメッセージとして伝わってしまう場合もある。

◼2 患者の立場にたつ

患者の気持ち（苦しさなど）を理解することは重要であるが，まったくの他人で，立場や経験が異なる患者の気持ちを自分の気持ちのように感じることは容易ではない。「たいへんですね」「気持ちはよくわかります」と安易に発

言することによって，患者を不快な気持ちにさせる場合もある。

　重要なのは，患者の感じている苦痛や，それが生活をどのように妨げているかなどについて質問することである。それを通して患者の苦境をより具体的に理解し，「たいへんだな」「つらいだろうな」と自然に感じるようになる。このような感情は看護師の言動にもあらわれ，患者も自分の苦しみ，少なくともその一部が看護師に通じたと感じることができる。

❸ よい聴き手になる

　患者は看護師に共感を求めている。患者の気持ちを自分の感情であるかのように感じることが重要である。患者の話す内容が事実か否かにかかわらず，まずは患者のペースに合わせ，じっくりと聴く。このとき，患者が「聴いてもらえた」と実感できるよう，共感した気持ちを伝え，理解が不十分な場合には聞き返すことも必要である。

　患者は看護師に評価を求めていないため，自分の価値観を押しつけることや，「よい」「わるい」といった評価は不要である。患者自身の人生であることを忘れず，患者の価値観を尊重し，自己決定できるよう支援する。だが，無意識のうちに看護師の価値観でとらえてしまう場合もあるため，つねに自身の判断を客観的にふり返る必要がある。

❹ みずからの限界をわきまえる

　看護師は患者と最も身近に接する立場にあり，支持的なかかわりがつねに求められる。しかし，どれほど患者の立場にたって考えようとしてみても，患者の本当の気持ちや考えを知ることには限界がある。傾聴にあたっては，まずこのことをはっきりと自覚したうえで，患者の気持ちにすなおな関心を向けることが必要である。

　また，適切な知識をもたない看護師が精神療法にかかわってはならない。精神療法には副作用がある。副作用はさまざまであり，あらかじめ予測されて治療効果に反映させられるものもあるが，治療者が不用意に患者の心理にたち入ってしまった場合には，双方にとって不利益しかもたらさない。精神療法は薬物や器材を必要としないが，互いの心理的な交流であるからこそ，謙虚で慎重な姿勢が看護師には求められる。

●参考文献
1）野嶋佐由美・南裕子監修：ナースによる心のケアハンドブック　現象の理解と介入方法．照林社，2000．

まとめ

- 精神療法は，心理的な手段を用いて患者にはたらきかけるため，心理療法とよばれることもある。
- 精神療法の基本的な手法は，精神疾患患者に限らず，一般患者の心理的問題の解決に応用できる。
- 精神療法は，患者と治療者との信頼関係がなければ成立しない。

復習
問題

① 〔　〕内の正しい語に丸をつけなさい。

▶精神療法のおもな手段は言語を介した〔①対話・命令〕である。

▶支持的精神療法の構成要素に，〔②説得・傾聴〕がある。

▶支持的精神療法において患者の悩みを解決するのは〔③治療者・患者自身〕である。

▶認知行動療法では，患者の〔④感情・認知〕にはたらきかける。

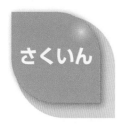

さくいん